不完整提取对恐惧不同成分记忆
再巩固的影响

陈 伟◎著

中国纺织出版社有限公司

图书在版编目（CIP）数据

不完整提取对恐惧不同成分记忆再巩固的影响 / 陈伟著. --北京：中国纺织出版社有限公司，2024.3
ISBN 978-7-5229-1400-8

Ⅰ．①不… Ⅱ．①陈… Ⅲ．①精神疗法 Ⅳ.
①R749.055

中国国家版本馆CIP数据核字（2024）第036506号

责任编辑：赵晓红　　责任校对：王花妮　　责任印制：储志伟

中国纺织出版社有限公司出版发行
地址：北京市朝阳区百子湾东里A407号楼　邮政编码：100124
销售电话：010—67004422　传真：010—87155801
http://www.c-textilep.com
中国纺织出版社天猫旗舰店
官方微博 http://weibo.com/2119887771
天津千鹤文化传播有限公司印刷　各地新华书店经销
2024年3月第1版第1次印刷
开本：710×1000　1/16　印张：18.5
字数：250千字　定价：99.90元

前　言

欢迎阅读这本书。本书是基于我的博士学位论文，结合我近几年在该领域发表的研究成果整理而成的学术专著。

在我们的生活中，强烈的情绪记忆往往难以遗忘，而这并不是一个大问题。但是，某些特定的情绪记忆，如非适应性恐惧记忆，往往是精神障碍的主要表现症状。如果这些记忆能够被药物或者行为干预方案所改变，无疑会为患者带来巨大的益处。对这些恐惧记忆的治疗，已经成为许多基础与临床科学家关注的焦点。

恐惧记忆包含许多不同的成分，这些记忆成分如何相互作用，如何通过科学的方法干预这些记忆成分，是本书试图解答的问题。我在研究中特别关注创伤后应激障碍患者的恐惧记忆。这种记忆通常包括对创伤提醒物的条件性反应（涉及非自主回忆的非陈述性成分）、创伤片段的闯入记忆（涉及非自主回忆的陈述性成分），以及对事实或创伤事件的陈述性知识（涉及记忆的自主回忆成分）。对于临床治疗，目标主要是消除恐惧记忆的非自主回忆部分，而保留对创伤事件的自主回忆，因为在司法或其他方面可能需要患者回忆并叙述创伤的详细信息。

本书就是围绕这个主题，通过深入的实验研究，寻找有效的干预方式，以消除恐惧相关的适应不良记忆成分，为恐惧相关精神障碍的治疗提供理论指导。对此我们进行了一系列的基础研究，以不完整提取这一较为通用的提取操作方式作为出发点，整合了记忆再巩固提取边界条件的影响因素，从理论和实践两个层面探讨了如何有效干预恐惧记忆，期望这些研究工作能为理解恐惧记忆的机制以及消除适应不良恐惧记忆提供新的视角和方法。

本书撰写的内容涵盖了多个领域，包括心理学、精神病学和认知神经科学，旨在从多个角度和层面理解和解决恐惧记忆消除的问题，适合对精神障碍、心理疾病的机制研究与临床治疗转化感兴趣的读者阅读。希望这本书可以让读者深入理解恐惧记忆及其干预，同时希望这个工作可以为临床医生、研究领域同行、研究生、本科生和对此感兴趣的人们提供有价值的参考。

本书是集体智慧和努力的结晶，这里记录的每一点滴进步都离不开所有相关者的贡献。借此机会，对他们的付出表示最诚挚的感谢。感谢我的导师郑希付教授，老师的专业知识、极富洞见性的科研思维和悉心指导是这项研究成功的关键因素。感谢我的研究搭档李俊娇博士，还有课题组的成员们，没有他们的付出与帮助，这项研究就无法进行。感谢我的家人和朋友们，他们在研究的每一阶段都为我提供了情感上的支持和鼓励，使我在面对困境时激流勇进。感谢国家自然科学基金青年科学基金项目（32200899）、教育部人文社会科学研究青年基金项目（22YJC190001）以及中国博士后科学基金第71批面上资助项目（2022M711226）对研究以及本书出版的资助。我深感这本书的创作过程对我个人学术成长带来的价值，再次对所有给予我帮助与支持的人表示深深的感谢。

这本书代表了一段长期并充满热情的研究历程。期待能为学术界和临床工作提供有价值的参考，为广大读者提供一种理解和处理恐惧情绪的新视角。相信研究成果能为读者的学术研究或日常生活带来一些启示。由于能力有限，文中难免存在疏漏和不当之处，恳请读者和同行批评指正。

陈伟

2023年8月

目　　录

第1章　恐惧情绪记忆

伴随强烈负性情绪的记忆往往比较难以遗忘，但这并不是一个大问题，因为经历负性事件后所产生的情绪记忆可以帮助我们在未来处理类似的情况，尤其是恐惧这种所有动物都能感知到的原始情绪（Hamann, 2001）。对所有动物来说，恐惧是一种重要的情绪，如果无法意识到恐惧，结果往往就是死亡。从生物进化的角度来看，恐惧可以帮助个体更好地适应环境，提高生存率，这是生物进化的结果。然而，并不是所有的恐惧都是适应性的，非适应性恐惧也有可能成为精神障碍的基础，影响人们的日常生活。

1.1　恐惧情绪与相关精神障碍

非适应性恐惧最常引起的就是侵入性记忆（intrusive memories），在各种精神障碍的发展和维持中发挥着关键作用（Ehlers et al., 2000），如创伤后应激障碍（posttraumatic stress disorder, PTSD）和特定恐怖症（specific phobia）等。侵入性的恐惧记忆在不同疾病中会有不同的症状表现形式：PTSD患者会有分离性反应（如闪回、噩梦、反复陷入创伤回忆），在接触内在或外在线索时产生强烈而持久的心理痛苦或显著的生理反应；特定恐怖症患者对于特定的事物或情况（如飞行、蜘蛛、蛇等）会触发立即的害怕和焦虑，引发回避行为和痛苦体验[1]。这些非适应恐惧情绪都有一个共同点：它们会不请自来地跃入脑海，违背人的主观意愿，也就是说，它们是非自主回忆（involuntary

---

[1]　《精神障碍诊断与统计手册（第5版）》（DSM-5），美国精神医学学会（APA）出版。

retrieval）（Berntsen et al., 2002）。非自主回忆不仅涉及非陈述性的生理反应，还涉及陈述性的闯入记忆。以PTSD患者为例，对创伤事件的恐惧包含不同的记忆成分：对创伤提醒物的条件性反应，涉及记忆的非自主非陈述性成分（involuntary non-declarative aspects）；创伤片段的闯入记忆，涉及记忆的非自主陈述性成分（involuntary declarative aspects）；对事实或创伤事件的陈述性知识，涉及记忆的自主性成分（voluntary aspects），如图1-1所示。一般来说，临床治疗的目标是干预记忆的非自主回忆部分（包括陈述性与非陈述性），保留对创伤事件的自主回忆部分，因为在司法或其他方面可能需要人们回忆并叙述创伤的详细信息（如目击者证词和庇护报告）（Visser et al., 2018）。

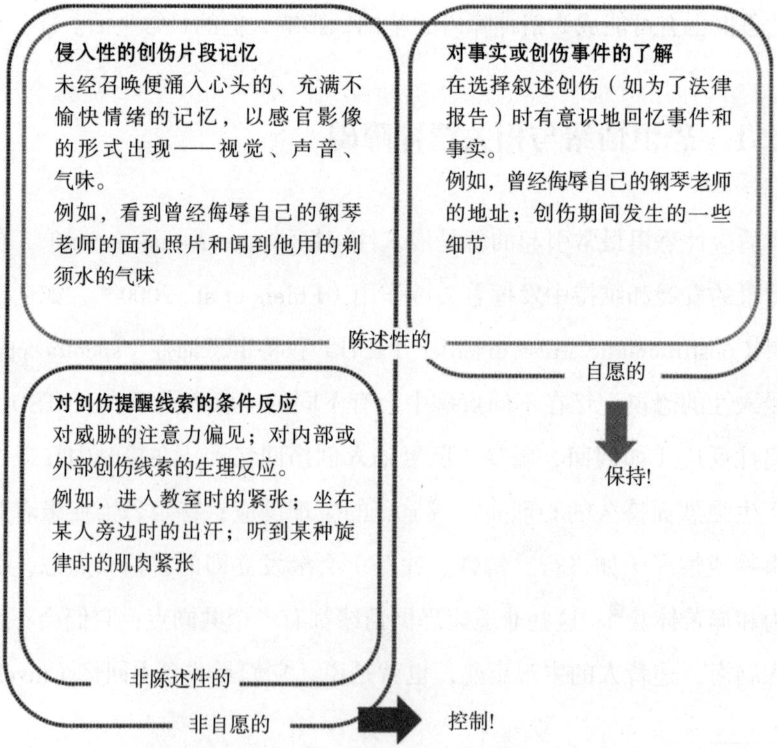

图1-1　PTSD患者对创伤事件的不同记忆成分

（Visser et al., 2018）

因此，通过基础研究寻找有效的干预方式消除恐惧相关的适应不良记忆（maladaptive memories），从而为恐惧相关精神障碍的治疗提供理论指导，是许多基础与临床科学家目前关注的热点。然而，能否成功地将基础科学的成果转化为临床应用，主要取决于对研究目标概念（即针对的记忆成分）的清晰化，以及如何在实验室内对其进行模型的建立。目前恐惧情绪领域的相关研究主要采用两个模型：一个是厌恶性条件反射范式（aversive conditioning paradigm），另一个是创伤电影范式（the trauma film paradigm）。

1.2　厌恶性条件反射范式

巴甫洛夫条件反射是在创伤后应激反应和其他厌恶性学习研究中广泛使用的实验模型。由于该模型研究简单的联想学习与记忆，所以非常适合跨物种研究（LeDoux, 2014）。恐惧情绪研究采用的是厌恶性条件反射范式，通常将条件刺激（conditioned stimulus, CS, 中性刺激，如图片、声音、光等）反复配对非条件刺激（unconditioned stimulus, US, 厌恶刺激，如电击、尖叫声等），而另一个条件刺激不与US配对。当有足够的CS与US进行联结后，单独呈现CS（不伴随US）将获得与US相同的厌恶性质，即产生条件性防御反应（conditioned defensive response, CR）。在动物研究中，条件性恐惧反应通常通过评估对CS产生的僵直反应或回避行为的数量来测量。在人类研究中，常用的测量指标包括生理指标（如皮肤电反应、惊跳反射、心率、瞳孔扩张反应等）和主观评定指标（如主观预期值和主观痛苦度）。因此，厌恶性条件反射范式是在动物与人类中建立简单联结记忆，包括非自主性（测量的是非陈述性成分）和自主性记忆的实验室模型。

习得条件性恐惧之后，如果CS多次出现却始终没有伴随US，CS引发的恐惧反应会逐渐减少甚至消失，这一过程被称为消退学习（extinction learning）（Davis et al., 2003）。但这种恐惧消退模式在许多情况下都会重新诱发恐惧，具体表现为自发恢复（spontaneous recovery）、重建（reinstatement）、续新（renewal）和再习得（reacquisition）等恐惧返回的行为特征（Myers & Davis, 2007）。研究和实践都表明，消退训练产生的恐惧消退并没有消除原有的记忆联结，而是产生一种新的消退记忆，并与原有记忆相互竞争。最终是否表达出恐惧反应，取决于两者竞争的结果，只有当消退记忆占据优势地位时，恐惧记忆才不至于被提取而表达。因此，当外部环境变化、回到原来习得环境或者非条件恐惧刺激再次出现时，已经消退的恐惧症状仍会复发（Bouton & Swartzentruber, 1991）。

1.3　创伤电影范式

尽管厌恶性条件反射可以非常精确地模拟环境与刺激之间的连接，并允许跨物种的研究，但它并没有模拟PTSD的核心症状之一：对创伤事件反复的、非自愿的和侵入性的痛苦记忆（闯入）。前文提到，侵入性记忆通常是非自主回忆，不受患者主观意愿控制。它不仅包括内隐（implicit）的条件性生理反应，还包括外显（explicit）的从陈述性记忆系统提取的部分（Mobbs et al., 2019）。在DSM-5中，对创伤事件有线索或无线索产生的闯入与生理反应是两种不同的侵入性症状。基于厌恶性条件反射发现的与PTSD相关的神经环路模型并不包括心理意象，而心理意象却是对事件情景回忆的一个决定性特征，这说明厌恶性条件反射无法模拟创伤事件的闯入记忆（Holmes et al., 2010b; Liberzon et al., 2006）。

创伤电影范式正是研究创伤事件闯入的一个成熟且广泛使用的实验模型，但只适用于人类研究（James et al., 2016）。实验室中通常采用厌恶性电影片段，其中包含的创伤内容能够使被试在随后的日常生活中产生闯入记忆。被试通常被要求将这些记忆记录在闯入日记中，以便进行闯入频率等相关指标计算。除此之外，还可以在观看电影的过程中或之后立即测量被试的生理性反应、神经活动以及主观痛苦度等。这些测量类似于厌恶性条件反射范式中的测量。此外也进行自主回忆测量，包括对电影细节的自由回忆与再认。这种范式使恐惧情绪的实验研究更加接近临床，使用的刺激更加生态化、有效，但又在实验室环境中，可以对其进行额外的实验控制。因此，创伤电影范式是在人类中建立复杂情景记忆，包括非自主性（测量的是陈述性成分）和自主性记忆的实验室模型。

第2章 基于记忆再巩固的恐惧消除方式

目前，临床上常用于治疗恐惧情绪相关精神障碍的方法有认知行为疗法（cognitive behavioural therapy, CBT）、主要针对PTSD的眼动脱敏与再加工疗法（eye movement desensitization and reprocessing, EMDR）、暴露疗法（exposure therapy）和药物治疗等（Bisson et al., 2007; Treanor et al., 2017）。但无论是心理学还是药理学的治疗方法，都存在症状复发的现象。这是因为目前的治疗方法并不是针对原始记忆痕迹（memory trace/engram）进行消退，而是产生了一种新的抑制性的记忆痕迹或者只是暂时地干扰原始记忆的表达（Bouton, 2000）。理论上针对原始记忆痕迹进行消退的治疗方法是最有效的，所以，如果能将相关精神障碍的原始情绪记忆清除，就可能阻止其他症状的发生，达到治愈的效果。自21世纪以来，越来越多的文献表明，改变潜在的原始记忆痕迹是可行的，利用记忆的可塑性可以修改相关精神障碍的原始记忆痕迹，这吸引了许多基础和临床科学家的关注（Elsey & Kindt, 2017; Elsey et al., 2018）。

2.1 记忆的巩固与再巩固

传统的记忆固化理论（memory consolidation theory）认为，记忆编码后形成相对不稳定的短时记忆（short-term memory），需要通过巩固进入更稳定的长时记忆（long-term memory）。一旦得到巩固，记忆基本就固定下来了（McGaugh, 2000）。然而研究发现，已经巩固的记忆也不是一成不变的，在一定条件下，记忆的重新激活会使原始记忆痕迹去稳定（destabilization），再次处于不稳定的可塑状态，直到重新稳定（restabilization）。这一过程称为记忆再巩固（reconsolidation）（Milton et al., 2013; Misanin et al., 1968; Nader et al., 2000a）。其中，去稳定涉及蛋白质的降解，重新稳定则涉及蛋白质的合成。茴香霉素（anisomycin）等蛋白质合成抑制剂（protein synthesis inhibitors, PSIs）或心得安（propranolol）等β受体拮抗剂能够直接或间接阻断蛋白质合成，从而阻止记忆再巩固（Kindt et al., 2009; Nader et al., 2000a）。除了药物干预，重新激活的记忆也容易受到非药物的行为干预，例如，暴露于干扰物刺激或新信息（Agren, 2014; Robertson, 2012）。相关认知神经科学方面的研究表明，杏仁核、前额叶和海马在情绪记忆再巩固过程中起重要作用（Elsey & Kindt, 2017）。因此，一个完整的记忆形成过程应该包含编码、巩固、提取/唤起、再巩固四个阶段，并形成一个循环，如图2-1所示。正是由于记忆再巩固过程的存在，记忆包含了变化的可能性。再巩固过程可以将新的信息或知识整合到原有的记忆系统中，从而改写（rewrite）或更新（update）原有记忆。这也给临床上进行恐惧记忆干预提供了崭新的思路和启示（Lee et al., 2004; Phelps et al., 2019）。

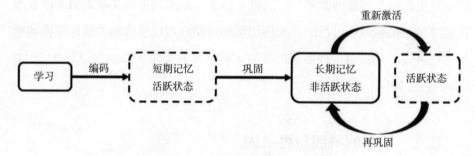

图2-1　记忆的巩固与再巩固模型

（Silva et al., 2018）

2.2　提取干预范式及其神经机制研究

20世纪60年代，有研究者发现在老鼠实验中可以通过提取后施加电击导致记忆遗忘效应（Misanin et al., 1968）。然而直到21世纪初，这一发现用于治疗情绪障碍的临床潜力才逐渐被公认，形成了基于记忆再巩固的提取干预范式（Debiec et al., 2004; Nader et al., 2000a; Przybyslawski et al., 1999）。然而，许多在动物研究中用于阻止记忆再巩固的蛋白质合成抑制剂对人体有害，无法在人类研究中使用。电休克疗法或 β 受体拮抗剂（如心得安等）对人体均有副作用，也无法在临床上广泛使用（Brunet et al., 2008; Kroes et al., 2014; Drexler et al., 2018; Monfils et al., 2018）。因此，随后基于提取干预范式出现了许多行为干预的方法。在厌恶性条件反射实验室模型中，蒙菲尔斯（Monfils）等人（2009）使用动物进行研究，通过单独呈现的CS激活原始记忆，使其进入不稳定状态，在这个再巩固时间窗内进行传统消退，将安全信息融入原始记忆中从而减弱或抑制恐惧复发。这种提取干预方式通常称为提取消退（retrieval-extinction）。席勒（Schiller）等人（2010）成功地将其应用于人类被试，证明了在不使用药物的情况下使用行为训练能够破坏人类恐惧记忆，有效阻止恐惧复发，且效果持续一年以上。在创伤电影实验室模型中，詹姆斯（James）等人（2015）发现，与单独激活创伤记忆片段或者单独玩"俄罗斯方块"游戏相比，在重新激活创伤记忆片段后让被试玩"俄罗斯方块"游戏可以减少创伤事件的闯入。这可能是因为"俄罗斯方块"游戏是一个视觉空间任务，该任务与记忆再巩固依赖相同的认知资源，所以玩"俄罗斯方块"游戏与记忆再巩固相互竞争认知资源，从而干扰了创伤记忆的再巩固。这些研究表明，基于记忆再巩固的提取干预范式是消除恐惧情绪的一个可行途径——通过提取去稳定原始记忆痕迹，在记忆不稳定阶段采用药物或行为干预手段阻断或干扰再巩固过程。

　　目前，关于恐惧记忆提取干预过程中的神经机制研究还处于探索过程中。研究发现，大鼠外侧杏仁核中锌指蛋白225（zine finger protein 255, 转录因子Zif268）的活性能够很好地反映出再巩固引起的突触可塑性变化。相比于传统消退组，提取消退组外侧杏仁核中Zif268显著活跃（Diaz-Mataix et al., 2013）。采用光遗传学技术对小鼠大脑神经进行研究，发现恐惧记忆提取会使早期依赖前额叶皮层到杏仁核的神经回路发生改变，转为依赖前额叶到丘脑室旁核（paraventricular, PVT），再由PVT到部分杏仁核的环路（Do-Monte et al., 2015）。在人类功能性磁共振成像（functional magnetic resonance imaging, fMRI）研究中发现，相比于传统消退组，提取消退减少腹内侧前额叶的参与，前额叶与杏仁核的功能连接很弱，杏仁核激活降低（Agren et al., 2012; Schiller et al., 2013）。但是，现有的研究证据还很难澄清提取干预范式基于记忆再巩固的内在机理，未来还需要结合多学科、多手段进行机制探索。

2.3 恐惧记忆提取干预的边界条件

然而，根据记忆再巩固理论，并不是只要提取记忆就会变得不稳定，只有在大脑觉得有必要更新原始记忆时再巩固才会发生。因为记忆再巩固作为生物的自适应性功能，它存在的目的是使原始记忆与外界新信息融合，使巩固后的记忆在面对不断变化的环境时保持相关性。如果每次提取原始记忆都会变得不稳定，那么将会存在原始记忆受外界无关刺激干扰的危险（Lee, 2009; Schiller et al., 2011）。这也从另一个角度说明了记忆再巩固期间是一个理想的窗口，能够通过外界干预去破坏、增强或更新原始记忆。目前关于恐惧记忆提取干预的研究结果并不一致，由于缺乏记忆再巩固的相应指标，存在许多替代解释，同时出现了许多阴性结果（Chalkia et al., 2019; Chalkia et al., 2019; Hutton-Bedbrook et al., 2013; Ishii et al., 2015; Kindt et al., 2013）。有研究者假定引发这种记忆更新机制需要依赖特定的参数，通常称为边界条件（boundary conditions），包括记忆相关因素（memory-related factors）与再激活（提取）相关因素（reactivation-related factors）（Drexler et al., 2018; Zuccolo et al., 2019）。记忆相关因素包括记忆类型、记忆年龄和记忆强度等。提取相关因素指的是影响记忆去稳定程度的不同条件，这些条件也会根据记忆相关因素的改变而改变。记忆提取程度不同会导致不同的结果，从小到大分别导致仅提取（单纯的记忆表达）、再巩固、中间状态（对药物不敏感）以及消退（Beckers et al., 2017; Faliagkas et al., 2018）。所以在提取阶段控制提取相关因素使其达到恰当程度，从而激活记忆去稳定是提取干预范式的关键。

第3章　不完整提取驱动记忆再巩固

　　记忆去稳定是记忆再巩固过程的门户。基于记忆再巩固的提取干预范式有效的前提在于，提取阶段使原始记忆变得不稳定，这样后面的干预范式才能起作用。目前，在提取干预范式的相关研究中，大部分采用的是不完整提取的方式。

3.1　不完整提取触发记忆去稳定及其神经机制研究

　　不完整提取是相对完整提取而言的一种提取操作方式。完整提取是指完全相同地呈现原始刺激（相同呈现方式、呈现背景等）以恢复原始编码体验，而不完整提取是指仅仅恢复部分原始编码体验而非全部（Sinclair et al., 2019）。目前，利用提取干预范式消除恐惧情绪记忆的研究中，均采用不完整提取触发记忆去稳定。在简单联结记忆模型中，呈现第一天出现的CS但不伴随US，或者直接呈现US，从而导致不完整提取。研究发现，相比完整提取，不完整提取更能触发记忆去稳定，随后的药物干预或行为干预可以破坏或更新原始记忆的再巩固，消除对CS的负性效价与生理反应（Kindt et al., 2009; Liu et al., 2014; Schiller et al., 2010）。在复杂情景记忆模型中，大多数提取干预重点放在干预阶段，研究视空间认知任务、深度镇定、意象重构等不同干预方式能否破坏记忆再巩固，降低情绪性影像的闯入频率，然而这些研究的提取阶段也均采用不完整提取，例如只呈现负性事件发生前的内容（Vallejo et al., 2019; Kessler et al., 2019; Siegesleitner et al., 2019）。上述研究中，虽然有些研究并不是为了直接比较完整提取和不完整提取的效果差异，但是它们提供了与不完整提取可以触发记忆去稳定这一观念相一致的证据。

对记忆去稳定的神经机制研究发现，突触后蛋白在海马内的降解是通过多聚泛素化（polyubiquitination）来实现的。记忆提取后立即将蛋白酶体抑制剂注入海马CA1区域可以防止茴香霉素引起的记忆损伤以及恐惧记忆的消退，这表明依赖泛素蛋白酶体系统（ubiquitin proteasome system, UPS）的蛋白质降解是恐惧记忆去稳定过程的生理基础（Lee et al., 2008）。相关神经递质研究发现，谷氨酸（glutamate）是记忆去稳定中最重要的神经递质之一，谷氨酸在记忆巩固过程中的重要作用及其在NMDA受体（N-甲基-D-天冬氨酸受体）中的活性，使其在记忆巩固中的作用得到了进一步的研究。研究发现，在基底外侧杏仁核注射GluN2A-NMDA（NMDA受体中的一种调节性亚基）受体抑制剂可以阻止恐惧记忆再次稳定，但注射GluN2B-NMDA（另一种调节性亚基，与GluN2A-NMDA结构同源）受体抑制剂则可以阻止恐惧记忆去稳定，两者在去稳定和再次稳定过程中表现出了双重解离功能（Wideman et al., 2018）。另外，利姆（Lim）等人（2018）研究发现，去稳定涉及海马CA1神经元内的β-肾上腺素，作用机理是通过增加神经元的兴奋性引发记忆去稳定。

虽然目前对于记忆去稳定的机制研究取得了一定的进展，但是关于为什么相比完整提取，不完整提取才能触发记忆去稳定的机理还不清楚。而且不完整提取只是操作层面的概念，并不是任意的不完整提取都能触发记忆去稳定，说明不完整提取必然引发了某些能触发记忆去稳定的相关因素。只有不完整提取操作引发的因素到达了一定条件，再巩固才会发生，这与前文提到的再巩固边界条件之一，提取相关因素相吻合。也就是说，要想了解不完整提取驱动记忆再巩固的原理，就要找出不完整提取引发的提取相关因素。

3.2　不完整提取引发的提取相关因素：预期错误

预期错误（prediction error, PE）是指先前认知的信息与现在认知的信息之间出现差异和不匹配（Rescorla et al., 1972）。预期错误反映了一种意外

（surprise）或期望违背（expectancy violation）的主观感受。这种信号量化
了预期与现实之间的差异，促使人们从错误中学习以改进对未来的预测。在
强化学习中，预期错误被量化为具有效价（正性和负性）和量（大和小）的
误差信号。近年来，预期错误被引入提取干预研究的提取过程中。塞芬斯特
（Sevenster）等人（2012）采用条件性恐惧范式研究提取干预，通过在提取
过程中让第一组被试不连接电击仪（知道肯定不会有电击），第二组被试连
接电击仪（会根据第一天经验认为有电击）的方式控制被试是否产生预期错
误。两组被试提取后都口服心得安。结果表明，只有第二组（产生预期错
误）的被试能够成功抑制恐惧返回，说明提取时产生预期错误能让原始记忆
去稳定，使药物干预发挥效果。该团队随后又做了一系列研究，让被试在第
一天的习得编码阶段不仅习得CS—US联结，还习得电击的规律，通过在第
二天的提取阶段改变电击规则使被试产生不同效价和量的预期错误。结果表
明，无论提取时产生正性预期错误（预期没有电击，结果有电击）还是负性
预期错误（预期有电击，结果没电击）都能触发记忆去稳定，但预期错误的
量会对效果产生影响，过量预期错误不能触发记忆去稳定（Sevenster et al.,
2013, 2014）。我们先前的研究使用提取消退方法，采用相同的PE操作也得到
了与之一致的结果（Chen et al., 2018）。此外，动物研究同样发现，若提取时
电击出现的时刻和原先习得时不一致（产生预期错误），恐惧记忆才能去稳
定（Diaz-Mataix et al., 2013）。由此可见，预期错误是引发记忆再巩固的关键
因素，如图3-1所示。

　　从上述提及的相关研究中可以看出，有些预期错误的设置方式采用的
是不完整提取，这也说明了不完整提取会导致预期错误。从预期错误效价来
看，预期结果的遗漏会让人感到意外，产生负性预期错误。所以不完整提取
产生的是负性预期错误，预期错误其中的一种子类型。从预期错误的量来
看，完整提取无法产生预期错误，只有不完整提取才会产生预期错误，而且
在不同的预期情况下不完整提取产生的预期错误大小是不同的，只有适量的
预期错误记忆才会去稳定。这正好能解释与完整提取相比，不完整提取才能

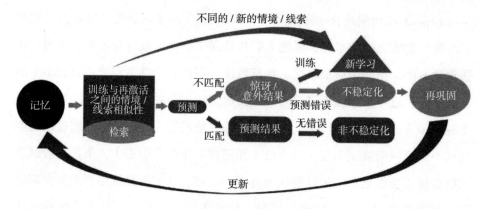

图3-1 预期错误引发记忆再巩固

（Fernandez et al., 2016b）

驱动记忆再巩固，但是也存在不完整提取无法去稳定原始记忆的情况。由此可以看出，之所以不完整提取能够驱动记忆再巩固，是因为不完整提取导致了预期错误，从产生预期错误这个角度出发可以更好地研究不完整提取这种操作方式驱动记忆再巩固的内在原理。然而，在再巩固边界条件研究中发现，预期错误只是记忆去稳定的必要不充分条件，还存在另一个因素与预期错误共同作用介导记忆进入再巩固的边界条件。

3.3 不完整提取引发的提取相关因素：记忆再激活

在记忆再巩固的提取边界条件研究中，研究者发现提取次数与提取时间都会影响提取干预的效果。这是因为适当的提取次数和时间会让原始记忆占据优势地位，此时进行干预可消除原始记忆痕迹，而长时间或多次数提取会让消退记忆占据优势地位，此时若进行干预的便是消退记忆的轨迹（Eisenberg et al., 2003; Hu et al., 2018）。我们先前的研究发现，采用不同比例原始刺激进行提取也会影响提取干预的效果，2/3比例提取组效果最好，抑制了恐惧的自发恢复和重建（Li et al., 2017）。由此可以看出，记忆再激活（memory reactivation）的程度也是引发记忆再巩固过程的一个重要因素。记忆提取过程是对已经建立的记忆痕迹的恢复或者说是记忆神经网络的激活，此时出现的线索提示多少将会影响原始记忆痕迹恢复的程度，但两者间并不总是成正相关关系。正如陈述性记忆研究中的测试效应（testing effect）。这一认知现象表明，给予被试适当的提示并允许其进行检索练习，比直接重新学习一遍原始材料更不容易对原始材料产生遗忘（Roediger et al., 2018）。

这也正好可以为不完整提取比完整提取更能驱动记忆再巩固提供解释，完整提取仅仅是被动地重现原始记忆痕迹，先前学习的记忆神经表征始终不变，而不完整提取会有缺失的信息，需要主动检索，这可能会导致重新激活后之前学习的记忆神经表征变得不稳定，开启一段记忆不稳定的时期。记忆再激活的程度与先前编码的经历息息相关，如图3-2所示，在简单联结记忆中，呈现线索刺激的同时目标刺激的神经表征也会被激活。假设都只是呈现线索刺激，那目标刺激的神经表征的激活程度就和先前学习的效果有关，之前学习得越牢固，两个刺激的联结性越强，此时目标刺激的再激活程度就越强。如果目标刺激和线索刺激激活程度一样，这种情况与线索刺激和目标刺激完全呈现一样，神经表征稳定而不受干扰。所以，在研究不完整提取驱动记忆再巩固的原理时，记忆再激活程度也应是需要关注的重要因素。

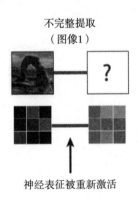

不完整提取
（图像1）

神经表征被重新激活

图3-2　不完整提取的再激活程度
（Sinclair et al., 2019）

第4章　本书聚焦的问题及其意义

4.1　不完整提取操作向临床治疗转化存在的问题

不完整提取是目前提取干预消退恐惧记忆研究中最常使用的提取操作范式，如果要将其进行临床应用转化以治疗恐惧情绪相关精神障碍，就必须对这种不完整提取操作方式进行更深入的研究，弄清其作用的原理。关于记忆再巩固的提取边界条件研究，最应关注的两个因素是预期错误与记忆再激活。无论是提取产生预期错误的大小，还是提取原始记忆痕迹的再激活程度均能影响提取干预效果，也就是说，这两者是决定记忆是否去稳定的重要条件。有研究表明，在动物条件性恐惧模型中，提取阶段时序性预期错误（电击提前或滞后）与轨迹优势原则（暴露时间长短）共同作用决定了提取消退后恐惧记忆的命运（Alfei et al., 2015）。我们最新的研究成果也表明，单独2/3比例提取并不能使记忆去稳定，只有2/3比例提取再加上随后产生的预期错误，才能使提取消退效果最好（Li et al., 2019）。由此我们假设，预期错误与记忆再激活两者是相辅相成的，共同作用触发记忆去稳定，而不完整提取可能就是通过产生预期错误和记忆再激活来调节神经突触可塑性，进而驱动记忆再巩固过程的。

前文提到，临床治疗恐惧相关精神障碍的目标是干预记忆的非自主回忆（包括陈述性与非陈述性），保留对创伤事件的自主回忆。现有的恐惧记忆提取干预研究发现，在不影响另一部分记忆成分的前提下，有选择性地更新一部分记忆成分是可能的。在厌恶条件反射范式的动物与人类研究中，基于记忆再巩固的提取干预操作只是选择性地影响恐惧的非自主回忆的非陈述性部分（如减少小鼠对条件刺激的僵直反应、减少人类被试对条件刺激的皮肤电反应），但不影响恐惧的自主回忆部分（如小鼠对条件刺激的抑制性奖赏寻求不受影响、人类被试对条件刺激随后跟随非条件刺激的主观预期不受影响）。类似地，在创伤电影范式中，基于记忆再巩固的提取干预操作只是选择性地影响恐惧的非自主回忆的陈述性部分（如创伤内容闯入的频率），但不影响恐惧的自主回忆部分（如对创伤内容的回忆和再认）。但是对这几种恐惧记忆成分指标进行直接比较，评估恐惧不同记忆成分指标间的关联与分离的研究很少（James et al., 2016; Streb et al., 2017; Visser et al., 2018）。而且提取阶段的操作，引发的预期错误量以及记忆再激活程度是否会影响这些不同记忆成分指标之间的关联与分离，这仍是一个未被充分研究的领域。

综上所述，要使基于记忆再巩固的提取消退范式这一基础研究促进恐惧相关精神障碍新型治疗技术的发展，早日实现临床应用，有两个问题需要关注。其一，目前研究表明不完整提取是较为有效的驱动记忆再巩固的提取方式，但并不是所有的不完整提取操作都有效，因此需要找出不完整提取驱动记忆再巩固的内在原理。其二，两个经典的恐惧研究模型（厌恶性条件反射范式与创伤电影范式）表明，提取干预恐惧记忆作用的是恐惧的非自主回忆部分（包括陈述性与非陈述性），不影响自主回忆部分，但在非情绪性的陈述性记忆研究中，提取干预可以更新非情绪性的陈述性内容（只是混淆内容而非遗忘）（Forcato et al., 2007; Hupbach et al., 2007），因此有必要将恐惧不同记忆成分指标进行直接比较，发现指标之间的相互关联与分离。对此本书从不完整提取产生预期错误和记忆再激活这个角度，对不完整提取驱动记忆再巩固的内在原理进行探索性研究，并进一步研究不完整提取作用的记忆成分，探究恐惧的不同记忆成分之间的关联与分离，以及不完整提取产生的预期错误和记忆再激活对其的影响。

4.2 解决问题的思路探索

本书试图整合基于记忆再巩固的提取干预范式在不同恐惧记忆模型（从

简单联结记忆到复杂情景记忆）中的相关研究，厘清在这些研究中不完整提取这一最常用的成功驱动记忆再巩固的提取操作所涉及的内在原理机制，验证提取干预作用的恐惧相关记忆成分，进一步研究恐惧不同记忆成分指标间的关联与分离，以及不完整提取对其的影响。具体分为两个层面：其一，基于前人和本团队前期的研究结果，从记忆再巩固提取边界条件中预期错误量与记忆再激活程度这两个关键因素出发，探究不完整提取引发的预期错误量与记忆再激活程度对不完整提取驱动记忆再巩固的影响，进而解释不完整提取驱动记忆再巩固的内在机制原理。其二，目前整合恐惧相关不同记忆成分指标的研究较少，且对恐惧条件性生理反应与恐惧闯入性记忆这两个关键指标的关联与分离研究不充分，因此本书拟采用条件性闯入这一新型恐惧研究范式，探讨提取干预对恐惧不同记忆成分的影响，进一步探究恐惧不同记忆成分指标间的关联与分离，以及不完整提取这一记忆再巩固驱动条件对其的影响。

本书总框架图，如图4-1所示。

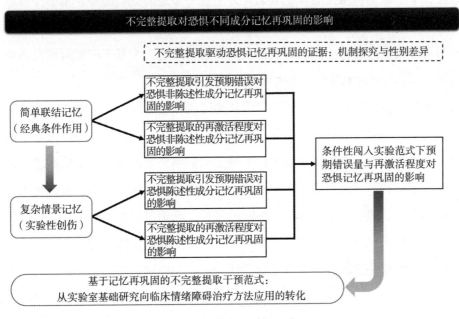

图4-1　本书总框架图

4.3 意义与价值

记忆再巩固的现象发现至今已数十年，但是直到近几年才受到广泛重视。记忆再巩固理论的兴起从根本上改变了人们对记忆的理解，记忆不再是一次形成就稳定下来且往后不易变化的过程，而是伴随着多次由稳定到不稳定再到稳定的循环过程。记忆的提取可以使原始记忆重新进入不稳定的状态，只有通过新的蛋白质合成和基因表达，记忆才能再次稳定下来，这一过程称为再巩固。再巩固现象的存在给了记忆改写的机会，这也给各种负性记忆或适应不良记忆提供了更新甚至消除的可能性，因此激发了研究者极大的兴趣。记忆再巩固包括去稳定和再次稳定两个过程，去稳定是记忆再巩固的门户。预期错误与记忆再激活作为影响记忆是否会去稳定的两个重要因素，对利用记忆再巩固消除或更新原始记忆痕迹的提取干预范式起到了关键性的作用。本书试图通过不完整提取引发预期错误与记忆再激活，探究不完整提取驱动记忆再巩固的内在机制原理，更深层次地了解记忆再巩固发生的边界条件，丰富记忆再巩固的理论基础，方便进一步地研究。此外，本书探讨不完整提取作用的是哪种恐惧记忆成分，对恐惧不同记忆成分之间的相互作用和相互分离效应进行了探索，使提取更具有针对性，为基于记忆再巩固理论的提取消退范式在临床治疗上的应用提供实验支持。

多种以病理性恐惧为主要症状的精神障碍在临床治疗上存在一个难以回避的问题，即复发或症状的反复。虽然现有的许多心理治疗方法（如暴露治疗、认知行为疗法、眼动脱敏治疗）被证明能够有效地消退被试的病理性记忆并改善症状，但当患者从治疗环境回到创伤环境，遇到相关线索，再次遇到创伤事件，或仅仅是经过较长的时间以后，已消退的恐惧记忆都会再次出现，即恐惧记忆续新、重建和自发恢复。这也是现有临床心理治疗方法的重要缺陷。治疗是否能够真正擦除病理性记忆？如何防止恐惧记忆的返回？成为临床治疗上无法回避的重要问题。本书关注提取干预范式从实验室到临床的转化，从临床治疗目标的角度研究提取干预作用的恐惧相关记忆成分，以及不完整提取对不同记忆成分的影响。实验指标包含更加模拟临床症状的闯入频率指标，实验材料也更加具有生态效度。总之，本书对于恐惧相关精神障碍的心理治疗以及危机干预实践有直接的重要启示，可以为改进现有的治疗方法和创设以提取干预为基础的新的干预方法提供科学指导和依据。

第5章 不完整提取驱动恐惧记忆再巩固的证据：机制探究

5.1 研究目的

实验室采用基于巴甫洛夫条件反射的条件性恐惧模型对情绪记忆进行基础研究。该模型目前已被广泛接受并用于理解和指导情绪记忆相关精神障碍的临床行为治疗基本模式，为临床治疗提供了指导建议以及理论基础（LeDoux, 2014）。用于治疗人类焦虑相关障碍的暴露疗法正是源于条件性恐惧消退训练模型，通过不断呈现不带US的CS刺激使原先习得的对CS的恐惧反应减弱（Craske et al., 2014）。但是，由于消退训练的基本原理是生成一个新的安全记忆与原始记忆相竞争，而不是修改原始记忆痕迹，所以一旦原始记忆占据优势就会出现恐惧返回，实验室中体现为自发恢复、重建和续新（Bouton, 2000, 2004）。

一种能够抑制恐惧返回，具有潜在优势的干预方法就是利用记忆再巩固进行干预从而修改或消除原始恐惧记忆（Chen et al., 2020）。研究发现，通过呈现单独的不完整提取线索（相对条件性恐惧记忆习得时的完整线索）进行提取，可以使已经巩固的记忆进入不稳定状态，随后这种不稳定状态会经历一个再次巩固的过程重新回到稳定状态。在此期间可以通过药物或行为干预破坏再次稳定的过程，从而达到修改原始记忆痕迹的目的。由于大部分的药物具有毒性，采用行为干预更加具有临床应用前景。有研究者将再巩固与消退训练相结合，在传统消退训练前呈现一个不完整提取试次后进行记忆再激活，结果发现其抑制恐惧返回的效果优于传统消退，且消退效果可以保持一年（Monfils et al., 2009; Schiller et al., 2010）。这种范式叫作提取消退范式，因为其操作方式与消退训练操作相似，在临床转化中只需要对暴露疗法进行相对较小的修改就可能会大幅降低治疗后的复发率，因此备受相关领域科学家的关注（Beckers et al., 2017）。

目前认为，提取阶段呈现一个不完整提取试次会同时引发两种机制：再巩固和消退，具体哪种机制占优势取决于后面的操作（Clem et al., 2016; Merlo et al., 2014; Monfils et al., 2018）。不同于药物干预，由于消退训练本身就是基于消退机制，所以我们很难辨别提取消退范式是基于再巩固还是消退。虽然提取消退范式相关的大量行为研究结果表明，相比于传统消退训练，提取消退能减少自发恢复、重建和续新等，抑制恐惧复发，但这只能说明该范式的消退效果优于传统消退，并无法证明其内在依赖的机制原理。同时，目前还存在提取消退与传统消退效果无差异的大量研究结果（Golkar et al., 2012; Kindt et al., 2013; Kroes et al., 2017）。

因为参与再巩固与消退的大脑神经网络存在大量的重叠，相关的脑成像研究也没能形成定论。有研究发现，相比传统消退，提取消退能够减少消退训练过程中腹内侧前额叶的参与，并减少随后恐惧复发测试中杏仁核的激活（Agren et al., 2012; Schiller et al., 2013）。相反，也有研究发现，无论在消退训练还是恐惧复发测试中，消退范式（提取消退和传统消退）均没有导致前额叶参与的差异以及杏仁核激活的差异（Klucken et al., 2016）。

此外，还有证据表明提取消退范式不涉及再巩固。动物研究发现，提取消退抑制恐惧记忆复发效果并不需要记忆去稳定过程，因为即使施加阻止记忆去稳定的行为和药物手段也不影响提取消退的效果（Cahill et al., 2019b）。还有研究者发现，提取过程和消退过程的呈现顺序并不影响抑制恐惧复发的效果，即无论提取消退还是消退提取均能减少恐惧自发恢复与重建（Baker et al., 2013; Millan et al., 2013）。

然而，消退提取的干预范式无法用再巩固机制来解释。研究者认为，提取和消退操作是通过增加消退训练的可变性促进区分，习得原始记忆和新的消退记忆，从而使消退记忆更容易被提取。这导致了一种推论，认为提取消退不是基于再巩固机制，而是基于消退机制的一种深度消退方式（通过增强消退记忆）。但是，如前所述，即使抑制恐惧复发的效果一样也并不意味着提取消退和消退提取属于同一种机制。如果想要研究提取阶段中不完整提取触发记忆去稳定的原理，必须先要有相关证据证明提取消退范式基于记忆再巩固机制。

最近的一项动物研究发现，在干预操作之后3 h，只有提取消退在短时记忆测试中保持恐惧记忆完好（有条件性恐惧反应），而消退提取和传统消退一样在短时记忆测试中都显现出了消退效果（没有条件性恐惧反应）。在长时记忆测试中，相比传统消退，消退提取和提取消退均能减弱小鼠的恐惧自发恢复（Ponnusamy et al., 2016）。

即对于提取消退来说，干预后的短时记忆测试并不能检测出消退效果，恐惧减少的效果要在第二天才能检测出来。这种效果延迟效应与再巩固机制一致。因为如果干预是通过记忆再巩固期间更新原始记忆，那么这种消退效果需要在更新的记忆重新稳定后才会显现出来，而不是干预后立即显现。这为提取消退基于再巩固机制提供了行为层面上的证据支持。但据我们所知，目前还没有相关人类研究的证据。

目前，大部分学者认为基于再巩固的记忆修改是渐进性的，依赖时间进程，这也是记忆更新效果显现慢的原因。前人研究短时记忆测试和长时记忆测试，分别在干预后3 h（再巩固时间窗内）以及24 h进行测试，很少有研究关注再巩固时间窗外的短时记忆测试情况（Ponnusamy et al., 2016）。

所谓的再巩固时间窗（6 h），指的是提取后干预有效的时间窗，并不意味着6 h后记忆就更新完毕，重新回到稳定状态（Visser et al., 2018）。如果要寻找支持提取消退基于再巩固机制的证据，那再巩固时间窗外的短时记忆测试是否能够显现出消退效果，与基于消退机制的其他干预范式是否有差异，是值得探究的问题。此外，在药物干预记忆再巩固的人类研究中发现，记忆再巩固过程不仅具有时间依赖性，还需要睡眠的参与（Kindt et al., 2018a）。

在陈述性记忆再巩固的研究中也同样发现睡眠可以加速记忆再次稳定的进程，并缩短干预有效的时间窗（Moyano et al., 2019）。虽然睡眠已经被广泛认同参与记忆再巩固，但还没有证据表明睡眠是观测到提取消退效果的必要条件。在本研究中，我们也将睡眠情况考虑在内进行探究。

因此，基于前人的研究，我们的研究分别在3种条件下进行消退保留测试（干预后3 h不伴随睡眠、干预后12 h不伴随睡眠以及干预后12 h伴随睡眠），以期推断出提取消退所依赖的机制。

本研究的主要目的有两个：第一是在人类研究中验证是否和动物研究相似，恐惧消退效果的延迟效应只存在于提取消退干预中（与传统消退干预和消退提取干预相比较）；第二是探索提取消退后恐惧记忆表达完整的特性是否能够持续到再巩固时间窗外，以及睡眠是否能够缩短该过程，使恐惧消退效果提前显现。

在本研究中，我们采用了经典的3天实验范式，比较3种干预方式（传统消退干预、消退提取干预以及提取消退干预），使用皮肤电反应以及US主观预期作为恐惧表达的测量指标。具体来说，实验1在干预操作后3 h进行消退保留测试，随后第三天进行自发恢复以及恐惧重建测试，比较的是提取消退干预和传统消退干预。实验2分别在干预操作后3 h、干预操作后12 h不包含睡眠，以及干预操作后12 h包含睡眠3种条件下进行消退保留测试，随后第三天进行自发恢复以及恐惧重建测试，比较的是提取消退干预和消退提取干预。实验假设是当消退训练操作是生成消退记忆时，效果的显现是不受时间和睡眠的影响的；当消退操作是修改原始记忆痕迹时，在还没有完全更新完毕时效果不会显现，但睡眠可以加速效果的显现。如果提取消退是基于记忆再巩固，那么我们就可以看到时间和睡眠对提取消退效果的影响。

5.2　研究方法

5.2.1　被试

共有104位健康大学生参加这项研究，年龄范围在18~27岁，平均年龄21岁。被试量的选择基于前人研究（Kindt et al., 2018; Schiller et al., 2010）。其中有7名被试由于没有习得恐惧，收集的数据没有纳入最后的统计分析。无法习得的筛除标准为习得最后阶段对CS-的皮肤电反应大于或等于CSa+和CSb+。我们采用这种筛除标准是因为当被试没有成功且相等程度上分别习得对CSa+和CSb+这两个刺激的条件性恐惧反应时，我们无法评估随后的恐惧复发反应。

所有被试均通过广告招募（张贴招募海报或互联网发布广告）自愿报名。所有被试均为右利手，无任何躯体疾病或精神病史，视力或矫正视力正常，听力正常，最近没有鼻塞或咳嗽等症状，且之前没有参加过类似的实验。整个研究均通过华南师范大学心理学院科研伦理委员会审核（批准编号：2019-2-023），并且获得了所有被试的知情同意。完成所有实验任务的被试将获得一定数额的实验报酬（80元人民币）。

根据被试的性别、年龄以及所能忍受的电击强度将被试分配到各组。分组后检查各组被试的状态特质焦虑得分在组间水平是否有差异，因为研究发现焦虑水平可能会影响恐惧习得（Lonsdorf et al., 2017）。有一名被试由于实验过程中仪器故障无法收集到实验数据，因此，最终有效数据为96人。其中实验1有25人，实验2有71人（3h无睡眠组：$n = 24$；12 h无睡眠组：$n = 24$；12 h睡眠组：$n = 23$）。被试人口学变量及问卷信息的描述性统计如表5-1所示。

表5-1 被试信息及问卷数据

项目	实验1 ($n=25$)	3h无睡眠 ($n=24$)	12h无睡眠 ($n=24$)	12h有睡眠 ($n=23$)	F 或 χ^2	p	贝叶斯因子
年龄	20.64 (1.68)	20.50 (2.30)	21.33 (2.06)	20.09 (1.59)	1.70[a]	0.17	$BF_{01}=$ 2.81
性别（女）	15 (60%)	16 (66.7%)	15 (62.5%)	15 (65.2%)	0.28[b]	0.97	$BF_{01}=$ 32.77
特质焦虑（STAI–T）	41.56 (7.47)	41.79 (7.20)	41.04 (5.93)	43.04 (6.99)	0.35[a]	0.79	$BF_{01}=$ 12.04
状态焦虑（STAI–S）	37.20 (6.75)	39.25 (7.69)	37.71 (5.68)	37.35 (7.52)	0.44[a]	0.72	$BF_{01}=$ 10.90
电击强度/V	49.32 (11.64)	53.71 (10.34)	48.08 (9.00)	52.57 (11.52)	1.48[a]	0.23	$BF_{01}=$ 3.55
测试与干预间隔/min	196 (43)	210 (46)	718 (58)	759 (70)	—	—	—

注：1.第一行"性别（女）"的数据表示数量（女性占比），其他行的数据表示均值（标准差）。

2. [a] F (3, 92)，[b] χ^2 (3, 96)。

5.2.2 准备工作

5.2.2.1 条件刺激

实验中的条件刺激为3张不同颜色的立体几何图形（绿色圆锥体、红色立方体和黄色圆柱体，如图5-1所示）。所有图片均为白色背景，亮度相同，显示在16英寸的计算机屏幕中间。其中两张图片（CSa+和CSb+）在实验中有67%的概率匹配电击，另一张图片（CS-）在实验中从未匹配电击。3张图片在被试间进行项目平衡，轮流充当CSa+、CSb+和CS-。所有CS以人工随机的方式，持续5s。CSa+和CSb+呈现4800 ms后伴随电刺激，电击呈现200 ms，最后与图片一同消失（图5-2）。电刺激作为非条件刺激，通过Digitimer DS2A-Mk.Ⅱ恒压电击仪产生，通过两条8 mm的电极线将电流传递到被试右手手腕处。两个电极之间间隔3 cm。电刺激的触发由E-prime 2.0软件控制，电击强

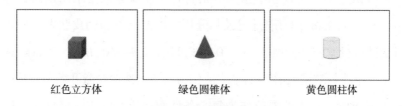

红色立方体　　　　　绿色圆锥体　　　　　黄色圆柱体

图5-1　实验材料

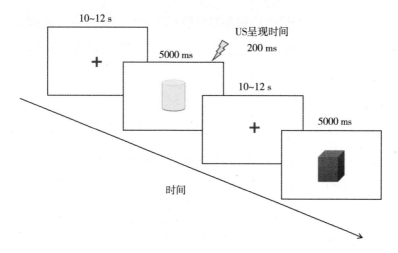

图5-2　刺激呈现流程

度按照每个被试自主评定设置。实验前会让被试进行电击强度评定，将强度设置为感到不舒服但不痛苦的水平。电击仪有保护电路，产生的电流均在人体安全电流范围内，不会对人体造成伤害。被试一旦评定完电击强度，该强度将在整个实验中使用。

5.2.2.2 皮肤电反应

皮肤电反应（skin conductance response, SCR），又称"皮电反应"，是指当机体受外界刺激或因情绪状态发生改变时，其植物神经系统的活动引起皮肤内血管的舒张和收缩以及汗腺分泌等变化，从而导致皮肤电阻发生改变（Lonsdorf et al., 2017; Pineles et al., 2009）。本实验利用Biopac mp36R生理多导仪记录被试的皮肤电数值，采样率为500 Hz。生理多导仪连接两条Ag/AgCl电极线（Biopac SS3LA EDA指形转换器），每条电极线尾端为尼龙搭扣带，分别连接被试左手大拇指和中指的中指骨处。皮肤电数据采用仪器自带的软件Biopac Student Lab 4.1.2进行记录和分析。参照已发布的皮肤电分析指南，首先对数据进行滤波（低通滤波：10 Hz；凹陷滤波：50 Hz）（Boucsein et al., 2012）。以条件刺激呈现前2 s的平均值作为基线，选取刺激开始呈现后0~4.5 s中的最大反应值，两者的差值作为每个条件刺激诱发的皮肤电反应（Pineles et al., 2009）。皮肤电反应低于0.02 μS的试次记录为0，并纳入最后的分析中。接着，所有被试的皮电数据都需要进行平方根转化并进行范围校正，以此降低分布偏度以及个体差异对皮肤电反应水平的影响（Kindt & Soeter, 2013; Lykken, 1972; Schiller et al., 2010）。

5.2.2.3 主观测量

被试的状态特质焦虑通过自我评估问卷状态特质焦虑量表（State-Trait Anxiety Inventory, STAI）进行评估（Spielberger et al., 1970）。该量表分为状态焦虑量表（STAI-S）和特质焦虑量表（STAI-T）。在进行数据采集之前，通过逐步评估的方式确定每个被试的电击强度。先给被试一个非常轻微的电击（10 V），然后逐渐增加电压水平，直到被试评定该电击强度达到让他们感到不舒服但不痛苦的水平。此外，在消退保留测试后会立即让被试对CS呈现后伴随US的可能性进行回顾性评估。US主观预期的评定分为连续的9个等级，范围从"肯定没有电击"到"不确定"再到"一定有电击"，具体如图5-3所示。

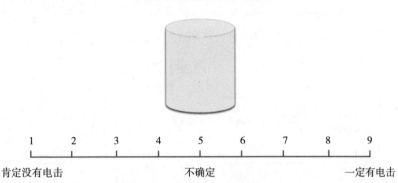

图5-3　US主观预期的回顾性评估

5.2.3　实验设计与流程

整个实验流程为连续的3天，分为4个实验阶段，习得、提取消退、消退测试以及恐惧返回测试（自发恢复与重建）。每个阶段的实验结束后要求被试不能立即休息睡觉，在3天的实验期间保持规律的作息时间。每个阶段的实验均在实验室进行，被试单独在隔音的房间，面对计算机显示屏，显示屏与被试眼睛距离50 cm。房间温度由空调控制，设定在26℃（Christopoulos et al., 2016）。所有实验阶段的刺激呈现方式、顺序以及试次间隔（intertrial intervals, ITI）均一致。实验设计与流程如图5-4所示。

5.2.3.1　恐惧习得

实验前让被试签署知情同意书，并填写状态特质焦虑量表。随后连接电击仪与生理多导仪，让被试评定电击强度。告知被试实验过程中不需要进行任何操作，只需集中精力注视计算机屏幕，并尝试确定刺激与电击之间的规律即可。为了确保被试能够快速地习得CS与US之间的配对联结，他们会被告知屏幕上会重复呈现3张不同的几何图形图片，其中两张会不定时跟随电

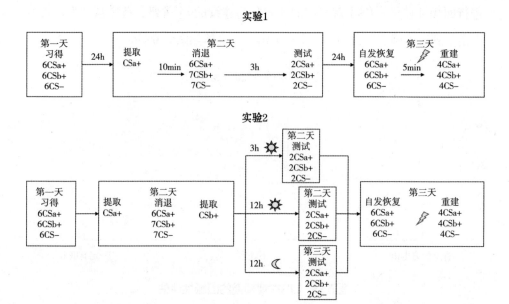

图5-4　实验设计与流程

击，剩下的那张不会，需要密切关注并找出具体哪些图片会伴随电击。习得阶段每种刺激类型呈现6次，每次呈现5 s。为了防止第二天提取试次直接导致消退，我们仅对CSa+和CSb+进行67%的电击比例配对，即6个试次中只有4个试次伴随电击，其余两个试次与CS-一样不伴随电击（LaBar et al., 1998）。不同类型的CS呈现顺序是人工随机的，具体标准为：第一个呈现的试次不伴随电击，相同类型的刺激最多只连续出现2次，不会连续3个试次都伴随电击。所有刺激的呈现间隔时间在10~12 s随机变动，平均值为11 s。习得阶段结束后，被试需要口头报告图片与电击之间的关系。实验中所有被试均能报告出哪两张图片会伴随电击，另一张完全不会伴随电击，说明被试在主观上已经成功习得图片与电击之间的联系。习得阶段如果在皮肤电反应指标上未能获得条件恐惧反应的被试将被告知无法参加后续实验，直接给予10元实验报酬。

5.2.3.2　提取与消退

为了保证习得的恐惧记忆能够进行记忆巩固，被试被要求习得后24 h（即第二天同一时间段）再回到实验室。被试回到实验室后重新连上电击仪和生理多导仪，被告知当天的实验程序与前一天类似并被提醒回忆前一天学习到的规则。在提取阶段向被试呈现一个不伴随电击的CS+，持续5 s。在消退阶段向被试呈现6个CSa+、6个CSb+和6个CS−，所有刺激均不伴随电击。提取与消退之间间隔10 min，在这10 min的休息期间让被试观看英国广播公司的纪录片《行星地球》的片段（Chen et al., 2018; Li et al., 2017）。在实验1中，CSa+先提取，休息10min后消退（提取消退）；CSb+没有提取，直接消退（标准消退）。在实验2中，CSa+先提取，休息10 min后消退（提取消退）；CSb+先消退，休息10 min后提取（消退提取）。为了保证第二天每种刺激类型出现的次数相同，我们在消退阶段补足了提取阶段没有出现的刺激类型（实验1为CS−和CSb+，实验2为CS−）。在随后的数据分析中，消退阶段额外补足的试次（第一次出现的试次）不纳入分析。

5.2.3.3　消退保留测试

根据实验条件，被试分为3种情况：第一种被试在提取和消退干预3h后回到实验室进行消退保留测试，这3 h期间不能睡觉（3 h无睡眠组）；第二种被试在提取和消退干预后12 h回到实验室进行消退保留测试，这12 h期间不包含一晚上的睡眠（12 h无睡眠组）；第三种被试在提取和消退干预后12 h回到实验室进行消退保留测试，这12 h包含了晚上的睡眠时间（12 h睡眠组）。每组被试的平均间隔时间详见表5–1。也就是说，对于12 h无睡眠组的被试来说，他们第一天早上进行习得，第二天早上同一时间进行提取和消退干预，第二天晚上进行消退保留测试。对于12 h有睡眠组的被试来说，他们第一天晚上进行习得，第二天晚上同一时间进行提取和消退干预，第三天早上进行消退保留测试。消退保留测试的目的是测试干预阶段消退测试形成消退记忆的情况。只有当干预阶段的消退训练形成新的消退记忆（区别于原始恐惧记忆）时，我们才能在干预后迅速检测出消退效果保留，具体表现为条件性恐惧反应减少。否则我们仍然可以观察到被试的条件性恐惧反应，因为没有形成消退记忆的话，原始恐惧记忆在干预后还是处于主导地位。在消退保留测试阶段，CSa+、CSb+和CS−各呈现两次，随后指导被试进行回顾性US主观预期评定。

5.2.3.4 恐惧自发恢复与重建

所有被试在提取和消退干预24 h后进行自发恢复和恐惧重建测试。自发恢复测试呈现6个CSa+、6个CSb+和6个CS−，所有刺激均不伴随电击。1 min后对被试施加4个无预期的US电击，随后让被试休息5 min。休息结束后呈现4个CSa+、4个CSb+和4个CS−进行重建后测试，所有试次均不伴随电击。在实验的所有阶段中，电刺激仪开关均设置在开的状态，生理多导仪连续记录被试的皮肤电反应。

5.2.4 统计分析

人口统计学变量以及问卷数据使用单因素方差分析以及卡方检验分析组间差异。将每两个试次作为一个组块（block），取皮肤电反应的均值。皮肤电数据采用重复测量方差分析进行统计分析，其中被试间因素为组别（3 h无睡眠组、12 h无睡眠组和12 h有睡眠组），被试内因素为刺激类型（CSa+ vs. CSb+ vs. CS−; CSa+ vs. CS−; CSb+ vs. CS−; CSa+ vs. CSb+）和试次（刺激呈现）。具体方法分析的因素水平在统计结果报告中一一标明，根据方差分析结果对刺激类型（CSa+、CSb+和CS−）以及试次分别进行计划内比较。US主观预期数据也采用相同的分析方法，将组别作为被试间因素，刺激类型作为被试内因素。显著性阈值设置为0.05。

除了上述经典的零假设显著性检验（null hypothesis significance test, NHST），我们还采用了基于贝叶斯理论的贝叶斯统计分析（Bayesian statistics）。具体来说，我们为每个统计检验计算了单独的贝叶斯因子（Bayesian factor, BF）。贝叶斯因子是贝叶斯统计中用来进行模型比较和假设检验的方法。在假设检验中，其代表的是当前数据对零假设（H_0）与备择假设（H_1）支持的强度之间的比率。相比NHST，BF有如下优势：同时考虑H_0和H_1并可以用来支持H_0，不"严重"地倾向于反对H_0，可以随着数据累积来监控证据强度的变化，以及不依赖于未知的或者不存在的抽样计划（Hu et al., 2018）。我们报告 BF_{10} 用于代表来自 H_1 数据与 H_0 数据对比的概率，而报告 BF_{01} 则代表来自 H_0 数据与 H_1 数据对比的概率。如需了解恐惧记忆相关研究中的贝叶斯统计分析的更多信息，可参见克里普托斯（Krypotos）等人（2017）的论文。贝叶斯与零假设显著性检验均采用 JASP 0.11.1 版本进行统计分析（Love et al., 2019; Doorn et al., 2019）。

5.3　研究结果

5.3.1　条件性恐惧习得与消退

在实验1中，首先采用3（刺激类型：CSa+、CSb+、CS−）×3（试次：block 1~3）重复测量方差分析分别评估条件性恐惧习得与消退。在条件性恐惧习得阶段，结果显示刺激类型和试次的交互作用显著 $[F(4, 96) = 3.88, p < 0.001, \eta^2_p = 0.14, BF_{10} = 11.51]$。在条件性恐惧消退阶段，刺激类型和试次的交互作用显著 $[F(4, 96) = 2.50, p = 0.047, \eta^2_p = 0.11, BF_{10} = 13.51]$。随后采用配对样本 t 检验进一步评估恐惧的习得与消退情况。习得阶段最后两个试次（试次5~6）的 CSa+、CSb+ 和 CS− 两两比较结果表明，CSa+ 和 CSb+ 均显著大于 CS− $[t(24) = 5.97, p < 0.001, d = 1.19, BF_{10} > 1000; t(24) = 5.38, p < 0.001, d = 1.08, BF_{10} > 1000]$，且 CSa+ 和 CSb+ 两者差异不显著 $[t(24) = -0.24, p = 0.81, d = -0.05, BF_{01} = 5.62]$，说明被试成功地习得对 CSa+ 和 CSb+ 的条件性恐惧反应。消退阶段最后两个试次（试次5~6）的 CSa+、CSb+ 和 CS− 两两比较结果表明，CSa+ 与 CS− 差异不显著 $[t(24) = 0.23, p = 0.82, d = 0.05, BF_{01} = 4.63]$，CSb+ 与 CS− 差异不显著 $[t(24) = -0.02, p = 0.98, d = -0.01, BF_{01} = 4.74]$，CSa+ 与 CSb+ 差异不显著 $[t(24) = 0.13, p = 0.90, d = 0.03, BF_{01} = 4.71]$。此外，各刺激类型习得最后两个试次和消退最后两个试次的比较结果表明，CSa+ 和 CSb+ 显著降低 $[t(24) = 2.88, p = 0.008, d = 0.58, BF_{10} = 11.27; t(24) = 3.10, p = 0.005,$

$d = 0.62$, $BF_{10} = 17.31$〕，CS−差异不显著〔$t(24) = -0.23$, $p = 0.82$, $d = -0.05$, $BF_{01} = 5.60$〕，这说明消退训练成功减弱恐惧反应。

在实验2中，首先采用3（刺激类型：CSa+、CSb+、CS−）×3（试次：block 1~3）×3（组别）重复测量方差分析分别评估条件性恐惧习得与消退。在条件性恐惧习得阶段，结果显示刺激类型和试次的交互作用显著〔$F(4,272) = 14.10$, $p < 0.001$, $\eta^2_p = 0.17$, $BF_{10} > 1000$〕。在条件性恐惧消退阶段，结果显示刺激类型和试次的交互作用显著〔$F(4,272) = 6.66$, $p < 0.001$, $\eta^2_p = 0.10$, $BF_{10} = 153.74$〕。无论习得还是消退阶段均没有出现组间差异，统计结果显示组别主效应不显著〔$F_s < 0.41$, $p > 0.67$, $\eta^2_p < 0.01$, $BF_{s01} > 21.08$〕，刺激类型与组别的交互作用显著〔$F_s < 0.08$, $p > 0.98$, $\eta^2_p < 0.001$, $BF_{s01} > 578.90$〕，试次和组别的交互作用显著〔$F_s < 1.29$, $p > 0.28$, $\eta^2_p < 0.04$, $BF_{s01} > 72.00$〕，刺激类型、试次与组别三者交互作用不显著〔$F_s < 0.59$, $p > 0.79$, $\eta^2_p < 0.17$, $BF_{s01} > 1000$〕。随后采用配对样本t检验进一步评估各组的恐惧习得与消退情况。各组习得阶段最后两个试次（试次5~6）的CSa+、CSb+和CS−分别两两比较结果表明，CSa+显著大于CS−〔$t_s > 4.89$, $p_s < 0.001$, $d_s > 0.99$, $BF_{s10} > 76.73$〕，CSb+显著大于CS−〔$t_s > 4.58$, $p_s < 0.001$, $d_s > 0.93$, $BF_{s10} > 38.80$〕，且CSa+与CSb+无显著差异〔$t_s < 1.12$, $p_s > 0.27$, $d_s < 0.23$, $BF_{s01} > 3.32$〕，说明各组被试均成功地习得对CSa+和CSb+的条件性恐惧反应。各组消退阶段最后两个试次（试次5~6）的CSa+、CSb+和CS−分别两两比较结果表明，CSa+与CS−差异不显著〔$t_s < 0.81$, $p_s > 0.43$, $d_s < 0.17$, $BF_{s01} > 3.40$〕，CSb+与CS−差异不显著〔$t_s < 0.72$, $p_s > 0.42$, $d_s < 0.15$, $BF_{s01} > 3.43$〕，CSa+与CSb+差异也不显著〔$t_s < 0.26$, $p_s > 0.66$, $d_s < 0.06$, $BF_{s01} > 4.24$〕。此外，各刺激类型习得最后两个试次和消退最后两个试次进行比较，各组结果均表明CSa+显著降低〔$t_s > 3.13$, $p_s < 0.01$, $d_s > 0.64$, $BF_{s10} > 11.85$〕，CSb+显著降低〔$t_s > 2.55$, $p_s < 0.05$, $d_s > 0.52$, $BF_{s10} > 6.28$〕，CS−差异不显著〔$t_s < -0.57$, $p_s > 0.22$, $d_s < -0.12$, $BF_{s01} > 6.82$〕，这说明消退训练成功减弱各组的恐惧反应。

综上所述，这些结果表明实验1和实验2中各组被试均成功习得对CSa+和

CSb+的条件性恐惧反应且两者习得程度相同，随后的消退训练也均成功地消退了对CSa+和CSb+的条件性恐惧反应，如图5-5和图5-6所示。

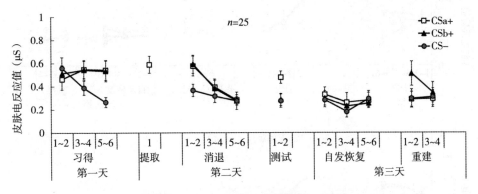

图5-5　实验1各阶段皮肤电反应值

（注：误差线为标准误）

5.3.2　实验1：只有CSa+在干预后3 h的消退保留测试中出现恐惧反应

对于消退保留测试情况，我们首先采用3（刺激类型：CSa+、CSb+、CS−）×2（试次：消退最后一个block、消退保留测试block）重复测量方差分析，结果显示刺激类型和试次的交互作用显著 $[F(2, 48) = 4.46, p = 0.017, \eta_p^2 = 0.16, BF_{10} = 11.02]$。随后采用配对样本$t$检验进一步评估消退保留测试情况。每种刺激类型的消退最后试次与消退保留试次相比较，结果显示只有CSa+显著升高 $[t(24) = -3.36, p = 0.003, d = -0.67, BF_{10} = 30.51]$，CSb+和CS−均没有显著升高 $[t(24) = -0.14, p = 0.89, d = -0.03, BF_{01} = 4.70; t(24) = 0.03, p = 0.98, d = 0.01, BF_{01} = 4.74]$。将消退测试阶段CSa+、CSb+和CS−的皮肤电反应进行两两比较，结果显示CSa+显著大于CSb+和CS− $[t(24) = 3.12, p = 0.005, d = 0.62, BF_{10} = 18.11; t(24) = 2.94, p = 0.007, d = 0.59, BF_{10} = 12.64]$，CSb+和CS−差异不显著 $[t(24) = 0.26, p = 0.80, d = 0.01, BF_{01} = 4.60]$。这说明相比CSb+，CSa+没有在消退保留测试中检测到消退效果。采

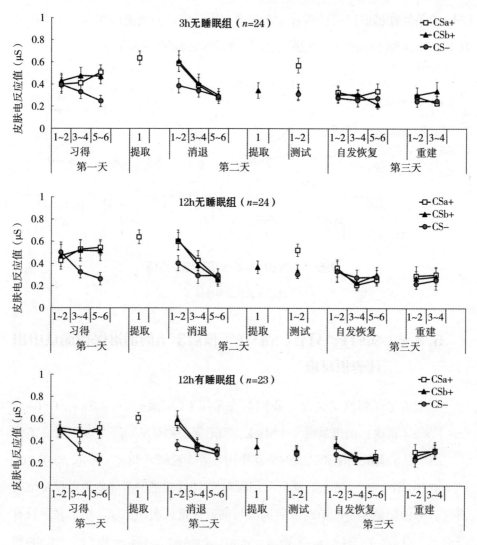

图5-6　实验2各组各阶段皮肤电反应值

（注：误差线为标准误）

用单因素方差分析测量组间消退保留测试阶段被试对刺激的US主观预期值，结果显示刺激类型主效应显著 $[F(2, 48) = 46.61, p < 0.001, \eta^2_p = 0.66, BF_{10} > 1000]$。进一步进行事后比较，结果显示被试对CS−的US主观预期值显著小于CSa+和CSb+ $[t(24) = -8.07, p < 0.001, d = -1.61, BF_{10} > 1000; t(24) =$

$-7.37, p < 0.001, d = -1.47, BF_{10} > 1000$］，但被试对CSa+和CSb+的US主观预期值没有显著差异［$t (24) = 0.88, p = 0.39, d = 0.18, BF_{01} = 3.34$］。这说明，与皮肤电反应指标相反，在消退保留测试阶段，被试对CSa+和CSb+的主观预期值没有差异，均大于CS−，如图5-7所示。

对于自发恢复情况，我们采用3（刺激类型：CSa+、CSb+、CS−）×2（试次：消退最后一个block、自发恢复第一个block）重复测量方差分析，结果显示刺激类型主效应不显著［$F (2, 48) = 0.39, p = 0.68, \eta^2_p = 0.02, BF_{01} = 17.74$］，试次主效应不显著［$F (1, 48) = 0.36, p = 0.56, \eta^2_p = 0.02, BF_{01} = 6.26$］，刺激类型和试次的交互作用也不显著［$F (2, 48) = 0.14, p = 0.87, \eta^2_p = 0.01, BF_{01} = 136.27$］。这说明CSa+和CSb+均没有出现恐惧的自发恢复，显示出了消退效果。

对于恐惧重建情况，我们采用3（刺激类型：CSa+、CSb+、CS−）×2（试次：自发恢复最后一个block、重建第一个block）重复测量方差分析，结果显示刺激类型和试次的交互作用显著［$F (2, 48) = 3.45, p = 0.04, \eta^2_p = 0.13, BF_{10} = 2.36$］。采用配对样本$t$检验对各个刺激类型从自发恢复最后两个试次到重建前两个试次进行对比，结果显示只有CSb+显著升高［$t (24) = -2.39, p = 0.025, d = -0.48, BF_{10} = 4.38$］，CSa+和CS−一样没有显著升高［$t (24) = -0.12, p = 0.90, d = -0.02, BF_{01} = 5.19; t (24) = -0.05, p = 0.96, d = -0.01, BF_{01} = 4.91$］。这结果说明相比CSa+，CSb+出现了恐惧重建效应，即提取消退干预（CSa+）相比传统消退干预（CS−）能够抑制恐惧重建效应，如图5-7所示。

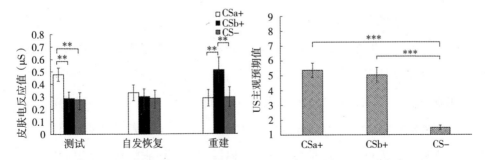

图5-7　实验1消退保留以及恐惧返回测试阶段的皮肤电和US主观预期值

（注：**$p < 0.01$，***$p < 0.001$；误差线为标准误）

5.3.3 实验2：消退提取在消退保留测试、自发恢复和重建均能减弱恐惧反应

为了比较CSa+和CSb+抑制恐惧复发的效果，我们采用3（刺激类型：CSa+、CSb+、CS−）×2（试次）×3（组别）重复测量方差分析，分别评估自发恢复和恐惧重建情况。结果显示，对于自发恢复效应（消退最后一个block比自发恢复第一个block）的重复测量方差分析表明所有主效应以及交互作用均不显著 $[F_s < 1.76, p > 0.19, \eta^2_p < 0.03, BF_{s01} > 255.94]$。对于恐惧重建效应（自发恢复最后一个block比重建第一个block）的重复测量方差分析表明所有主效应和交互作业也均不显著 $[F_s < 1.61, p > 0.20, \eta^2_p < 0.04, BF_{s01} > 472.49]$。以上结果说明，无论是提取消退干预（CSa+）还是消退提取干预（CSb+）均能减少恐惧的自发恢复与重建效应，与以往的研究结果相一致（Baker et al., 2013; Millan et al., 2013），如图5−8所示。

对于恐惧保留测试情况，首先我们采用3（刺激类型：CSa+、CSb+、CS−）×2（试次：消退最后一个block、消退保留测试block）×3（组别）重复测量方差分析，结果显示刺激类型、试次和组别三者的交互作用显著 $[F(4, 136) = 3.20, p = 0.015, \eta^2_p = 0.09, BF_{10} > 1000]$，这说明不同组别的被试在恐惧保留测试阶段对CSa+和CSb+的条件性恐惧反应存在差异。对此我们先分析消退提取干预的刺激类型（CSb+），采用2（刺激类型：CSb+、CS−）×2（试次：消退最后一个block、消退保留测试block）×3（组别）重复测量方差分析，结果显示，所有主效应和交互作用均不显著 $[F_s < 0.78, p > 0.38, \eta^2_p < 0.01, BF_{s01} > 110.13]$，这说明被试对CSb+的条件性反应在干预后的消退保留测试中没有显著增加。采用配对样本t检验进一步比较各组在消退保留测试中CSb+与CS−的差异，结果显示差异均不显著 $[t_s < 0.42, p_s > 0.68, d_s < 0.09, BF_{s01} > 5.38]$。以上结果表明对于消退提取干预（CSb+），无论在3h还是12 h进行恐惧保留测试均能检测出消退效果，如图5−8所示。

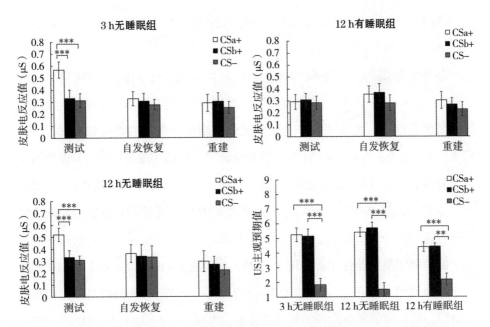

图5-8　实验2各组消退保留以及恐惧返回测试阶段的皮肤电和US主观预期值

（注：**$p < 0.01$，***$p < 0.001$；误差线为标准误）

5.3.4　实验3：提取消退效应的显现依赖时间以及睡眠

接下来我们分析提取干预的刺激类型（CSa+），采用2（刺激类型：CSa+、CS-）×2（试次：消退最后一个block、消退保留测试block）×3（组别）重复测量方差分析，结果显示刺激类型、试次与组别的交互作用显著 $[F(2, 68) = 4.28, p = 0.018, \eta_p^2 = 0.11, BF_{10} > 1000]$。采用配对样本$t$检验分别对各组消退保留阶段CSa+和CS-两者的差异进行分析，结果表明只在3 h无睡眠组和12h无睡眠组发现被试对CSa+的皮肤电反应显著大于CS- $[t(23) = 4.50, p < 0.001, d = 0.92, BF_{10} = 348.10；t(23) = 4.03, p < 0.001, d = 0.82, BF_{10} = 123.87]$，而在12h有睡眠组中被试对CSa+和CS-的皮肤电反应没有差异 $[t(22) = 0.16, p = 0.88, d = 0.03, BF_{01} = 5.12]$。有趣的是，即使在恐惧保留测试阶段3 h无睡眠组和12 h无睡眠组对CSa+具有条件性恐惧反应，但在经过一晚上睡眠后的恐惧返回测试中，被试对CSa+的条件性恐惧反应均显著降低

$[t(23) = 3.19, p = 0.004, d = 0.65, BF_{10} = 20.53; t(23) = 2.58, p = 0.017, d = 0.53, BF_{10} = 6.26]$，如图5-8所示。

条件性恐惧的变化不仅表现在测试阶段刺激类型间的辨别性反应差异（CSa+减CS−），还体现在这种辨别性差异与习得完成阶段的辨别性反应差异的减少程度上。为了进一步分析消退保留测试中各组的恐惧表达程度，我们采用2（试次：习得阶段后期、消退保留测试阶段）×3（组别）重复测量方差分析，结果显示试次与组别的交互作用显著 $[F(2,68) = 4.19, p = 0.019, \eta^2_p = 0.10, BF_{10} = 5.01]$。随后采用配对样本$t$检验对各组辨别性差异的减少程度进行进一步分析，结果显示3h无睡眠组和12h无睡眠组在习得和消退保留测试中的辨别性差异没有显著变化 $[t(23) = 0.04, p = 0.97, d = 0.01, BF_{01} = 4.80; t(23) = 0.91, p = 0.37, d = 0.19, BF_{01} = 7.70]$。而在12h有睡眠组中，相比习得阶段，消退保留测试阶段的辨别性差异显著减少 $[t(22) = 4.61, p < 0.001, d = 0.96, BF_{10} = 414.98]$。最后，我们还分析了消退保留测试中的恐惧减弱指数，即习得后期与消退保留测试阶段的辨别性差异（CSa+减CS−）。采用单因素方差分析测量组间的恐惧减弱指数，结果显示组间差异显著 $[F(2, 68) = 4.19, p = 0.019, \eta^2_p = 0.10, BF_{10} = 2.74]$。事后比较结果表明3h无睡眠组的恐惧减弱指数显著小于12h有睡眠组 $[t(23) = -2.78, p = 0.019, d = -0.85, BF_{10} = 7.90]$，但是12h无睡眠组的恐惧减弱指数既没有显著大于3h无睡眠组，也没有显著小于12h有睡眠组 $[t(23) = -0.67, p = 0.78, d = -0.18, BF_{01} = 3.01; t(23) = -2.11, p = 0.09, d = -0.63, BF_{01} = 2.80]$，如图5-9所示。

采用3（刺激类型：CSa+、CSb+、CS−）×3（组别）两因素方差分析测量消退保留测试阶段被试对刺激的US主观预期值，结果显示刺激类型主效应显著 $[F(2, 136) = 82.02, p < 0.001, \eta^2_p = 0.55, BF_{10} > 1000]$，组别主效应以及组别与刺激类型的交互作用均不显著 $[F_s < 2.28, p > 0.07, \eta^2_p < 0.06, BF_{s01} > 5.38]$，如图5-8所示。消退保留测试阶段US主观预期值分析结果，与皮肤电反应指标相反，每组被试对CSa+和CSb+的主观预期值没有差异，均大于CS−，且不存在组间差异。结合实验1的结果可以看出，US主观预期值指标对

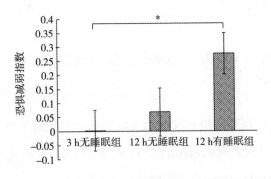

图5-9　各组消退保留测试阶段恐惧减弱指数

（注：*$p < 0.05$；误差线为标准误）

基于再巩固机制与基于消退机制的干预方法均不敏感。

综上所述，这些结果说明提取消退干预所产生的恐惧消退效果需要在一夜的睡眠后才会显现出来（无论是干预12 h后还是24 h后），如果在干预当天（不睡眠的情况下）进行消退保留测试，无论是干预3 h后还是12 h后均无法显现恐惧消退效果。

5.4　讨论

本研究的目的在于通过干预后恐惧表达的即时和延时效应来检验提取消退范式是否基于记忆再巩固机制。我们分别评估了传统消退以及消退提取相对于提取消退的有效性。结果显示传统消退在自发恢复测试中消退效果好，但在重建测试中被试有复发，这种现象在消退提取与提取消退上没有发现。然而在干预后的测试中，消退提取和提取消退的结果出现了差异。消退提取体现出了恐惧减弱，与传统消退测试结果一致。提取消退在干预后3 h和12 h没有显示出消退效果，只有12 h伴随睡眠才体现出效果，这与基于再巩固机制的预测一致，因为效果只有当记忆再次稳定时才会出现。与皮肤电反应不同，测试阶段的US主观预期没有组间差异，只体现了强化刺激与非强化刺激的差异。总的来说，我们的研究结果为提取消退范式是基于记忆再巩固机制提供了支持证据。

5.4.1 三种干预方式抑制恐惧复发效果的差异

正如预期的假设一样，传统消退干预在恐惧重建期间产生了显著的恐惧复发现象。然而，这种恐惧复发现象并没有在消退提取干预和提取消退干预中出现，印证了前人研究结果（Baker et al., 2013; Millan et al., 2013; Ponnusamy et al., 2016）。但也存在一些与之前研究相冲突的结果，和提取消退一样，传统消退也没有表现出明显的自发恢复现象。这可能是因为我们的实验是被试内设计，被试同时习得的两种匹配联结（CSa+—US与CSb+—US）会相互影响。在自发恢复测试期间，由于受到CSa+的影响，消退训练生成的CSb+抑制性联结可能仍然占据主导地位，因此被试对CSa+和CSb+的条件性恐惧反应没有表现出统计学差异。而在重建测试之前有4个无预期的US，这将会唤醒对CSb+的原始恐惧联结，所以此时被试对CSa+和CSb+的条件性恐惧反应就表现出差异，显现出传统消退干预的缺陷。

有趣的是，在干预后不久进行消退保留测试，发现了消退提取与提取消退两种干预方式的差异。接受提取消退干预的条件刺激在干预后3 h和12 h无睡眠的测试中均没有显现出消退效果，只有在12 h包含一夜睡眠的条件之后才显现出消退效果。这种延迟效应与再巩固整合机制的预测相一致，因为消退效果的显现需要等到记忆再次稳定下来。然而，接受消退提取干预的条件刺激无论在干预后任何时刻测试，无论经不经过一夜的睡眠，均能显现出消退效果，这与消退机制的预测相一致。

与皮肤电反应指标不同，被试的US主观预期指标在消退保留测试中并没有显现任何组间和组内差异。在人类条件性恐惧研究中，已有许多指标用于测量条件性反应，包括皮肤电反应、惊跳反射、瞳孔扩张反应、US主观预期以及CS效价评定等（Haaker et al., 2014; Leuchs et al., 2019）。在某些情况下，这些指标的测量结果可能会出现不一致。相关研究表明，这些指标（如US主观预期以及皮肤电反应）在很大程度上受意识和认知过程控制，对消退训练和再巩固具有不同的敏感性（Gawronski et al., 2014; Thompson et al., 2017; Zuccolo et al., 2019）。对于本研究结果，我们推测提取消退干预所产生的延迟效应只影响恐惧记忆系统的程序性成分，而不影响恐惧记忆系统的陈述性成分。然而，这一推测还需要进一步的研究来证实。

5.4.2　消退提取干预是一种增强了的消退训练

在自发恢复和重建指标上我们的结果和前人一致，均证明消退提取相比标准消退具备一定的优势。但是在消退记忆测试中，无论是在干预后的哪种测试条件下，均能测到消退记忆，这点与传统消退一样。再巩固更新机制似乎不能解释这个结果，因为消退提取中消退训练在提取前的确并不会作用在不稳定阶段。情景性记忆再巩固的相关研究发现，实验组被试在干预前接受不完整提取，随后的测试结果与记忆再巩固的时间动态性预测是一致的，而对照组被试在干预后接受不完整提取，随后的测试结果与记忆再巩固的时间动态性预测是不一致的（Sinclair et al., 2018）。因此我们更倾向于推断消退提取是基于消退机制的。与目前增强人类恐惧消退的许多方法一样（如消退训练过程中加入新异性信息或加入额外US），消退提取通过增强消退记忆产生比传统消退更持久的恐惧消退效果（Lipp et al., 2020）。对此有几种可能的解释说明消退提取干预是如何起作用的。有学者从促进辨别力的角度进行解释，认为消退提取干预很有可能可以更加促进被试对习得训练条件和消退训练条件的区分（Hutton-Bedbrook et al., 2013）。通过多个阶段的强化学习，新的CS不匹配US（CS-no US）的联结学习形成消退记忆，可以促进在随后的记忆测试中线索呈现时优先触发抑制性消退记忆。也就是说，在消退提取中消退过程和提取过程起到的作用是相似的，仅仅是作为促进抑制性记忆产生和维持的信号（Elsey et al., 2018）。还有另一种可能的解释来自检索模型理论。该理论认为消退训练时的可变性可以增强随后对消退训练产生的消退记忆的提取（Bouton, 1993）。在消退提取干预中，我们可以把消退操作和提取操作看成两种不同的消退训练程序。相比单个的消退训练程序（如传统消退，只包含一种消退操作），消退提取干预包含两种消退操作，整个消退训练过程的可变性增强了该阶段产生的消退记忆，使其更容易被提取，因此对恐惧复发更具有抵抗力。

总之，无论哪种原理增强了消退记忆，从干预后恐惧消退效果一直显现这一结果就可以看出，消退提取是基于消退机制的。虽然我们没有再进一步对消退提取进行持续的恐惧复发程度测试，但我们可以推断，当消退记忆不占优势时，原始恐惧记忆会恢复，出现复发。这也得到了相关证据的支持。有研究者观察到在1个月后的随访中，经历了暴露提取干预的被试比经历了提取暴露干预的被试表现出更高的恐惧反应（Telch et al., 2017）。

5.4.3 提取消退干预的机制是记忆再巩固

根据上述的假设，提取操作和消退操作共同作用，通过增加消退训练阶段的辨别力或变异性来增强干预阶段产生的消退记忆。提取和消退的顺序似乎不是很重要，所以单从操作范式上看（消退提取与提取消退只有顺序不同），提取消退也能用同样的理论进行解释。但本研究关键的发现在于，提取消退在测试时并没有总是测到消退记忆，说明消退训练并没有形成新的记忆，这显然说明提取消退和消退提取并不属于相同机制。在本研究中，我们设置了3种消退保留测试条件来区分提取消退是基于消退机制还是再巩固机制。其基于的原理以及相应的结果预测如图5-10所示。

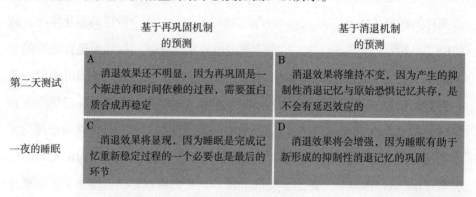

	基于再巩固机制 的预测	基于消退机制 的预测
第二天测试	A　消退效果还不明显，因为再巩固是一个渐进的和时间依赖的过程，需要蛋白质合成再稳定	B　消退效果将维持不变，因为产生的抑制性消退记忆与原始恐惧记忆共存，是不会有延迟效应的
一夜的睡眠	C　消退效果将显现，因为睡眠是完成记忆重新稳定过程的一个必要也是最后的环节	D　消退效果将会增强，因为睡眠有助于新形成的抑制性消退记忆的巩固

图5-10 再巩固机制与消退机制比较

根据再巩固的研究，3 h处于再巩固时间窗内，12 h处于再巩固时间窗外。再巩固理论预测消退效果不会那么快显现，因为记忆再次稳定涉及蛋白质合成，需要时间。在记忆再巩固的框架中，再巩固时间窗内的消退记忆被认为是更新或擦除原始记忆，而不是形成新的消退记忆痕迹来和原始记忆竞争表达。记忆再巩固过程中的消退训练作用是将安全信息（不匹配电击的CS）整合到原始恐惧记忆痕迹中，即原先用来预测电击产生的CS逐渐改变为预测中立的结果（没有电击）。这种更新过程是渐进的而不是消退训练完成后彻底的突变，因为需要蛋白质合成等生化过程（Monfils et al., 2009; Nader et al., 2000a）。因此，干预后3h是测不到消退效果的，但是12 h后再巩固时间窗外能不能测到还要取决于此时更新的记忆是否重新回到稳定状态，如图5–10中A所示。相反，消退机制理论预测会有消退效果，因为刚形成的消退记忆在消退训练后是占优势的，如图5–10中B所示。

研究表明，睡眠会影响记忆巩固与再巩固（Bryant et al., 2019; Davidson et al., 2019），所以我们增加了另一个控制：同样是干预后12 h测试，一组经过睡眠，另一组没有。再巩固理论预测，一旦经过睡眠消退效果会显现，因为睡眠很可能是再巩固完成的最后一环（Kindt et al., 2018a; Sharma et al., 2020）。因此即使只是干预后12 h，如果中间有睡眠的话，记忆也会提前完成再巩固，消退效果就会显现，如图5–10中C所示。相反，消退理论不这么认为，因为没有再巩固过程，睡眠只是促进消退记忆的巩固，而此前消退记忆已经占据优势，所以睡眠将不会影响测试结果。相反，睡眠还有可能增强消退效果，这是因为此时睡眠有助于巩固消退记忆痕迹而不是原始记忆痕迹（Davidson & Pace-Schott, 2019），如图5–10中D所示。最终我们的结果符合了再巩固理论的预测。对此我们认为提取消退是基于记忆再巩固机制的。

此外，我们还发现在消退减弱指标上，虽然3 h与12 h无睡眠条件下的差异不显著，但只有3 h组的消退减弱指标显著小于12 h有睡眠组。这一结果印证了再巩固是一个渐进过程，而不是突变的（Monfils et al., 2018）。重要的是，研究结果还说明了即使在假定的再巩固时间窗（6 h）后再稳定过程也没有结束，这也许可以解释为12 h还是在再巩固时间窗内（Visser et al., 2018）。目前还没有关于再巩固时间窗的系统性研究，且这个时间窗会因干预方法、记忆类型不同而变化，因此未来需要用精确的方法去测量（Dudai, 2012）。还有另一种可能的解释是，在再巩固时间窗外并不意味着记忆已经返回稳定状态。处于再巩固时间窗内仅意味着记忆痕迹的神经突触处于可接受的状态，此时干预操作有效。在再巩固时间窗外，干预操作无效但是记忆仍然相对不稳定。

5.4.4　不足与展望

在本研究中，我们展示了睡眠对于是否观察到由提取消退干预引发的降低恐惧表达效果起关键性作用。这个结果支持了睡眠对于再巩固的作用；睡眠参与记忆再巩固过程，且是从根本上使记忆更新后重回稳定状态的最后和重要的一环（Diekelmann et al., 2011; Kindt et al., 2018a）。目前睡眠参与促进新信息更新的作用已被公认，如在记忆巩固过程中通过静息态（resting-state）的功能磁共振成像研究发现，睡眠剥夺可能会削弱腹内侧前额叶在恐惧记忆巩固过程中自上而下调节杏仁核活动的能力，并增强杏仁核—岛叶通路自下而上的唤醒信号，从而影响记忆巩固效果（Feng et al., 2018a; Feng et al., 2018b）。但是，睡眠怎么影响再巩固的还不清楚。最新的研究表明，干预后的睡眠时间和梭状波会影响情景记忆再巩固（Bryant et al., 2019）。关于这一问题未来还需要更多的研究。另外，在我们的实验中，12 h有睡眠条件下的被试是晚上进行提取消退，而12 h无睡眠组的被试是白天进行习得和干预。这就有个替代解释需要考虑，即是否可能只是自然节律（通过神经递质，如皮质醇、褪黑素调节）而非睡眠本身影响再巩固（Feld & Born, 2019; Saper et al., 2005）。虽然我们没有直接测试自然节律的作用，但其他研究发现，小睡也能够加速记忆再稳定（Moyano et al., 2019）。一些研究也表明，记忆神经元突触强度相关的分子及生理层面指标的相对变化很大程度上与一天中的时间无关（Kindt et al., 2018a; Vyazovskiy et al., 2008）。此外，据我们所知，目前没有证据表明昼夜节律会影响消退效果，因此我们倾向于认为是睡眠而非自然节律影响实验结果。未来可以研究小睡或者睡眠剥夺是否也可以影响记忆再巩固。

值得一提的是，提取消退效应还是比较脆弱的，目前存在许多阴性研究（Zimmermann & Bach, 2020; Zuccolo & Hunziker, 2018）。原因可能是记忆再巩固存在边界条件，范式中的微小差别就可能导致不同的机制，却可以导致相同的行为输出结果，即恐惧减少（Junjiao et al., 2019; Zuccolo & Hunziker, 2019）。因此，了解这些记忆再巩固的边界条件，就可以界定记忆的走向（是仅提取、消退还是再巩固），进而解释目前许多不一致的研究结果。此外，本研究中我们的证据仅来自行为和生理指标，而且由于样本量太小无法进一步做延迟效应的相关分析，所以并不足以对提取消退基于再巩固下最终结论。未来研究的延续性包括以下几个方面：一方面，对于提取消退的延迟效应还需要更多的样本量来进一步确认证据的稳健性。另一方面，考虑到再巩固涉及蛋白质合成，或许在分子通道上的比较可以为其机制提供更多的信息。有综述认为，谷氨酸和钙离子通道可能有助于区分再巩固机制和消退机制（Cahill et al., 2019a）。未来需要在这一方面进行研究。

提取消退自它问世以来引起很多研究者的兴趣。但目前还是缺乏证据证明消退记忆的疗效是基于再巩固而不是增强消退记忆。然而，对提取消退效果的机制探讨有利于优化程序、促进临床转化。因此，本研究的主要目的在于通过消退后的测试探究提取消退基于什么机制。结果表明传统消退与消退提取减少恐惧的效果在干预后立马显现，但提取消退似乎很独特，它的效果显现基于时间和睡眠。我们的结果为提取消退基于再巩固提供了行为证据。下一步的研究有必要分析提取消退效果显现所需的神经信号。未来需要更多的研究从分子水平上去找证据来断定提取消退的机制❶。

---

❶ 本研究发表于2021年*Behaviour Research and Therapy*, DOI：10.1016/j.brat.2021.10383。

第6章 不完整提取驱动恐惧记忆再巩固的影响因素：性别差异

6.1 研究目的

如何有效消除或削弱非适应性恐惧记忆，一直是心理学研究的重要命题之一。目前，关于恐惧记忆的研究主要基于巴甫洛夫条件反射理论，采用条件性恐惧模型，即通过多次匹配条件刺激与非条件刺激，形成CS—US联结，从而引发个体对条件刺激的恐惧反应。传统记忆巩固理论认为，记忆经过巩固后将不再轻易受到外界刺激的干扰，从而长久地储存在记忆系统中（Nader et al., 2000b）。新的记忆再巩固理论观点认为，即便记忆已经长时间保持巩固后的稳定状态，经过一定条件的记忆提取后会再次变得不稳定，需要再次巩固（Misanin et al., 1968; Nader et al., 2000）。这一观点得到了恐惧消退药物干预研究的验证。在再巩固过程中通过药物直接或间接抑制蛋白质的重新合成，将有效减少或削弱恐惧反应。如在啮齿动物研究中，通过向基底外侧杏仁核注射茴香霉素（蛋白质合成抑制剂）直接阻断蛋白质合成（Eisenberg et al., 2003），在人类被试研究中通过口服心得安（β-去甲肾上腺素受体拮抗剂）以干扰杏仁核肾上腺素的神经活动，进而间接影响蛋白质合成（Dębiec et al., 2011）。然而，药物干预方式在一定程度上存在副作用，并不适合广泛应用于人类的临床治疗。于是，研究者们从行为层面提出非侵入性干预方法，即提取消退范式。

蒙菲尔斯等人（2009）通过6组动物实验证实了提取消退行为范式在条件性恐惧消退方面的有效性：相较于接受传统消退训练的小鼠，在单独呈现提取试次CS（不匹配呈现US）后再进行消退训练的小鼠，更多地减少了对CS的恐惧反应；再者，相比于在再巩固时间窗（10 min~6 h）外接受消退训练，再巩固时间窗内（尤其在提取后1 h内）的消退效果更为显著。对此，研究者认为，提取线索的呈现破坏了原有记忆的稳定性，使其进入再巩固过程，在这期间的消退训练可以更新原始记忆。这种非侵入性的消退技术具有无毒无害的显著优势，因此也被应用于人类被试的研究中。席勒等人（2010）的研究发现，如果在记忆激活后10 min~6 h内进行提取消退训练，可以阻止恐惧记忆的自发恢复，且消退效果至少可以保持一年。相关的神经机制研究发现，提取消退范式在第二天的消退阶段减少了腹内侧前额叶皮层的参与（Schiller et al., 2013）。此外，对蜘蛛恐惧症患者的研究证实，仅有在消退训练前出现提取线索，被试才能表现出杏仁核活动和恐惧行为表达的减少（Bjorkstrand et al., 2016）。国内已有研究肯定了提取消退范式在干预记忆再巩固中的有效性（陈伟等，2018），并且应用于毒瘾记忆研究（Luo et al., 2015; Xue et al., 2012）。有研究发现，相较于传统消退范式，提取消退范式减少了颞下回和背外侧前额叶皮层的参与，同时背外侧前额叶皮层上的前扣带回皮层与颞下回的功能连通性减弱（Li et al., 2019）。

然而，提取消退范式的研究目前尚未达成一致的结果。在动物实验中发现，提取消退范式并不能有效地消退恐惧记忆，小鼠在测试阶段表现出续新效应（Chan et al., 2010）。而在对PTSD小鼠模型的研究中发现，提取消退范式无法阻止中程和久远情境恐惧记忆的自发恢复，也无法改善因创伤性焦虑和社会认知经历引起的长期异常行为（Costanzi et al., 2011）。同时，人类被试研究发现，原有的CS—US联结未能被提取消退范式所改写，具体表现为虽然该范式阻止了恐惧反应的自发恢复，但被试仍然被观察到重建效应（Soeter et al., 2011）。

对于研究结果不一致的原因，目前的研究主要聚焦于记忆相关因素（memory-related factors）与再激活相关因素（reactivation-related factors）等方面的边界条件探索，包括提取时的预期错误（Diaz-Mataix et al., 2013; Sevenster et al., 2013, 2014）、记忆的新旧程度（Wichert et al., 2011）、记忆强度（Chen et al., 2021a; Wang et al., 2009）和提取强度（Flavell et al., 2011）等。但目前仍然比较少见关于其他影响因素（如性别变量）的探索。记忆研究发现，性别是一个重要变量，即使男女在记忆任务上的表现相似，两性在神经机制和行为策略上的差异也很明显。研究发现，无论是对于雄性大鼠还是雌性大鼠而言，cAMP依赖蛋白激酶（protein kinase, PKA）及环磷腺苷效应元件结合蛋白（CREB）均是必要的分子机制，但在雄性大鼠的海马中CREB的激活程度更为强烈（Tronson & Keiser, 2019）。此外，海马背侧的脑源性神经营养因子（brain-derived neurotrophic factor, BDNF）对记忆的形成至关重要，但在记忆巩固过程中，BDNF在雄性小鼠中表达，在雌性小鼠中则未见表达（Mizuno et al., 2012）。传统消退范式的动物研究发现，相比于雄性大鼠，雌性大鼠在恐惧习得初期产生更少的恐惧反应，但在恐惧消退过程中表现出消退速度更慢的特点（Clark et al., 2019）。因为雌性大鼠比雄性大鼠需要更多的时间来抑制恐惧的自发恢复（Matsuda et al., 2015）。故在相等的时间内，恐惧的自发恢复效应在女性个体中更容易发生（Fenton et al., 2016）。在恐惧消退的效果保持方面，雌性大鼠的表现更差，这可能是因为雌性比雄性更倾向于采取恐惧回避反应（Voulo & Parsons, 2017）。

作为个体差异性研究的重要变量，性别被认为与社会经济地位、婚姻状况等成长背景相联系，会影响到个体的观念和行为（Short et al., 2013）。但现有研究甚少涉及提取消退范式的性别差异，因此本研究尝试以性别作为关键变量，重点关注条件性恐惧提取消退范式是否存在性别差异。这有利于进一步验证提取消退范式的有效性，同时在临床应用中进一步澄清提取消退范式的作用对象和范围，为患者提供更加个性化的治疗方案，从而增强提取消退范式的临床适用性和治疗有效性。

6.2　研究方法

6.2.1　被试

被试为69名在校大学生，年龄范围在18~27岁（$M = 20.76, SD = 2.08$），均为右利手者，视力或矫正视力正常，无色盲色弱，没有躯体疾病和精神病史，近期无感冒症状，并且近半年来没有参加过电击相关实验。被试通过网络问卷的形式自愿报名参加本次实验，在顺利完成3天实验后能够获得一定的报酬。

正式实验开始前，主试向被试详细说明这是一个关于恐惧情绪的研究。实验期间被试右手腕部会被实施轻微的电击，其强度经过科学评估且对人体无害。此外，在实验过程中被试若感受到任何不适，可以随时自由地选择终止实验。被试所有的个人信息和资料仅作实验用途，并且将被严格保密和封存。充分了解上述情况后同意参加实验的被试需要签署知情同意书，随后填写贝克抑郁自评量表（Beck depression inventory, BDI）（Beck et al., 1961）和特质焦虑量表（STAI-T）（Spielberger et al., 1970）。BDI包括21个项目，每项都有4种符合程度陈述，用0~3的等级来衡量。自评者可根据自己一周来的感受选择相应等级，全部完成后将各项分数相加便得到总分。总分范围为0~63分，分数越高表示抑郁程度越高。STAI-T是一个20项的自我报告量表，每个项目的评分标准为4分制，总分范围为20~80分，分数越高代表特质焦虑水平越高。本实验的被试招募标准与具体操作均通过科研伦理委员会审核。

被试随机接受提取消退训练或传统消退训练，再依据性别变量被具体划分为"提取消退男性组""提取消退女性组""传统消退男性组""传统消退女性组"4个组别。其中，有3名被试在第一天没有成功习得CS伴随电击的规律，因此其数据没有被纳入后续的统计分析。故本实验的有效被试为66人，其中提取消退组35人（17名男生），传统消退组31人（14名男生）。量表统计结果显示，4组被试在贝克抑郁自评量表的得分上组间差异不显著，$F(3, 65) = 0.77, p > 0.05$; 在特质焦虑量表的得分上组间差异同样不显著，$F(3, 65) = 0.28, p > 0.05$。

6.2.2　材料与设备

6.2.2.1　刺激材料

本实验使用单线索刺激作为实验材料，使用两个不同形状和颜色的立体几何图形分别作为条件刺激，图形均为标准色且亮度一致，背景均为标准白色。条件刺激的呈现持续5000 ms，其中一种图形作为CS+，会以50%的概率伴随轻微电击（US）。另一种图形作为CS−，始终不会伴随US。为避免实验材料造成被试间影响，实验中会对两种图形进行项目平衡。

参考条件性恐惧模型和席勒等人（2010）的设计，本研究以腕部电击（每次持续200 ms）作为非条件刺激（US），以此诱发被试的恐惧反应。具体的电击强度，根据被试在正式实验前的电击强度评定结果来确定。

本实验材料均通过E−prime 2.0进行编程设计，然后呈现在同一个计算机屏幕上。每个试次的呈现顺序为：最先呈现在屏幕中央的是一个红色注视点"+"，持续时间为2000 ms，以此帮助被试将注意力集中在计算机屏幕上；接着呈现时长为5000 ms的CS。如果是CS伴随US出现的情况，则电击会在CS消失前200 ms呈现并持续200 ms，随后CS和US同时消失。每个试次的间隔时间为8~10 s，在此期间屏幕上会出现"请放松"的字样，以此让被试的SCR值恢复到日常水平。实验刺激呈现过程如图6−1所示。

6.2.2.2 测量设备

本实验利用Biopac 16通道生理记录仪（型号MP150）记录被试的SCR值，采样率为500 Hz。在3天的实验过程中，两条内径为4 mm的Ag/AgCl电极的一端连接在EDA100C模块上，另一端被缠绕在被试左手无名指与食指的指腹前端。应用生理记录仪自带的软件AcqKnowledge 4.2，对采集的SCR值进行离线处理。以CS呈现前1000 ms时间窗以内的平均值作为基线，并取CS呈现后5000 ms时间窗内的最高值，两者的差值即为CS诱发的原始皮电值。接着，所有被试的皮电数据都需要进行范围校正，将小于0.02 μs的皮电值记作0，最后将所有数据开方处理，以此降低分布偏度（Boucsein et al., 2012; Pineles et al., 2009）。

6.2.3 实验设计与流程

正式实验为期3天，均在同一实验室进行，以保持外部环境一致。第一天是恐惧习得阶段，第二天是恐惧消退阶段，第三天是恐惧复发测试阶段。在

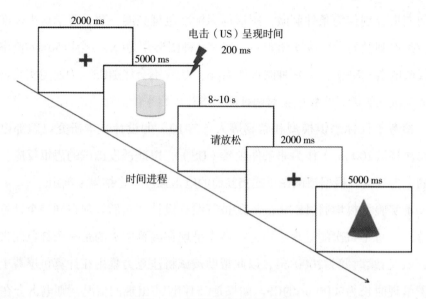

图6-1　实验刺激呈现示意图

整个实验过程中，被试始终保持右手连接电击仪，左手食指与无名指连接生理记录仪（收集SCR值）的状态，且始终不需要做任何按键反应，仅被要求注意屏幕上呈现的刺激变化。具体的实验设计如图6-2所示。

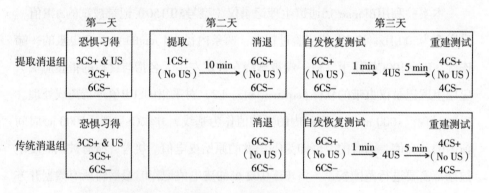

图6-2　实验设计

6.2.3.1　正式实验前的电击强度评定

在这一阶段，被试需要对电击强度进行评定，确保选择的电击强度达到让人觉得很不舒服但仍然可以忍受的程度。电击强度评定从10 V开始，上限不超过50 V。每次电击后，被试都需要对电击引起的感受进行等级为0~10

（其中0为舒服，数值越大不舒服程度越高）的评分。以等级8（极度不舒服但仍能忍受）作为评定标准来确定被试在整个实验过程中接受的电击强度，并不再修改。

6.2.3.2　正式实验

第一天为恐惧习得阶段。在这一阶段，CS+和CS−分别随机呈现6次（CS+和CS−不会连续呈现3次及以上）。其中，CS+伴随电击的概率为50%，CS−始终不伴随电击。要求被试观察并报告图片与电击之间的配对规律。

第二天为提取消退阶段。参考前人激活记忆的方法（Schiller et al., 2010），提取消退组的被试先接受一个不伴随电击的CS+提取。然后被试休息10 min，在此期间观看中性视频。而后开始进行消退训练，即向被试随机呈现均不伴随电击的6个CS+和6个CS−，以此消退恐惧反应。传统消退组被试则不需要接受记忆提取，直接开始消退训练。

第三天为恐惧复发测试阶段。首先进行恐惧记忆自发恢复测试，即随机呈现均不伴随电击的6个CS+和6个CS−，再次消退被试的恐惧反应。自发恢复测试结束后，被试休息1 min，然后开始接受恐惧记忆重建测试。即在无预警的情况下，被试连续接受4次电击，每次电击的呈现时间为200 ms，间隔时间为1000 ms。休息5 min后，被试再一次进行消退训练，即随机呈现均不伴随电击的4个CS+和4个CS−。

6.3　研究结果

在第一天的恐惧习得阶段，2（刺激类型：CS+、CS−）× 6（试次）× 4（组别）的重复测量方差分析结果显示，刺激类型的主效应极其显著，$F_{(1, 61)} = 36.76$，$p < 0.001$，偏$\eta^2 = 0.38$；试次主效应不显著，$F_{(5, 305)} = 1.43$，$p = 0.21$；刺激类型和试次的交互作用显著，$F_{(5, 305)} = 5.27$，$p < 0.001$，偏$\eta^2 = 0.32$，说明随着条件性恐惧习得时间的推进，被试对CS+和CS−的规律认识发生显著变化。刺激类型、试次和组别的交互作用不显著，$F_{(15, 177)} =$

0.83, p = 0.65; 刺激类型和组别的交互作用不显著, F（3, 61）= 1.52, p = 0.22; 试次和组别的交互作用不显著, F（15, 177）= 0.62, p = 0.86; 组别效应不显著, F（3, 61）= 0.88, p = 0.46。这说明4组被试在对CS+和CS−的恐惧反应, 以及习得水平上没有存在显著差异。分别对每组习得阶段后半部分（最后3个试次SCR平均值）的CS+和CS−进行配对样本t检验。结果显示：提取消退组男性被试的差异显著, t（15）= 4.51, p < 0.001, d = 0.28; 提取消退组女性被试的差异显著, t（17）= 3.17, p = 0.006, d = 0.20; 传统消退组男性被试的差异显著, t（13）= 2.18, p = 0.049, d = 0.13; 传统消退组女性被试的差异显著, t（16）= 5.23, p < 0.001, d = 0.41。这说明4组被试在第一天的实验中都成功习得恐惧, 建立了CS—US联结。习得阶段4组被试的SCR值变化如图6-3所示。

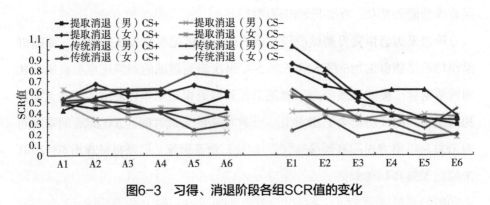

图6-3　习得、消退阶段各组SCR值的变化

［注：横坐标A代表习得阶段（Acquisition），E代表消退阶段（Extinction），数字代表该阶段的试次］

在第二天的恐惧消退阶段, 2（刺激类型：CS+、CS−）× 6（试次）× 4（组别）的重复测量方差分析结果显示, 刺激类型的主效应显著, F（1, 60）= 41.22, p < 0.001, 偏η^2 = 0.41; 试次的主效应显著, F（5, 56）= 8.87, p < 0.001, 偏η^2 = 0.44; 刺激类型和试次的交互作用显著, F（5, 56）= 7.15, p < 0.001, 偏η^2 = 0.39。这再次验证了被试在第一天的实验中习得了CS—US联结规律。刺激类型、试次和组别的交互作用不显著, F（15, 174）= 0.96, p = 0.51; 刺激类型和组别的交互作用不显著, F（3, 60）= 0.35, p = 0.79; 试次和组别的

交互作用不显著，$F(15, 174) = 1.25, p = 0.24$; 组别效应不显著，$F(3, 60) = 1.95, p = 0.13$, 说明4组被试对CS+和CS−的恐惧反应没有显著差异。分别对4组被试消退阶段中最后一个试次的CS+与CS−进行配对样本t检验。结果显示：提取消退组男性被试的差异不显著，$t(16) = -0.65, p = 0.53$; 提取消退组女性被试的差异不显著，$t(17) = 1.78, p = 0.09$; 传统消退组男性被试的差异不显著，$t(13) = -0.80, p = 0.44$; 传统消退组女性被试差异不显著，$t(16) = -0.09, p = 0.93$。4组被试对最后一个试次的CS+和CS−的恐惧反应均表现为差异不显著，说明4组被试都成功消退了恐惧。消退阶段4组被试的SCR值变化如图6-4所示。

在第三天的自发恢复测试阶段，4组被试的SCR值变化如图6-4所示。根据席勒等人（2010）的计算方法，条件性恐惧记忆自发恢复的指标表示为第二天消退阶段最后一个试次的SCR值与第三天自发恢复阶段第一个试次的SCR值的差值。因此，我们选取了这两个关键试次的SCR值，进行2（刺激类型：CS+、CS−）× 2（试次）× 4（组别）的重复测量方差分析。结果显示：试次和刺激类型的交互作用边缘显著，$F(1, 60) = 3.98, p = 0.05$, 偏$\eta^2 = 0.06$; 刺激类型、试次和组别的交互作用不显著，$F(3, 60) = 1.07, p = 0.37$。

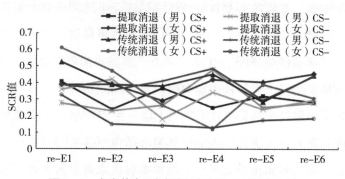

图6-4　自发恢复测试阶段各组SCR值的变化

分别对4组被试在第三天自发恢复阶段的第一个试次与第二天消退阶段的最后一个试次进行配对样本t检验。结果同样显示，4组被试均无显著差异，如

图6-5所示。

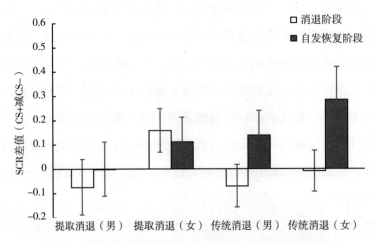

图6-5　各组在消退阶段最后一个试次与自发恢复阶段
第一个试次的CS+与CS-的差异量

（注：误差线为标准误）

进一步分离刺激类型，单独对CS+进行配对样本t检验，发现提取消退组男性被试差异不显著，$t(14) = 1.55, p = 0.14$；提取消退组女性被试差异不显著，$t(17) = 0.51, p = 0.62$；传统消退组男性被试差异不显著，$t(13) = 2.00$，$p = 0.07$；传统消退组女性被试差异显著，$t(16) = 2.68, p = 0.02, d = 0.42$，如图6-6（a）所示。这说明，只有接受传统消退训练的女性被试在恐惧自发恢复阶段出现了对CS+的恐惧反应升高，而其余3组被试都抑制了恐惧反应的自发恢复。单独对CS-进行配对样本t检验，发现提取消退组男性被试差异不显著，$t(16) = -0.03, p = 0.98$；提取消退组女性被试差异不显著，$t(17) = 1.56, p = 0.14$；传统消退组男性被试差异不显著，$t(13) = -0.50, p = 0.62$；传统消退组女性被试差异不显著，$t(16) = 1.08, p = 0.30$，如图6-6（b）所示。

此外，为了比较提取消退范式和传统消退范式在自发恢复方面是否存在差异，我们将提取消退组的男性被试和女性被试合并，传统消退组的男性被试和女性被试合并。首先进行2（刺激类型：CS+、CS-）× 2（试次）× 2（组别）的重复测量方差分析，结果显示三者的交互作用不显著，$F(1, 62) =$

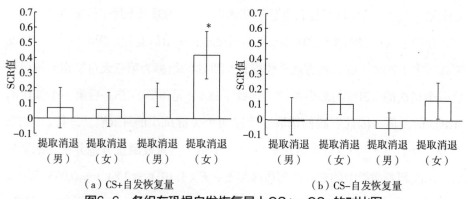

（a）CS+自发恢复量　　　　　　　（b）CS-自发恢复量

图6-6　各组在恐惧自发恢复量上CS+、CS-的对比图

（注：*p < 0.05；误差线为标准误）

2.33, p = 0.13。结合前面的性别差异统计结果，男女对CS+与CS-自发恢复量❶的不同可能会影响两种范式间效应的差异。因此，我们分别对提取消退组和传统消退组在两个关键试次上CS+的皮肤电反应进行配对样本t检验。结果为提取消退范式差异不显著，t（32）= 1.39, p = 0.18; 传统消退范式差异显著，t（30）= 3.18, p = 0.003, d = 0.30，如图6-7所示。对CS-皮肤电反应进行相应配对样本t检验分析，结果为提取消退范式差异不显著，t（34）= 0.64, p = 0.53; 传统消退范式差异不显著，t（30）= 0.58, p = 0.56。这一结果说明，接受提取消退训练的被试，没有出现恐惧自发恢复现象；而接受传统消退训练的被试，出现了恐惧自

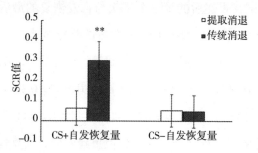

图6-7　提取消退范式与传统消退范式在CS+以及CS-的恐惧自发恢复量上作对比

（注：**p < 0.01；误差线为标准误）

❶　自发恢复量=自发恢复第一次试次SCR值-消退最后一个试次SCR值（Schiller et al., 2021）。

发恢复。这进一步验证了提取消退在抑制恐惧复发的效果上优于传统消退。

在第三天的恐惧重建测试阶段，4组被试的SCR值变化如图6-8所示。根据席勒等人（2010）的计算方法，恐惧记忆重建的指标为第三天自发恢复阶段最后一个试次的SCR值与恐惧重建（连续呈现4个无预警的US）后第一个试次的SCR值的差值。因此，我们选取了上述两个关键试次的SCR值，进行2（刺激类型：CS+、CS-）× 2（试次）× 4（组别）的重复测量方差分析。结果显示：试次和刺激类型的交互作用边缘显著，$F_{(1, 61)} = 3.84, p = 0.055$, 偏$\eta^2 = 0.06$; 刺激类型、试次和组别的交互作用显著，$F_{(3, 61)} = 3.14, p = 0.03$, 偏$\eta^2 = 0.13$。这说明4组被试在恐惧重建中对CS+和CS-的恐惧反应存在显著差异。

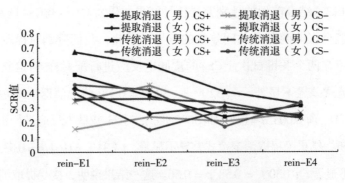

图6-8　重建后各组SCR值的变化

分别对4组被试在重建后的第一个试次与自发恢复的最后一个试次进行配对样本t检验。结果显示：提取消退组男性被试差异显著，$t_{(15)} = 2.82, p = 0.01, d = 0.45$; 提取消退组女性被试差异不显著，$t_{(17)} = -0.55, p = 0.59$; 传统消退组男性被试差异显著，$t_{(13)} = 2.15, p = 0.049, d = 0.31$; 传统消退组女性被试差异不显著，$t_{(16)} = -0.48, p = 0.64$, 如图6-9所示。这说明接受提取消退训练或传统消退训练的男性被试都出现了恐惧重建效应，而女性被试都没有出现恐惧重建效应。进一步分离刺激类型，单独对CS+进行恐惧重建量[1]的配对样本

---

[1] 恐惧重建量=重建后第一个试次SCR值-自发恢复后最后一个试次SCR值（Schiller et al.,2010）。

t 检验，发现 4 组被试均无显著差异，如图 6-10（a）所示。单独对 CS- 进行恐惧重建量的配对样本 t 检验，发现提取消退组男性被试差异显著，$t（15）= -2.32$，$p = 0.04$，$d = -0.16$; 提取消退组女性被试差异不显著，$t（17）= 0.47$，$p = 0.65$; 传统消退组男性被试差异不显著，$t（13）= -0.51$，$p = 0.62$; 传统消退组女性被试差异不显著，$t（16）= 1.54$，$p = 0.14$，如图 6-10（b）所示。这说明虽然接受提取消退训练或传统消退训练的男性被试都出现了恐惧重建效应，但不同的是，接受提取消退训练的男性被试还出现了重建后 CS- 的 SCR 值降低的现象。

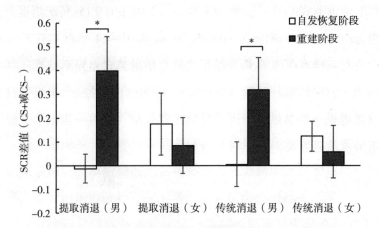

图6-9　各组在自发恢复阶段最后一个试次与重建阶段
第一个试次的CS+与CS-的差异量

（注：*$p < 0.05$；误差线为标准误）

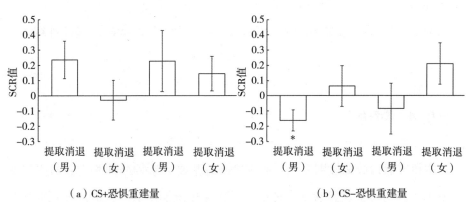

（a）CS+恐惧重建量　　　　　　（b）CS-恐惧重建量

图6-10　各组在恐惧重建量上CS+、CS-的对比图

（注：*$p < 0.05$；误差线为标准误）

此外，为了比较提取消退范式和传统消退范式在重建方面是否存在差异，我们将提取消退组的男性被试和女性被试合并，传统消退组的男性被试和女性被试合并。首先进行2（刺激类型：CS+、CS−）× 2（试次）× 2（组别）的重复测量方差分析，结果显示：三者的交互作用不显著，$F_{(1,63)} = 0.12$, $p = 0.73$。结合前面的性别差异统计结果，男女对CS+与CS−恐惧重建量的不同可能会影响两种范式间效应的差异。因此，我们分别对提取消退组和传统消退组在两个关键试次上CS+的皮肤电反应进行配对样本t检验。结果为提取消退范式差异不显著，$t_{(34)} = 1.10$, $p = 0.15$; 传统消退范式差异边缘显著，$t_{(30)} = 1.69$, $p = 0.05$, $d = 0.30$，如图6-11所示。对CS−皮肤电反应进行相应配对样本t检验分析，结果为提取消退范式差异不显著，$t_{(33)} = -0.54$, $p = 0.59$; 传统消退范式差异不显著，$t_{(30)} = 0.72$, $p = 0.48$。这说明，接受传统消退训练的被试，出现了恐惧重建效应。这再一次证明了提取消退范式优于传统消退范式。

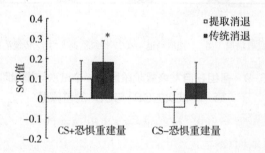

图6-11　提取消退范式与传统消退范式在CS+以及CS−的恐惧重建量上作对比

（注：$*p < 0.05$；误差线为标准误）

6.4　讨论

本研究通过分离性别变量，形成恐惧消退效果考察的4种情况：接受提取消退训练的男性被试组和女性被试组、接受传统消退训练的男性被试组和女性被试组，比较4种情况下条件性恐惧记忆的消退效果。结果发现，当4组被试习得并消退了同等程度的恐惧记忆后，在自发恢复测试中，接受传统消退训练的女性被试组出现了恐惧的自发恢复，其余3组则没有出现自发恢复；在重建测试中，接受提取消退训练或传统消退训练的男性被试均出现了恐惧记忆的重建效应，且接受提取消退训练的男性被试出现了恐惧重建后CS–皮肤电反应降低的现象，但女性被试组均没有出现重建效应。整体而言，传统消退范式组出现恐惧记忆的自发恢复及重建效应，提取消退范式则有效抑制了恐惧记忆的自发恢复及重建效应。

6.4.1 提取消退训练对女性的恐惧消退效果更佳

在恐惧记忆自发恢复测试阶段，我们观察到接受提取消退训练的所有被试都成功抑制了恐惧的自发恢复。然而在恐惧重建测试中，女性被试抑制了恐惧重建效应，男性被试则表现出恐惧重建。这一结论目前为止在以往的研究中几乎未曾被提及。尽管很多研究表明性别及性激素对恐惧和压力引发的生理反应以及相关大脑区域激活都有影响，但在提取消退效果研究中很少有研究者将性别考虑在内（Peyrot et al., 2020）。以往关于压力影响恐惧消退效果的研究发现了性别差异，急性且不可避免的压力会加剧男性的即时恐惧反应，而相同的应激源则会削弱女性的恐惧表达（Waddell et al., 2008）。在习得恐惧后暴露在压力环境中，男性会表现出恐惧消退效果减弱的特点（Bentz et al., 2013）。关于长期压力的研究发现，长期压力同样会削弱男性恐惧消退的效果，但会降低女性的恐惧习得水平（Baran et al., 2009）。从神经机制层面，性别差异、压力水平等因素会作用于内侧前额叶皮层树突的形态，从而影响恐惧的习得与消退（Farrell et al., 2013）。因此我们认为4个无预警的US可能会让男性暂时处于急性应激状态，体内的激素水平发生变化。又因为男性对恐惧条件刺激会表现出更强的即时恐惧反应（Clark et al., 2019），所以两者的共同作用或许是诱发重建效应的原因。从进化心理学的角度来看，男性表现出来的重建效应是具有适应性的，这意味着在对周围环境逐渐放松警惕的情况下，相较于女性，男性依然保持对潜在威胁的高度敏感，从而保卫家族，增加生存机会。而女性被试没有出现恐惧重建效应，这与以往认为女性更难以消退恐惧的结论相反（杨勇等，2020）。但前人的研究发现，条件性恐惧的消退效果与性别及月经周期相关，即相较于处于月经周期中期的女性而言，男性及处于月经周期初期的女性对恐惧消退的保留效果更好（Milad et al.，2006a）。对此，我们认为当前研究与前人研究结果不相一致的原因，可能与被试的雌性激素水平相关，后续将考虑针对被试的激素水平进行分组研究。

总而言之，提取消退范式对于女性而言，是一种行之有效的干预方式，可以帮助女性顺利地进行恐惧消退，抑制恐惧的自发恢复和重建。因此，本研究证实了提取消退范式在临床治疗中的有效性，并进一步澄清了其作用的对象和范围，即目前的提取消退范式对于女性是有效的恐惧消退方法，但需要不断探索以提高其对男性的恐惧消退效果。

6.4.2　传统消退训练在不同复发测试中出现了不同的性别差异

本研究发现，接受传统消退训练的被试在恐惧记忆自发恢复测试阶段出现了显著的性别差异，即女性被试出现恐惧自发恢复效应，而男性被试抑制了恐惧的自发恢复。这一结果与以往的研究基本一致。前人的研究发现，女性更容易出现恐惧的自发恢复效应（Fenton et al.，2016）。因为随着时间推移，男性会表现出恐惧消退速度更快的特点（Clark et al.，2019），这意味着与男性相比，女性为了抑制恐惧的自发恢复，需要花费更长的消退时间（Matsuda et al.，2015）。因此，本研究佐证了恐惧消退过程中女性"难消退"的观点。但有些研究认为，只有在考虑了女性的雌二醇水平后，恐惧消退过程才会出现性别差异，其中雌二醇水平低的女性被试表现出更少的恐惧消退（Milad et al.，2010）。从被试皮肤电数据的描述性统计结果可以看出，传统消退组内女性（$M = 0.36$, $SD = 0.16$）的个体差异较为明显，因此我们认为在后续的研究中可以考虑根据雌性激素水平的高低对女性被试进行再分组，探究雌二醇和黄体酮是否单独或共同作用于恐惧的自发恢复。

在恐惧重建测试阶段出现了与自发恢复相反的性别差异结果。我们发现，男性被试出现恐惧重建现象，女性被试无恐惧重建。这一结果与提取消退范式的结果相似。此外，从重建后第一个试次CS+和CS-的SCR平均值（MCS+ = 0.45, MCS- = 0.40）来看，女性被试表现出恐惧泛化的趋势。虽然这与先前的研究发现存在差异，但根据前人的研究（Day et al., 2016），我们认为女性被试出现恐惧泛化趋势的原因可能是在重建测试前经历了4个无预警的US，这导致女性对安全信号CS-产生了怀疑，不确定CS-是否也会伴随电击，从而将CS-视作可能预示威胁的刺激，并采取了更加广泛的防御反应。此外，虽然目前很少有研究对恐惧自发恢复与恐惧重建测试这两类恐惧返回测试指标进行对比，但在我们的研究中，性别差异在两个指标中显现的差异模式并不完全相同，未来可以对这两种指标体现的内在机理差异进行进一步研究。

6.4.3　提取消退范式的整体消退效果优于传统消退范式

本研究的统计结果支持了提取消退范式的恐惧消退效果优于传统消退范式这一观点。具体表现为：在条件性恐惧自发恢复测试阶段，所有接受提取消退训练的被试，都能有效地抑制恐惧的自发恢复，而接受传统消退训练的被试出现了恐惧的自发恢复；在重建测试中，接受传统消退训练的被试表现出更为显著的恐惧重建效应。这与前人的研究结果一致，在再巩固时间窗（10min~6h）内进行提取消退训练，能够有效抑制恐惧的自发恢复和重建（Bjorkstrand et al., 2016; Schiller et al., 2010; Chen et al., 2021b）。值得一提的是，虽然在恐惧重建测试中男性被试无论是用提取消退干预还是传统消退干预都表现出了一定程度上的恐惧重建效应，但在拆分刺激类型分析时发现，相比接受了传统消退干预的男性被试，接受了提取消退干预的男性被试显著降低了重建后CS-的皮肤电反应值。这种现象可以理解为增加了CS+（恐惧刺激）与CS-（安全刺激）的辨别度，即防止恐惧泛化，从侧面显示出了提取消退范式相比传统消退范式的优势。本研究并没有专门测量恐惧的泛化程度，但结合前面提及的传统消退组女性被试体现出的恐惧泛化趋势，关于提取消退范式性别差异的研究除了关注恐惧返回效果差异，未来还需进一步关注恐惧泛化效果差异。

然而，部分学者对提取消退范式的有效性提出了疑问。在他们的研究中，无论是动物实验还是人类研究，提取消退训练都不能有效阻止恐惧复发（Chan et al., 2010; Costanzi et al., 2011; Kindt et al., 2013; Soeter et al., 2011）。对此，我们认为前人的研究都是以消退方式作为组间变量进行实验设计和统计分析的，从而忽略了性别变量，所以造成研究结果不一致。两种消退范式可能均存在性别差异，当进行整体分析时，提取消退范式可能会因消退效果的性别差异而影响整体效果，最终表现为不能阻止恐惧复发。祖科洛（Zuccolo）和亨齐克（Hunziker）（2019）在综述可能影响提取消退范式抑制恐惧返回效果的相关边界条件及变量时提到，提取消退效果是否显现可能和每个被试自身的特性有关系。根据以往条件性恐惧相关个体差异研究可以推断，遗传因素、人口统计学因素以及精神病学因素都会影响条件性恐惧习得、消退和复发（Zuccolo et al., 2019）。基于记忆再巩固的提取消退范式作为一种纯行为的干预范式，其抑制恐惧返回的效果优于传统消退，这为开发一种革命性的情绪记忆障碍治疗方法开辟了道路，但其临床转化过程也面临着一系列的挑战（陈伟等，2020）。在利用记忆再巩固抹除或修改适应不良记忆（如病理性恐惧、焦虑、物质成瘾记忆等）的研究领域中，性别、年龄、健康被试与临床被试对比等个体差异的比较研究显得更为重要，这将为优化提取消退范式在临床人群中的应用转化提供启发（Kuijer et al., 2020）。

6.4.4 不足与展望

作为创新性的尝试，本研究证实了性别差异是恐惧记忆提取消退范式研究中的一个重要变量。未来可以进一步考虑从神经机制方面展开研究。目前已知在恐惧消退过程中，性别差异与杏仁核、内侧前额叶和海马体等脑区相关（Bruce et al., 2012; Courtin et al., 2014; Koss et al., 2014; Velasco et al., 2019），后续研究可以考虑在恐惧提取消退过程中，这些脑区的活动是否会因性别差异而有所不同。此外，从性激素这一角度出发，可以探究男性和女性在不同的激素状态下，恐惧习得与提取消退过程是否会表现出不同的行为反应。在激素影响和神经回路发育方面的性别差异会导致男性和女性在恐惧相关神经回路和优先存储或检索的信息存在偏差（Tronson et al., 2019）。特别地，在探究雌性激素（如雌二醇、黄体酮等）对女性恐惧消退效果的影响时，可以考虑这些激素是否单独或共同发挥作用。再者，未来关于记忆再巩固边界条件的研究也可以考虑将性别差异作为一个变量进行探讨，这或许能为一些结论不一致的研究提供新的解释和思考方向❶。

---

❶　本研究发表于2021年《心理学报》第53卷第10期1082～1093页。

第7章 恐惧非陈述性记忆成分：
不完整提取引发的预期错误对记忆再巩固的影响

7.1 研究目的

在条件性恐惧模型中，使用不完整刺激进行提取，随后进行条件性恐惧消退通常能够取得比单独实施消退训练更加理想的效果，体现在恐惧陈述性记忆成分（条件性恐惧反应）的消除上。研究者猜想，可能由于不完整提取引发了预期错误，开启了记忆再巩固过程，从而使随后的消退训练更新了原始恐惧记忆痕迹。关于预期错误存在一个比较值得研究的问题：预期错误使记忆成功进入再巩固有没有限制呢？只要和原先记忆有预期差异，无论差异量如何都能起到作用吗？有研究通过习得与提取的设置将被试分为3个组，分别是无预期错误组、单个预期错误组和多重预期错误组（Sevenster et al., 2014）。结果心得安只能作用于单个预期错误组抑制恐惧记忆的返回，对其他两组都没有效果。实验证明，预期错误的量是有限制的，如果提取时信息与原先差异太大，那么一个新的记忆痕迹会生成，旧的记忆痕迹也会保留，并不会进行整合。类似的情况在动物实验中也有发生，阿尔菲（Alfei）等人（2015）在老鼠实验中研究时间进程性预期错误（temporal expectancy violation），习得的背景线索呈现的是5 min伴随电击，虽然提取中线索暴露的时间有6 min、15 min和30 min，但只有暴露6 min时有效果，暴露30 min时直接导致了消退。

目前关于预期错误差异量对记忆再巩固的影响的研究还很少。究竟差异量要在什么范围才能使记忆进入再巩固？这种差异量会不会因为恐惧记忆的强度而改变？临床上相关疾病所产生的恐惧记忆是非常强烈、难以消退的，并且不同疾病所产生的恐惧记忆强度是不同的，只有弄清楚提取时预期错误量与习得的恐惧记忆强度之间的联系，才能对临床治疗有所帮助。前人研究中大都使用药物干预再巩固过程，但在临床治疗中药物的使用是会有风险的，如果能成功把非侵入性的消退训练应用到提取后预期错误引发的再巩固过程中，达到破坏记忆再巩固的效果，那将更能拓宽模型的应用前景。

综上所述，预期错误对于触发记忆再巩固过程是一个非常重要的因素，而在当前对恐惧记忆相关疾病（如PTSD）的临床治疗中并没有考虑到这一点。例如在对PTSD患者的治疗中，会反复引导患者去想象创伤性事件来提取记忆，这种暴露疗法引发的是消退，而不能彻底消除恐惧记忆（Kindt & van Emmerik, 2016）。所以进一步研究预期错误差异量及其与恐惧记忆强度之间的关系对临床治疗具有很重要的意义。

实验采用条件性恐惧记忆提取消退范式，通过在恐惧习得阶段使用变动的电击时刻分别使被试习得高强度或低强度的恐惧记忆（Amadi et al., 2017），在提取阶段操纵预期错误的产生，使用惊跳反射和皮肤电两项指标观察恐惧记忆的返回情况。试图验证预期错误在开启记忆再巩固过程中的作用，进一步探究预期错误触发记忆再巩固在不同记忆强度中的效果（Schiller et al., 2010; Sevenster et al., 2013）。

7.2 研究方法

7.2.1 被试

被试为55名在校大学生，年龄为18~30岁（$M = 20.85$, $SD = 2.25$）。所有被试均通过自愿报名的方式参加实验，完成实验后将会获得一定的报酬。被试均为右利手，无任何躯体疾病或精神病史，视力或矫正视力正常，听力正常，最近没有鼻塞或咳嗽等症状，且之前没有参加过类似的实验。整个研究均通过科研伦理委员会审核，并且获得了所有被试的知情同意。实验前一天通知被试保持良好睡眠，实验3天期间保持正常作息，并告知被试实验中会在手臂处施加轻微电击，电击强度是经过科学评定的，不会对人体造成伤害。实验过程中如果有任何不适症状可以随时退出实验，所有被试信息都会严格保密。实验前被试需签署知情同意书，并填写特质焦虑量表（STAI–T）和贝克抑郁自评量表（BDI）。

被试被随机分配成三组，分别为"高强度习得有预期错误提取组"（强习得+PE组）、"低强度习得有预期错误提取组"（弱习得+PE组）和"低强度习得无预期错误提取组"（弱习得+no PE组）。其中有1名被试贝克抑郁自评量表总分大于15，不符合问卷筛选标准，予以剔除。故有效被试为54名，其中强习得+PE组17人（5名男生），弱习得+PE组18人（5名男生），弱习得+no PE组19人（5名男生）。特质焦虑量表结果显示：三组被试在特质焦虑得分上无显著差异 $[F(2, 51) = 1.37, p > 0.05]$。

7.2.2　材料与设备

7.2.2.1　刺激材料

实验中的条件刺激采用单个彩色立体几何图形图片，分别是黄色圆柱体和红色正方体，具体见图7–1。两种图片亮度相同，背景为白色，以幻灯片的形式（分辨率960 × 540）呈现在16寸液晶显示屏中央。每张图片呈现时间为6 s。其中一种条件刺激呈现后会伴随非条件刺激（电击），称为CS+；另一种条件刺激呈现后不会伴随非条件刺激，称为CS–。两类图片在被试间进行项目平衡。采用电刺激仪（Digitimer DS2A–Mk. II Constant Voltage Stimulator）电击

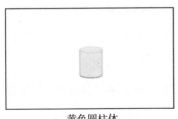

黄色圆柱体

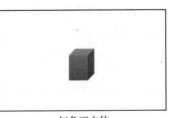

红色正方体

图7–1　实验刺激

被试右手腕部造成恐惧反应，电击强度事先根据每个被试的承受能力进行评定，均控制在每个被试可承受范围内且不会对人体造成伤害。每次电击的持续时间为200ms。

7.2.2.2 惊跳反射

惊跳反射（fear potentiated startle, FPS）或惊跳反应是指个体对突然、强烈的刺激（通常是白噪声）的一系列身体反应。对人类来说，潜伏期最小、最可靠且容易测量的惊跳反射成分是由受面部神经支配的眼轮匝肌（orbicularis oculi muscle）的快速收缩产生的眨眼反射。惊跳反射对不同效价的情绪反应不同，通常在负性情绪下反应强度上升，在正性情绪下反应强度下降（Lang et al., 1990; Weike et al., 2007）。研究发现，脑桥尾侧网状核为惊跳反射的反射中枢，杏仁核也正是通过对脑桥尾侧网状核的投射来调制惊跳反射的执行和情绪调节的（Davis & Whalen, 2001）。本研究使用40 ms、104 db的白噪声以及条件刺激之间单独呈现的刺激（Noise Alone, NA）作为惊恐探测（startle probe），背景声为70 db的白噪声，所有声音分贝数均通过声级计（AUDit and System 824, Larson Davis, America）校正，经声卡（VT1705 Audio Codec, 5.1 Channel HD Audio）传入耳机（HD 600, Sennheiser, German），均匀传入被试双耳。

使用人类震惊反射采集系统（Xeye Human Startle Reflex）测量FPS。仪器连接三条充满导电膏的Ag/AgCl电极（内径4mm），第一条粘贴于右眼睑，与瞳孔对齐；第二条粘贴于第一条电极的右侧，与第一条电极间距15~20 mm，高度与第一条电极平齐；最后一条电极粘贴于右耳后作为参考电极。每个电极电阻小于5 kΩ，过滤器设置为50 Hz以消除无关干扰。采集系统收集被试右侧眼轮匝肌的肌电活动（electromyography, EMG），通过诱发电位放大器输出，带通滤波1~1000 Hz，分析探测刺激呈现后50~300 ms的峰值（最大波峰和最大波谷肌电值之差）。探测刺激出现前50 ms内的平均值为基线，如果基线大于10 μV或EMG有明显伪迹，则该试次数据记为缺失值。为了控制个体差异，最后以个体为单位把原始值转化为Z分数，并进一步转化为平均数为50，标准差为10的T分数（Kindt & Soeter, 2013; Sevenster et al., 2012; Soeter et al., 2011）。

7.2.2.3 皮肤电反应

本研究使用Spirit NeXus-10型生理记录仪系统记录被试的皮肤电，将两条Ag/AgCl电极（内径4 mm）分别粘贴于被试左手食指与无名指的末端指腹上，电极连接在生理记录仪的GSR100C模块上，采样率为120 Hz。对采集的生理数据进行离线处理，对于每个被试，取CS呈现前1000 ms时间窗内的平均值作为基线，同时取CS呈现5000 ms时间窗内的最大值，两者之差作为CS诱发的原始皮电值。将皮电值小于0.02 μs的试次记为0，并纳入分析，最后将皮电值进行开方处理，以使数据分布正态化（Milad et al., 2005; Orr et al., 2000; Pineles et al., 2009）。

7.2.3 实验设计与流程

实验时长为连续的3天，每天一个阶段，每个阶段大约45 min，相互间隔24 h。在每个阶段中，被试进入一个有隔音效果的房间，坐在计算机前与计算机显示屏距离为50 cm并佩戴所有仪器。每个阶段正式实验开始前都有一个由70 db白噪声组成的1 min适应期，在整个实验过程中这个70 db的白噪声将作为背景音持续播放。1 min适应期后会有一个习惯化，由10个惊恐探测刺激组成，目的是减少最初的惊吓反应，随后才进入正式实验。第二天与第三天实验中的条件刺激类型、呈现时间、间隔时间（ITI）以及探测刺激的呈现时刻均与第一天相同。

7.2.3.1 第一天：恐惧习得阶段

被试进入实验室，填写状态焦虑量表与贝克抑郁自评量表，阅读并签署知情同意书，随后佩戴设备与连接仪器。第一天正式实验开始之前每个被试都需要接受电击强度评定，电击强度的调节范围为10~50 V。被试在每次接受电击后需对电击造成的感受进行0~10评级（不舒服程度随层级递增，如0为舒服，8为极度不舒服但能忍受，9为痛到不能忍受）。最后选取被试评定等级为8的电击强度作为该被试整个实验过程的电击强度。

正式实验中，每个试次首先在屏幕上呈现红色注视点"+" 1 s，提醒被试注意，随后呈现条件刺激，持续6 s。惊恐探测在CS呈现后4300 ms出现，持续40 ms。其中CS+总是伴随两次电击，每次电击持续200 ms；CS-始终不伴随电击。试次间隔（ITI）为15~17 s，期间屏幕呈现"请放松"字样，确保被试皮电值降到标准水平，具体见图7-2。试次间隔期间会随机出现NA，作为被试惊跳反应的参考基线。

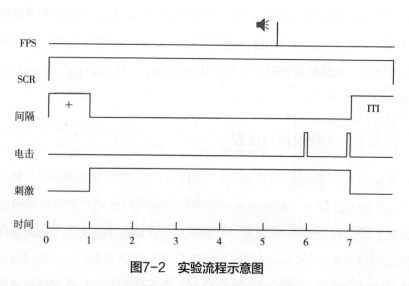

图7-2　实验流程示意图

恐惧习得阶段中6个CS+、6个CS-和6个NA随机呈现。其中低强度习得组每个CS+伴随的电击出现时刻是相同的，都是在CS+呈现后4800 ms和5800 ms处给予电击，电击持续200 ms。高强度习得组中电击出现的时刻是不同的，第一个CS+是呈现后4800 ms和5800 ms出现电击，第二个CS+是呈现后2800 ms和3800 ms出现电击，第三个CS+是呈现后3800 ms和4800 ms出现电击，第四个CS+是呈现后2800 ms和5800 ms出现电击，第五个CS+是呈现后2800 ms和4800 ms出现电击，第六个CS+是呈现后3800 ms和5800 ms出现电击，具体见图7-3。为防止电击对皮肤电产生影响，处理SCR数据时高强度习得组习得阶段CS+取呈现后3000 ms时间窗内的最大值。该阶段要求被试全程集中注意力在计算机显示屏上，并观察刺激与电击之间的关系以及连续两次电击的间隔时间变化。在实验结束后对被试观察结果进行询问，发现所有被试均能够习得其规律与异同。被试被要求记住当天学习的信息。

7.2.3.2　第二天：提取消退阶段

实验开始前再次询问被试是否记得第一天习得的信息，并告知接下来的实验中同样会出现第一天呈现的刺激。提取阶段包含1个CS+和1个NA。有PE设置组采用1个CS+伴随一次电击进行提取，电击在CS+呈现后5800 ms出现，持续200 ms，与CS+一同消失；无PE设置组采用1个CS+伴随两次电击进行提取，电击在CS+呈现后4800 ms和5800 ms处出现，具体见图7-3。提取之后被试休息10 min，随后进入消退阶段。消退阶段随机呈现10个CS+、10个CS-和10个NA，均不伴随电击。该阶段要求被试全程集中注意力在计算机显示屏上，不需要做任何反应。

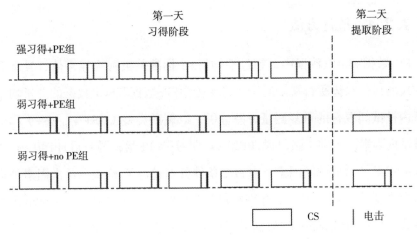

图7-3　实验设置

7.2.3.3　第三天：恐惧复发测试阶段

首先进行恐惧记忆自发恢复测试，随机呈现8个CS+、8个CS-和8个NA，均不伴随电击。结束后休息1 min，随后进行恐惧记忆重建测试。先向被试呈现连续4个无预警的电击，每次电击持续200 ms，电击间隔1 s。然后让被试休息5 min，休息结束后随机呈现8个CS+、8个CS-和8个NA，均不伴随电击。该阶段要求被试全程集中注意力在计算机显示屏上，不需要做任何反应。实验结束后给予被试一定费用。整体实验流程见图7-4。

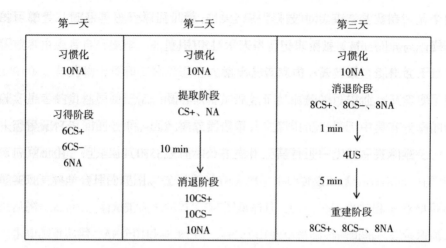

图7-4　实验流程

7.2.4　统计方法

FPS数据和SCR数据中，超过平均值3个标准差被视为异常值，异常值均被该段的线性趋势所替换。对于正式实验中FPS数据和SCR数据的分析均采用被试内被试间混合的重复测量方差分析，以刺激类型（CS+ vs. CS−）和试次为被试内因素，组别（强习得+PE组 vs. 弱习得+PE组；弱习得+PE组 vs. 弱习得+no PE组）为被试间因素。对每个条件分别进行了t检验。试次因素是指两种刺激类型（CS+ vs. CS−）分别在每个阶段第一个试次和最后一个试次。对于正式实验前习惯化的FPS数据采用重复测量方差分析，以实验天数（3天）和试次（习惯化由10个NA组成）为被试内因素，组别（强习得+PE组 vs. 弱习得+PE组；弱习得+PE组 vs. 弱习得+no PE组）为被试间因素。

缺失值不纳入统计分析，显著性水平取$p < 0.05$。有一名被试因为在第一天没有习得规则故不纳入统计分析。筛选被试是否习得的标准为习得后半部分（倒数3个试次）CS+的FPS平均值大于CS−。最终统计分析的被试人数分别是：强习得+PE组16人（5名男生，11名女生），弱习得+PE组18人（5名男生，13名女生），弱习得+no PE组19人（5名男生，14名女生）。

7.3　研究结果

7.3.1　强习得+PE组　vs.弱习得+PE组

7.3.1.1　惊跳反射

（1）习惯化

采用3（天数）×10（试次）×2（组别）的重复测量方差分析对整个实验过程中的习惯化NA进行统计分析。结果显示：试次主效应显著，$F(9, 288) = 8.60, p < 0.01, \eta_p^2 = 0.21$，说明习惯化过程的有效性；天数主效应不显著，$F(2, 64) = 0.11, p = 0.90$，说明被试在3天的习惯化中没有差别；交互作用均不显著，说明两组被试不存在显著差异，如图7–5所示。

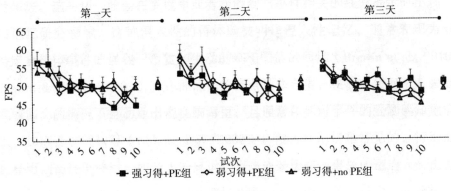

图7-5　习惯化

（注：误差线为标准误）

（2）恐惧习得阶段

对习得阶段第一个试次和最后一个试次进行重复测量方差分析得出，刺激类型和试次交互作用显著，$F(1, 32) = 5.25, p < 0.05, \eta_p^2 = 0.14$，说明被试成功习得了恐惧。刺激类型、试次和组别的交互作用不显著，$F(1,32) = 0.01, p = 0.94$，说明两组被试在习得阶段没有出现显著差异。对习得阶段最后一个试次和消退阶段第一个试次进行重复测量方差分析发现，刺激类型和试次交互作用不显著，$F(1, 32) = 0.04, p = 0.84$，刺激类型、试次和组别的交互作用不显

著，$F(1, 32) = 0.35, p = 0.56$，说明无论是强习得+PE组还是弱习得+PE组，CS+和CS−的FPS差值从习得最后一个试次到消退第一个试次依旧保持着较大的差异，再次验证了习得的有效性，如图7-6（a）和图7-6（b）所示。

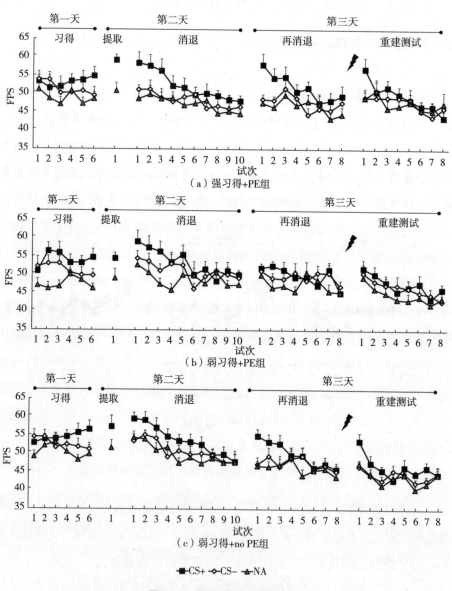

（a）强习得+PE组

（b）弱习得+PE组

（c）弱习得+no PE组

■CS+　◇CS−　▲NA

图7-6　各阶段惊跳反射值

（注：误差线为标准误）

（3）提取消退阶段

对两组提取试次CS+的FPS值进行t检验，结果得出强习得+PE组显著大于弱习得+PE组，$t（32）= 2.20$，$p < 0.05$。对消退阶段第一个试次和最后一个试次进行重复测量方差分析得出，刺激类型和试次交互作用显著，$F（1，32）= 6.29$，$p < 0.05$，$\eta^2_p = 0.16$；刺激类型、试次和组别的交互作用不显著，$F（1，32）= 0.32$，$p = 0.58$，说明CS+和CS−的FPS差值在消退阶段逐渐减小，且两组无显著差异。再分别对各组消退阶段最后一个CS+和CS−试次的FPS值进行配对样本t检验，结果显示：强习得+PE组差异不显著，$t（15）= 0.87$，$p = 0.40$；弱习得+PE组差异不显著，$t（17）= 0.49$，$p = 0.63$。说明两组被试都进行了成功的消退，如图7–6（a）和（b）所示。

（4）自发恢复测试阶段

对消退阶段最后一个试次和再消退阶段第一个试次进行重复测量方差分析，结果显示：刺激类型和试次的交互作用显著，$F（1，32）= 4.75$，$p < 0.05$，$\eta^2_p = 0.13$；刺激类型和组别的交互作用显著，$F（1，32）= 4.56$，$p < 0.05$，$\eta^2_p = 0.13$；刺激类型、试次和组别的交互作用也显著，$F（1，32）= 4.76$，$p < 0.05$，$\eta^2_p = 0.13$，说明两组被试对CS+恐惧的自发恢复存在差异。进一步分别对各组再消退第一个CS+和CS−试次的FPS值进行配对样本t检验，结果显示：强习得+PE组差异显著，$t（15）= 3.06$，$p < 0.05$；弱习得+PE组差异不显著，$t（17）= 0.64$，$p = 0.53$。这说明强习得+PE组出现了恐惧自发恢复现象，弱习得+PE组没有出现恐惧自发恢复现象。对再消退阶段第一个试次和最后一个试次进行重复测量方差分析发现，刺激类型和试次的交互作用显著，$F（1，32）= 4.36$，$p < 0.05$，$\eta^2_p = 0.12$；刺激类型和组别的交互作用显著，$F（1，32）= 8.91$，$p < 0.05$，$\eta^2_p = 0.22$，再次说明了两组的自发恢复存在差异。刺激类型主效应显著，$F（1，32）= 6.29$，$p < 0.05$，$\eta^2_p = 0.16$；试次主效应显著，$F（1，32）= 16.06$，$p < 0.001$，$\eta^2_p = 0.33$，说明再消退阶段逐渐减小了刺激的惊跳反射，如图7–6（a）和（b）所示。

（5）重建测试阶段

对再消退阶段最后一个试次和重建阶段第一个试次进行重复测量方差

分析，结果显示：刺激类型和组别的交互作用显著，$F(1, 32) = 4.72, p < 0.05, \eta^2_p = 0.13$，说明两组被试对CS+恐惧的自发恢复存在差异。进一步分别对各组再消退第一个CS+和CS−试次的FPS值进行配对样本t检验，结果显示：强习得+PE组差异显著，$t(15) = 2.88, p < 0.05$；弱习得+PE组差异不显著，$t(17) = 0.54, p = 0.60$。这说明强习得+PE组出现了恐惧重建效应，弱习得+PE组没有出现恐惧重建效应。对重建阶段第一个试次和最后一个试次进行重复测量方差分析发现，刺激类型和试次的交互作用显著，$F(1, 32) = 4.21, p < 0.05, \eta^2_p = 0.12$；刺激类型、试次和组别的交互作用显著，$F(1, 32) = 8.70, p < 0.05, \eta^2_p = 0.21$，再次说明了两组的重建测试存在差异。刺激类型主效应显著，$F(1, 32) = 4.91, p < 0.05, \eta^2_p = 0.13$；试次主效应显著，$F(1, 32) = 29.00, p < 0.01, \eta^2_p = 0.48$，说明重建阶段逐渐减小了刺激的惊跳反射，如图7-6（a）和（b）所示。

7.3.1.2 皮肤电

恐惧习得阶段：对习得阶段第一个试次和最后一个试次进行重复测量方差分析得出，刺激类型和试次的交互作用显著，$F(1, 32) = 15.77, p < 0.01, \eta^2_p = 0.33$，说明被试成功习得了恐惧。刺激类型、试次和组别的交互作用不显著，$F(1, 32) = 1.59, p = 0.22$，说明两组被试在习得阶段没有出现显著差异。对习得阶段最后一个试次和消退阶段第一个试次进行重复测量方差分析发现，刺激类型和试次的交互作用不显著，$F(1, 32) = 0.55, p = 0.46$；刺激类型、试次和组别的交互作用不显著，$F(1, 32) = 0.39, p = 0.54$，说明无论是强习得+PE组还是弱习得+PE组，CS+和CS−的SCR差值从习得最后一个试次到消退第一个试次依旧保持着较大的差异，再次验证了习得的有效性，如图7-7（a）和（b）所示。

提取消退阶段：对两组提取试次CS+的SCR值进行t检验，结果发现两组无显著差异，$t(32) = 0.68, p = 0.50$。对消退阶段第一个试次和最后一个试次进行重复测量方差分析得出，刺激类型和试次的交互作用显著，$F(1, 32) = 4.20, p < 0.05, \eta^2_p = 0.12$；刺激类型、试次和组别的交互作用不显著，$F(1,$

32）$= 0.08$, $p = 0.78$，说明CS+和CS–的SCR差值在消退阶段逐渐减小，且两组无显著差异。再分别对各组消退阶段最后一个CS+和CS–试次的SCR值进行配对样本t检验，结果显示：强习得+PE组差异不显著，$t（15）= 0.37$, $p = 0.71$；弱习得+PE组差异不显著，$t（17）= 0.76$，$p = 0.46$。说明两组被试都进行了成功的消退，如图7-7（a）和图7-7（b）所示。

自发恢复测试阶段：对消退阶段最后一个试次和再消退阶段第一个试次进行重复测量方差分析，结果显示：刺激类型和试次的交互作用显著，$F（1，32）= 4.64$, $p < 0.05$, $\eta^2_p = 0.13$；试次和组别的交互作用显著，$F（1，32）= 4.89$, $p < 0.05$, $\eta^2_p = 0.14$，说明两组被试对CS+恐惧的自发恢复存在差异。进一步分别对各组再消退第一个CS+和CS–试次的SCR值进行配对样本t检验，结果显示：强习得+PE组差异显著，$t（15）= 2.85$, $p < 0.05$；弱习得+PE组差异不显著，$t（17）= 1.01$, $p = 0.33$。这说明强习得+PE组出现了恐惧自发恢复现象，弱习得+PE组没有出现恐惧自发恢复现象。对再消退阶段第一个试次和最后一个试次进行重复测量方差分析发现，刺激类型和试次的交互作用显著，$F（1，32）= 6.63$, $p < 0.05$, $\eta^2_p = 0.17$；试次和组别的交互作用显著，$F（1，32）= 7.50$, $p < 0.05$, $\eta^2_p = 0.19$，再次说明了两组的自发恢复存在差异。试次主效应显著，$F（1，32）= 20.12$, $p < 0.001$, $\eta^2_p = 0.39$，说明再消退阶段逐渐减小了刺激的皮肤电反应，如图7-7（a）和（b）所示。

重建测试阶段：对再消退阶段最后一个试次和重建阶段第一个试次进行重复测量方差分析，结果显示：所有交互作用均不显著，说明两组被试对CS+恐惧的自发恢复不存在差异；试次主效应显著，$F（1，32）= 7.08$, $p < 0.05$, $\eta^2_p = 0.18$，说明被试在重建阶段第一个试次的皮肤电反应高于再消退最后一个试次，即无论CS+还是CS–试次的SCR值均显著升高。进一步分别对各组再消退第一个CS+和CS–试次的SCR值进行配对样本t检验，结果显示：强习得+PE组差异不显著，$t（15）= 0.84$, $p = 0.42$；弱习得+PE组差异不显著，$t（17）= 0.10$, $p = 0.92$。这说明两组均没有出现恐惧重建效应。对重建阶段第一个试次和最后一个试次进行重复测量方差分析发现，所有交互作用均

不显著，再次说明了两组的重建测试不存在差异。试次主效应显著，F（1，32）= 14.26，$p < 0.01$，$\eta_p^2 = 0.31$，说明重建阶段逐渐减小了刺激的皮肤电反应，如图7-7（a）和图7-7（b）所示。

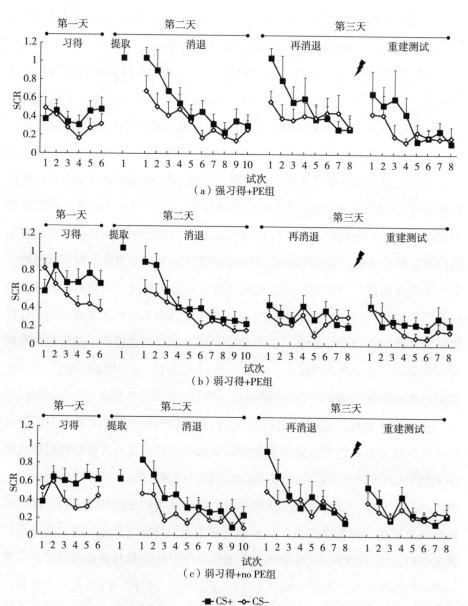

图7-7　各阶段皮肤电值

（注：误差线为标准误）

7.3.2　弱习得+PE组　vs.弱习得+no　PE组

7.3.2.1　惊跳反射

习惯化：采用3（天数）×10（试次）×2（组别）重复测量方差分析对整个实验过程中的习惯化NA进行统计分析，结果显示：试次主效应显著，$F(9, 315) = 7.42$，$p < 0.01$，$\eta^2_p = 0.23$，说明习惯化过程的有效性；天数主效应不显著，$F(2, 70) = 0.50$，$p = 0.61$，说明被试在3天的习惯化中没有差别；交互作用均不显著，说明两组被试不存在显著差异，如图7-5所示。

恐惧习得阶段：对习得阶段第一个试次和最后一个试次进行重复测量方差分析得出，刺激类型和试次的交互作用显著，$F(1, 35) = 6.40$，$p < 0.05$，$\eta^2_p = 0.15$，说明被试成功习得了恐惧。刺激类型、试次和组别的交互作用不显著，$F(1, 35) = 0.03$，$p = 0.87$，说明两组被试在习得阶段没有出现显著差异。对习得阶段最后一个试次和消退阶段第一个试次进行重复测量方差分析发现，刺激类型和试次的交互作用不显著，$F(1, 35) = 0.01$，$p = 0.94$，刺激类型、试次和组别的交互作用不显著，$F(1, 35) = 0.18$，$p = 0.68$，说明无论是弱习得+PE组还是弱习得+no PE组，CS+和CS−的FPS差值从习得最后一个试次到消退第一个试次依旧保持着较大的差异，再次验证了习得的有效性，如图7-6（b）和（c）所示。

提取消退阶段：对两组提取试次CS+的FPS值进行t检验，结果发现两组无显著差异，$t(35) = -0.85$，$p = 0.4$。对消退阶段第一个试次和最后一个试次进行重复测量方差分析得出，刺激类型和试次的交互作用显著，$F(1, 35) = 5.08$，$p < 0.05$，$\eta^2_p = 0.13$；刺激类型、试次和组别的交互作用不显著，$F(1, 35) = 0.26$，$p = 0.62$，说明CS+和CS−的FPS差值在消退阶段逐渐减小，且两组无显著差异。再分别对各组消退阶段最后一个CS+和CS−试次的FPS值进行配对样本t检验，结果显示：弱习得+PE组差异不显著，$t(17) = 0.49$，$p = 0.63$；弱习得+no PE组差异不显著，$t(18) = 0.12$，$p = 0.91$。说明两组被试都进行了成功的消退，如图7-6（b）和（c）所示。

自发恢复测试阶段：对消退阶段最后一个试次和再消退阶段第一个试次进行重复测量方差分析，结果显示：刺激类型和试次的交互作用显著，$F_{(1, 35)} = 4.61$，$p < 0.05$，$\eta^2_p = 0.12$；刺激类型、试次和组别的交互作用显著，$F_{(1, 35)} = 4.62$，$p < 0.05$，$\eta^2_p = 0.12$，说明两组被试对CS+恐惧的自发恢复存在差异。进一步分别对各组再消退第一个CS+和CS−试次的FPS值进行配对样本t检验，结果显示，弱习得+PE组差异不显著，$t_{(17)} = 0.64$，$p = 0.53$；弱习得+no PE组差异显著，$t_{(18)} = 2.71$，$p < 0.05$。这说明弱习得+PE组没有出现恐惧自发恢复现象，弱习得+no PE组出现了恐惧自发恢复现象。对再消退阶段第一个试次和最后一个试次进行重复测量方差分析发现，刺激类型和试次的交互作用显著，$F_{(1, 35)} = 8.99$，$p < 0.01$，$\eta^2_p = 0.20$；刺激类型和组别的交互作用显著，$F_{(1, 35)} = 4.34$，$p < 0.05$，$\eta^2_p = 0.11$，再次说明了两组的自发恢复存在差异。试次主效应显著，$F_{(1, 35)} = 21.337$，$p < 0.001$，$\eta^2_p = 0.38$，说明再消退阶段逐渐减小了刺激的惊跳反射，如图7−6（b）和（c）所示。

重建测试阶段：对再消退阶段最后一个试次和重建阶段第一个试次进行重复测量方差分析，结果显示：刺激类型和试次的交互作用显著，$F_{(1, 35)} = 4.63$，$p < 0.05$，$\eta^2_p = 0.12$；刺激类型和组别的交互作用显著，$F_{(1, 35)} = 4.32$，$p < 0.05$，$\eta^2_p = 0.11$，说明两组被试对CS+恐惧的自发恢复存在差异。进一步分别对各组再消退第一个CS+和CS−试次的FPS值进行配对样本t检验，结果显示：弱习得+PE组差异不显著，$t_{(17)} = 0.54$，$p = 0.60$；弱习得+no PE组差异显著，$t_{(18)} = 2.97$，$p < 0.01$。这说明弱习得+PE组没有出现恐惧重建效应，弱习得+no PE组出现了恐惧重建效应。对重建阶段第一个试次和最后一个试次进行重复测量方差分析发现，刺激类型、试次和组别的交互作用显著，$F_{(1, 35)} = 4.91$，$p < 0.05$，$\eta^2_p = 0.12$，再次说明了两组的重建测试存在差异。刺激类型主效应显著，$F_{(1, 35)} = 7.36$，$p < 0.05$，$\eta^2_p = 0.17$；试次主效应显著，$F_{(1, 35)} = 28.60$，$p < 0.01$，$\eta^2_p = 0.45$，说明重建阶段逐渐减小了刺激的惊跳反射，如图7−6（b）和（c）所示。

7.3.2.2 皮肤电

恐惧习得阶段：对习得阶段第一个试次和最后一个试次进行重复测量方差分析得出，刺激类型和试次的交互作用显著，$F(1, 35) = 17.7$，$p < 0.01$，$\eta_p^2 = 0.34$，说明被试成功习得了恐惧。刺激类型、试次和组别的交互作用不显著，$F(1, 35) = 1.01$，$p = 0.32$，说明两组被试在习得阶段没有出现显著差异。对习得阶段最后一个试次和消退阶段第一个试次进行重复测量方差分析发现，刺激类型和试次的交互作用不显著，$F(1,35) = 0.62$，$p = 0.44$，刺激类型、试次和组别的交互作用不显著，$F(1,35) = 0.43$，$p = 0.52$，说明无论是弱习得+PE组还是弱习得+no PE组，CS+和CS-的FPS差值从习得最后一个试次到消退第一个试次依旧保持着较大的差异，再次验证了习得的有效性，如图7-7（b）和（c）所示。

提取消退阶段：对两组提取试次CS+的FPS值进行t检验，结果得出弱习得+PE组显著大于弱习得+no PE组，$t(35) = 2.08$，$p < 0.015$。对消退阶段第一个试次和最后一个试次进行重复测量方差分析得出，刺激类型和试次的交互作用显著，$F(1,35) = 4.42$，$p < 0.05$，$\eta_p^2 = 0.12$；刺激类型、试次和组别的交互作用不显著，$F(1,35) = 0.02$，$p = 0.90$，说明CS+和CS-的FPS差值在消退阶段逐渐减小，且两组无显著差异。再分别对各组消退阶段最后一个CS+和CS-试次的FPS值进行配对样本t检验，结果显示：弱习得+PE组差异不显著，$t(17) = 761$，$p = 0.46$；弱习得+no PE组差异不显著，$t(18) = 1.42$，$p = 0.17$。这说明两组被试都进行了成功的消退，如图7-7（b）和（c）所示。

自发恢复测试阶段：对消退阶段最后一个试次和再消退阶段第一个试次进行重复测量方差分析，结果显示：试次和组别的交互作用显著，$F(1,35) = 8.71$，$p < 0.01$，$\eta_p^2 = 0.21$，说明两组被试对CS+恐惧的自发恢复存在差异。进一步分别对各组再消退第一个CS+和CS-试次的FPS值进行配对样本t检验，结果显示：弱习得+PE组差异不显著，$t(17) = 1.01$，$p = 0.33$；弱习得+no PE组差异显著，$t(18) = 3.72$，$p < 0.05$。这说明弱习得+PE组没有出现恐惧自发恢复现象，弱习得+no PE组出现了恐惧自发恢复现象。对再消退阶段第一个试

次和最后一个试次进行重复测量方差分析发现，刺激类型和试次的交互作用显著，$F_{(1,35)} = 12.06, p < 0.01, \eta^2_p = 0.26$；试次和组别的交互作用显著，$F_{(1,35)} = 9.63, p < 0.05, \eta^2_p = 0.22$，再次说明了两组的自发恢复存在差异。刺激类型主效应显著，$F_{(1,35)} = 4.53, p < 0.01, \eta^2_p = 0.12$；试次主效应显著，$F_{(1,35)} = 25.14, p < 0.001, \eta^2_p = 0.42$，说明再消退阶段逐渐减小了刺激的皮肤电反应，如图7-7（b）和（c）所示。

重建测试阶段：对再消退阶段最后一个试次和重建阶段第一个试次进行重复测量方差分析，结果显示：所有交互作用均不显著，说明两组被试对CS+恐惧的自发恢复不存在差异；试次主效应显著，$F_{(1,35)} = 9.27, p < 0.01$，$\eta^2_p = 0.21$，说明被试在重建阶段第一个试次的皮肤电反应高于再消退最后一个试次，即无论CS+还是CS−试次的FPS值均显著升高。进一步分别对各组再消退第一个CS+和CS−试次的FPS值进行配对样本t检验，结果显示：弱习得+PE组差异不显著，$t_{(17)} = 0.10, p = 0.92$；弱习得+no PE组差异不显著，$t_{(18)} = 1.41, p = 0.18$。这说明两组均没有出现恐惧重建效应。对重建阶段第一个试次和最后一个试次进行重复测量方差分析发现，所有交互作用均不显著，再次说明了两组的重建测试不存在差异。试次主效应显著，$F_{(1,35)} = 8.14, p < 0.01, \eta^2_p = 0.19$，说明重建阶段逐渐减小了刺激的皮肤电反应，如图7-7（b）和（c）所示。

7.4　讨论

本研究采用提取消退范式，通过操纵提取时的预期错误与条件性恐惧习得的强度，探究在不同强度的恐惧记忆中，预期错误触发记忆再巩固的作用。结果发现，在实验中，强习得+PE组在惊跳反射指标中出现了自发恢复和重建效应，皮肤电指标出现自发恢复，没有出现重建效应；弱习得+PE组无论惊跳反射指标还是皮肤电指标均没有出现自发恢复和重建效应；弱习得+no PE组在惊跳反射指标中出现了自发恢复和重建效应，皮肤电指标出现自发恢复，没有出现重建效应。实验结果表明，只有弱习得+PE组能够成功抑制恐惧记忆的返回。

7.4.1　惊跳反射与皮肤电指标的分离

本研究针对惊跳反射与皮肤电两项指标进行数据收集，在实验结果分析中出现了一些不同的结果。其中一项不同出现在提取阶段：实验中，强习得+PE组提取阶段的FPS值显著大于弱习得+PE组，SCR值没有出现显著差异，而弱习得+PE组提取阶段的SCR值显著大于弱习得+no PE组，FPS值没有显著差异。这展示了恐惧记忆情感与认知成分的双重分离，习得性恐惧的习得和表达都依赖于杏仁核的功能，而对条件刺激与厌恶结果之间关联的记忆则依赖于海马（Squire et al., 2004a）。也就是说，被试第一天习得恐惧记忆，第二天重新暴露在第一天习得的条件刺激下，会表达出一定程度的恐惧反应，这主要依赖于杏仁核的激活；而表达恐惧反应的程度则和第一天习得恐惧记忆的强度有关，习得强度越高恐惧表达程度越大。预期错误是通过改变条件刺激与厌恶结果之间关联产生的，主要依赖于海马的激活。如果产生预期错误，则海马激活程度增强。以往研究表明，惊跳反射反映的是一种特殊的、由杏仁核引起的恐惧反应，而皮肤电活动反映了联想学习的认知水平，并且显示出与陈述性知识的紧密联系（Weike et al., 2007）。所以，提取阶段FPS值的显著差异反映了恐惧记忆习得的强度。实验中，强习得组提取试次FPS值显著大于弱习得组，验证了我们对恐惧习得强度操作的有效性。提取阶段SCR值的显著差异反映了是否产生预期错误。实验中，有PE组提取试次SCR值显著大于无PE组，验证了我们对提取预期错误操作的有效性。

本研究在重建测试中组别的SCR值均没有出现显著差异，而重建测试中组别的FPS值出现了显著差异，两类指标出现了分离效应，结果与前人研究类似（Kindt & Soeter, 2013）。研究者认为可能这是因为重建测试中刚开始要对被试实施连续的没有预期的单独电击，这种突然的刺激一方面会增大被试接下来的皮肤电反应，另一方面会在认知层面会被试对接下来的条件刺激产生恐惧，无论是CS+还是CS-。由于对CS-的皮肤电反应上升，所以在统计过程中没有出现组间的显著差异（Soeter & Kindt, 2011）。自发恢复测试中没有无预期的连续单独电击出现，所以在自发恢复测试中惊跳反射与皮肤电两种指标没有出现分离效应。

7.4.2 非药物干预预期错误引发的再巩固能够有效阻止恐惧记忆返回

目前已有多项研究表明，记忆提取阶段的预期错误是使记忆进入再巩固的必要条件（Exton-McGuinness et al., 2015; Garrison et al., 2013）。在动物研究中，采用时间进程性错误（Temporal Error）来产生预期错误。通过改变非条件刺激在条件刺激中出现的时刻造成预期错误，也证明了预期错误对于开启记忆再巩固具有关键性作用，类似的结果也在不同记忆类型的研究中得到验证（Diaz-Mataix et al., 2013; Elsey et al., 2017）。本研究也验证了这一点，即只有在提取中出现预期错误，记忆才能进入再巩固进而成功抑制恐惧记忆返回。本研究在提取阶段设置预期错误以触发记忆再巩固过程，紧接着利用消退训练干预消退。实验结果与药物干预范式一致，非药物干预预期错误引发的再巩固能够有效阻止恐惧记忆返回。这一结果拓宽了提取消退范式这一非侵入性疗法的应用前景。另外，前人研究主要通过操纵习得刺激的规律来使被试产生预期错误（Sevenster et al., 2013, 2014），而本研究预期错误的设置是通过改变条件刺激配对的电击产生的。实验结果验证了这一操作的可行性，且这种设置方式更有利于临床治疗实施。但是考虑到临床患者的多样性，对于预期错误的操纵还需进一步进行研究。

对于个体而言，为了适应外界环境的变化，记忆必须不断更新（update），所以再巩固是记忆的自适应过程。由于记忆进行再巩固时必须经历不稳定状态的时间窗，便于蛋白质重新合成，在这个不稳定的时间窗内很容易受外界干扰，因此记忆不会轻易地进入再巩固过程，除非很有必要更新这段记忆（Beckers et al., 2017）。而当出现预期错误时，行为的结果不符合原先的预期，原先的记忆已不具有准确的预测作用，于是产生新的驱动力促使记忆进行更新。基于记忆再巩固的行为干预模式利用记忆再巩固的动态性特征，通过各种非侵入性的行为干预制造新信息，使其与原先记忆进行重新整合，更新记忆（Elsey et al., 2017）。行为干预的关键在于必须在再巩固时间窗内实施，否则没法与原先记忆进行整合。所以，对于当前研究与前人研究的不一致结果，或许可以从实验结果中获得一些可能的解释。某些指出提取消退范式无效的研究可能没有引发预期错误，导致记忆没有进入再巩固过程，进行的只是传统的消退模式，所以在测试阶段才会出现恐惧返回。

7.4.3　不同强度的恐惧记忆需要不同程度的预期错误来触发再巩固

本研究证明，对于低强度的恐惧记忆，单个预期错误可以触发记忆再巩固，而对于高强度的恐惧记忆则不能，可能需要更多预期错误才能够触发高强度恐惧记忆的再巩固。这说明触发再巩固的预期错误量与记忆本身的强度之间存在一定的联系；不同强度的恐惧记忆需要不同程度的预期错误来触发再巩固，并且存在一定的边界条件。记忆再巩固的边界条件是指记忆进入再巩固过程需要满足的条件，也是保证提取消退等记忆再巩固干预范式有效性的前提。目前大量研究已经证实了一系列边界条件的存在，如记忆年龄、记忆强度、提取强度、提取次数等（Auber et al., 2013; Nader, 2015; Schwabe et al., 2014）。这些边界条件可以分为两大类：记忆本身的特性条件和记忆提取阶段的条件。从这一范式的临床应用价值来看，由于记忆本身的特性（如强度、年龄等）往往难以改变，因此我们认为，研究记忆提取阶段的边界条件，即对于特定记忆在提取阶段如何操作才能使其真正进入再巩固，就显得尤为重要。只有弄清楚提取边界条件是什么及其作用机制，包括提取边界条件与记忆本身特性之间的联系，我们才能通过实验操作保证记忆进入再巩固过程，进而有可能改写或清除恐惧记忆。

近年来，对于记忆再巩固的边界条件的研究越来越多，其中有观点认为，先前同类研究中出现了不一致的结果，是因为它们在提取时新呈现的信息与先前编码信息的区别程度是不一样的，即存在信息差异性（Beckers et al., 2017; Elsey et al., 2017）。信息差异是指记忆被再次激活时需要有新信息存在。也就是说，在提取过程中，如果没有出现信息差异，便不能有效地开启再巩固过程。如果从提取阶段的信息差异这个角度整合再巩固边界条件，那么对于预期错误的研究就是一个很好的切入点（Li et al., 2017）。以往研究多是在类别上界定边界条件，很少从量上去探讨，但是要想明确再巩固的边界条件，对于量的探讨是很有意义的。从实验中可以看出，使用不同量的预期错误进行提取所造成的效果是有显著差异的。单个预期错误显然不足以提取高强度恐惧记忆，却可以提取低强度恐惧记忆，说明记忆再巩固的提取边界条件与记忆本身特性存在一定关联。提取边界条件会随着记忆本身特性而变化，这无疑增加了临床应用的复杂性，这也是基础研究转化为临床应用面临的难点问题。

7.4.4　适当的预期错误才能触发记忆再巩固

提取阶段的预期错误触发记忆再巩固存在一定的限制。预期错误过小或过大时并不能够使记忆进入再巩固，即提取失败，从而导致恐惧记忆返回。实验中使用单个预期错误提取高强度恐惧记忆并不能使其进入再巩固，只有使用两个预期错误才能使高强度恐惧记忆成功进入再巩固。实验结果与塞芬斯特等人2014年的研究类似。该研究发现，提取时预期错误过大不能触发记忆再巩固过程。研究者认为这可能是因为多次出现和预期不一样的结果，个体会认为新信息和原来的信息没有关系，没有激活原始记忆，而是会习得新的记忆从而形成两类记忆（Sevenster et al., 2014）。李俊娇等人在2017年研究复合CS提取比例对提取消退效果的影响中发现，使用中等比例的CS提取效果是最好的。全比例提取不能产生预期错误，小比例提取则会产生过小的预期错误，这也从侧面说明存在一个最佳的预期错误量（Li et al., 2017）。所以，提取时出现预期错误的量可以影响是选择再巩固更新记忆还是重新形成新的记忆。

7.4.5　不足与展望

本研究在前人研究的基础上，以人为被试，将预期错误应用到提取消退范式中，并结合恐惧记忆习得强度，证明了预期错误在触发恐惧记忆再巩固过程中会受到恐惧记忆强度的影响，提取高强度恐惧记忆需要更大的预期错误。但本研究尚不明确预期错误量与恐惧记忆强度之间的具体关系。对于不同强度的恐惧记忆，多少预期错误能够触发记忆再巩固？对于预期错误触发记忆再巩固，是否存在一个量的区间，只要在这个区间内设置预期错误都能成功开启记忆再巩固？这一区间除了受到原始记忆强度的影响外，还会受到哪些记忆本身特性的影响？这些现象出现的神经机制是怎样的？诸多问题都需要未来进一步的研究来解答。

因此，未来应在基础研究中探索记忆再巩固边界条件更细化的量化分类，甚至是具体的预测指标，来判断记忆是否激活进入了再巩固，进而探索如何在临床治疗环境中让被试产生适当的预期错误。这是研究上的一个难点，也是通往临床治疗的过程中需要进一步解决的关键问题❶。

---

❶　本研究经整理发表于2021年*Frontiers in Behavioral Neuroscience*，DOI：10.3389/fnbeh.2020.598924。

第8章　恐惧非陈述性记忆成分：
不完整提取的再激活程度对记忆再巩固的影响

8.1　研究目的

虽然大部分研究都发现提取消退能够抑制恐惧复发，但仍存在一小部分的阴性研究。原因可能是提取的操作无法使原始记忆去稳定进入再巩固阶段，在这种情况下提取消退等同于传统消退，都只是使被试建立起新的安全记忆，与原有的恐惧记忆并存，最终导致恐惧消退后复发。根据记忆的再巩固理论，提取消退范式能够成功的关键在于提取阶段能使记忆去稳定。目前有研究证据表明，提取阶段的记忆再激活程度是影响记忆提取后命运走向的主要因素。随着记忆再激活程度的增加，记忆会逐渐从仅提取到再巩固再到消退，即这几个记忆进程是随着记忆再激活程度增加逐步推进的（Merlo et al., 2018; Merlo et al., 2014; Pedreira et al., 2003）。在条件性恐惧模型中，提取阶段的记忆再激活程度表现为CS呈现的时间或数量。大量的提取消退范式研究发现，提取时CS呈现的时间或数量会影响记忆去稳定，进而影响提取消退效果（Cassini et al., 2017; Hu et al., 2018; Lee et al., 2006; Suzuki et al., 2004）。

也有部分学者认为，提取试次数量的变化除了改变记忆再激活程度外，还可能涉及预期错误量的变化。当提取线索呈现时，记忆被再激活的程度以及预期错误的量共同决定记忆是仅被提取还是进是再巩固或是消退。在人类研究中，通过不同提取试次呈现数量改变被试产生的预期错误量，证明了不同的预期错误量可以激活记忆进入不同的阶段，从而界定记忆从仅提取到再巩固再到消退的转化（Sevenster et al., 2014）。另外，人类研究也发现，通过增加提取阶段试次呈现的时长可以改变时序性预期错误。同时，不同时长还会改变记忆痕迹优势，而预期错误与记忆痕迹优势共同介导记忆从仅提取到再巩固再到消退的转化（Alfei et al., 2015）。在以青鳉鱼为实验对象的条件性恐惧模型研究发现，一个单一的提取试次引发的再巩固容易受到蛋白质合成抑制剂的干扰，而呈现多个CS的情况下加入抑制剂则破坏了消退记忆的形成（Eisenberg et al., 2003）。在以啮齿动物为实验对象的条件性恐惧模型研究发现，激活谷氨酸的离子型受体 NMDA可以增强学习，在较长消退训练和较短记忆提取的情况下分别表现为减少或增加雄性老鼠的僵直反应，而NMDA受体拮抗剂则会阻碍学习，和受体激活剂产生的效果相反（Lee et al., 2006）。这些结果表明，短暂的记忆再激活更倾向于触发记忆进入再巩固过程，而较长时间的记忆再激活更可能引起记忆的消退过程，但确切的使记忆进入不同阶段的再激活时长仍无法确定，这也就为提取消退范式从实验室向临床的转化提出了挑战。这么多研究得出记忆再激活程度对记忆去稳定的调控作用，且研究还发现记忆年龄和强度也会影响成功使记忆去稳定的CS呈现时间或数量，因此需要厘清提取时的记忆再激活程度影响记忆去稳定的内在机理。

提取消退范式具有极大的临床应用前景的原因在于它可以直接由传统消退范式转变而来，只需将传统消退范式划分成提取阶段和消退阶段，中间间隔一定的时间（人类研究中一般是10 min）。然而研究发现，如果提取阶段没有发挥原有的使原始记忆去稳定的作用，而是仅提取或直接引发消退学习，那么提取消退与传统消退的效果就没差异，整个提取消退过程等同于传统消退。因此从提取消退范式临床应用的角度出发，有必要在实验室中探究如何分配提取阶段试次（即控制不完整提取的再激活程度）才能使传统消退范式成功转化为提取消退范式。只有厘清记忆再激活程度对提取后记忆命运的影响，才能将传统消退范式有效转化成提取消退范式，发挥提取消退干预原始记忆再巩固的效果，从而有效抑制恐惧复发。

因此，本研究控制提取阶段试次呈现的数量以改变记忆再激活程度，在传统消退训练的基础上进行提取消退范式转化，探究提取试次的数量对记忆再巩固的影响。

8.2　研究方法

8.2.1　被试

通过发布招募海报、被试自愿报名的方式招募在校大学生参与实验，要求被试连续4天同一时间段参与实验。所有被试均为右利手，没有任何躯体疾病或精神病史，视力或矫正视力正常，听力正常，最近没有鼻塞或咳嗽等症状，且半年内没有参加过类似的情绪实验。本研究通过了华南师范大学心理学院研究伦理审查委员会的伦理审查（批准编号：SCNU-PSY-2022-131）。所有被试均在实验前出示身份证以确保年满18周岁，签署知情同意书。主试向被试告知被试需要测试的内容包括皮肤电、问卷填写和主观评定等；介绍皮肤电实验的本质以及实验过程中的电击会经过个体化评定，且严格限制电压范围，不会对人体造成任何伤害，并且告知被试"在实验过程中如果感觉不适应，可以随时调低电击值或者终止实验"；告知被试保密原则，所有与其有关的数据和信息都会被严格保密，同时要求被试对实验内容进行保密，确认无误后签署自己的姓名。对于完整完成4天实验的被试给予一定数额的被试费，视其认真程度酌量增加报酬（80~85元人民币）。研究共招募被试90名，有效人数为87名，包括男生24人（其中因为被试个人原因未能全程参加实验3人），年龄范围是18~28岁（$M = 20.851, SD = 2.310$）。根据实验设计将被试随机分为4组，其中组1为传统消退组（以下简称组E），组2为单次提取组（以下简称组R1），组3为双次提取组（以下简称组R2），组4为四次提取组（以下简称组R4）。因为本研究涉及负性情绪的习得，伦理要求对被试的抑郁状态进行测量，确保被试安全；同时分组检查各组被试的特质焦虑得分是否存在组间差异，因为有研究发现被试的特质焦虑水平可能会影响其恐惧习得（Lonsdorf et al., 2017）。4组被试在年龄、性别、特质焦虑水平、抑郁水平以及选择的电击强度方面均没有显著差异。

8.2.2　材料与设备

8.2.2.1　刺激图

本实验中的条件刺激采用单个彩色立体几何图形的两张图片，其中一张图片是橙色圆柱体，另一张图片是紫色正方体，如图8-1所示。两种图片亮度相同，背景均为白色，以幻灯片的形式（分辨率960×540）呈现在16寸液晶显示屏中央。每张图片呈现时间为8 s。其中一种条件刺激呈现后有50%的概率会伴随非条件刺激（US，即电击），称为CS+；另一种条件刺激呈现后不会伴随非条件刺激，称为CS–。两种图片在被试间进行项目平衡。采用恒压电刺激仪（Digitimer DS2A-Mk.Ⅱ, Hertfordshire, UK）电击被试右手腕部造成恐惧反应。电击强度事先根据每个被试的承受能力进行评定，评定出"极端不舒服，但能忍受"的电击强度作为实验US强度，在整个实验过程中保持不变。每次电击的持续时间为200 ms。

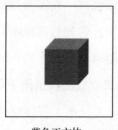　　　　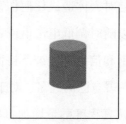

紫色正方体　　　　　　　　　　橙色圆柱体

图8-1　实验材料

8.2.2.2　皮肤电反应设备

本研究采用的测量指标之一为皮肤电反应（SCR），通过Biopac生理多导仪MP36（BioTrace Medical, San Carlos, CA, USA），以1000 Hz的采样率进行皮肤电数值采样。生理多导仪的两个电极分别连接到左手的食指和无名指前端指腹位置。使用MP36生理多导仪自带软件Biopac Student Lab 4.1进行数据分析。

对于被试在CS呈现过程中的SCR的数据处理：首先，对皮肤电数据进行滤波处理，采用低通滤波（1Hz），排除噪声干扰；其次，对所有的CS+和CS−进行分析，使用CS呈现7.8s时SCR的最大值（电击出现时刻为7.8 s，截取到7.8 s以避开电击的影响）减去基线（CS呈现前1 s的平均值）作为对CS的皮肤电反应，此处为参考金特（Kindt）对带电击试次的分析思路（Kindt & Soeter, 2013; Sevenster et al., 2012; Sevenster et al., 2013）。对于SCR的原始值处理参考已有文献，将皮肤电差值小于等于0.02 μs的SCR值记作0，最后进行开方标准化处理，这种处理方法是本研究领域的通用做法（Schiller et al., 2010）。

8.2.2.3　主观评定

本研究采用的另一大测量指标为US主观评定，评定值范围为1~100。被试对每一个试次中US出现的可能性进行评定，用鼠标拖动计算机显示屏下方标尺进行视觉模拟评分（visual−analogue scales, VAS）。

8.2.3　实验设计与流程

本研究时长为4天，分别为习得、提取与消退、自发恢复测试、重建测试。其中习得、提取与消退、自发恢复测试、重建测试阶段的时间分别大约30 min，且依次相互间隔24 h。第二天、第三天与第四天实验中的刺激类型、刺激呈现时间，以及刺激间隔时间均与第一天相同。

（1）第一天恐惧习得阶段

被试进入实验室后先出示身份证，确认是本人以及年满18周岁后，主试向被试解释实验的有关事项，被试了解后签署联名知情同意书，然后填写状态焦虑量表与贝克抑郁自评量表。问卷填写完成后给被试佩戴连接实验仪器，包括皮肤电仪器和电击仪器。正式实验开始之前对被试进行电击强度的评定，电击强度的调节范围为10~60 V。被试在每次接受电击后需对电击造成的感受进行0~9评级（不舒服程度逐级递增，如0为舒服、没有什么感觉，8为极端不舒服但能忍受，9为痛到不能忍受）。最后选取被试评定等级为8的电击强度作为该被试整个实验过程的电击强度。实验开始前会让被试先练习4个试次，确保被试清楚实验规则后再开始正式实验。正式实验中，首先在中央呈现一个2000 ms的红色注视点"+"，随后按伪随机顺序序列呈现CS+或CS-刺激图片及VAS评定滑条。每张CS刺激图片呈现8000 ms，评定滑条与图片同时出现但呈现时间为6000 ms；VAS量程设置为0~100（0为不可能伴随电击，100为肯定伴随电击，数字越大电击出现预期值越大），间隔单位为1，初始值为50。所有跟随电击的CS+试次电击均在图片消失前的200 ms呈现，电击时长为200 ms，如图8-2所示。习得阶段共出现12个CS+刺激，其中6个伴随电击（强化率50%）且第1、4、5、8、10、11个CS+不伴随电击（伪随机序列）；出现12个CS-刺激。第1、2个试次固定为CS-和不带电的CS+刺激，以收集被试对CS的初始预期评估值；CS试次之间间隔ITI为8~10 s，期间屏幕呈现"请放松"字样，确保被试皮电值能够降到正常水平。实验期间被试需要对每个试次的CS进行伴随电击可能性的评定，并且习得是哪张图片会伴随电击。实验结束后要求被试报告出图片与电击之间的伴随关系。

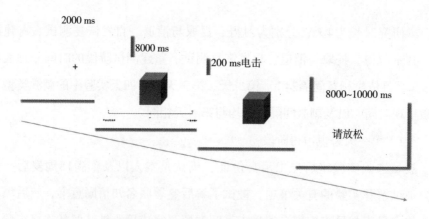

图8-2　刺激与电击呈现流程示意图

（2）第二天提取与消退阶段

实验开始前再次询问被试是否记得第一天习得的信息，并告知接下来的实验中同样会出现第一天呈现的刺激。首先给被试重新佩戴连接电击仪和生理多导仪MP36，将电击强度调整到该被试第一天评定为"8"的电击强度。

提取试次数量为0的实验组（即传统消退组）直接进入消退阶段，消退阶段随机呈现12个CS+和12个CS−，均不伴随电击。提取试次数量为1的实验组（即单提取组），采用1个不带电击的CS+进行提取。被试休息10 min再进入消退阶段，休息期间被试观看一段时长为9 min的中性视频。提取试次数量为2和4的实验组（双提取组和多提取组）则分别采用2个或4个不带电击的CS+进行提取。被试休息10 min再进入消退阶段。在习得和提取消退阶段，计算机显示屏下方均呈现VAS评定滑条，范围为0~100，初始值为50。被试可以在没有出现电击的任意时刻对当下的恐惧进行评级。

（3）第三天恐惧复发测试阶段

被试进入实验室，佩戴设备与连接仪器。实验开始后，首先在屏幕上呈现2000 ms的红色注视点"+"提醒被试注意，然后随机呈现12个CS+和12个CS−，均不伴随电击，测量恐惧记忆的复发情况。该阶段要求被试全程集中注意力在计算机显示屏上，同时用鼠标在VAS滑条上对电击伴随的可能性进行评级。

（4）第四天恐惧记忆重建测试阶段

被试进入实验室，佩戴设备与连接仪器。实验开始后，先向被试呈现连续4个无预警的电击，每次电击持续200 ms。电击间隔1000 ms。然后让被试休息5 min，休息结束后随即呈现12个CS+和12个CS−，均不伴随电击，测量恐惧记忆的重建情况。被试同样需要对电击伴随的可能性进行评定。实验结束后给予被试费。整体实验流程如图8-3所示。

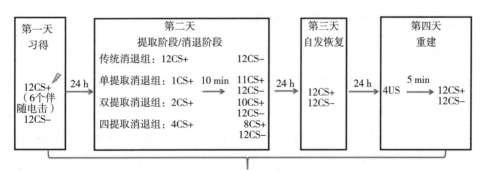

图8-3　整体实验流程图

8.2.4 统计方法

对于人口统计学变量以及问卷数据进行统计分析的主要目的是控制额外变量，因此主要使用单因素方差分析以及卡方检验分析组间差异，其中包括年龄、性别、特质焦虑得分、贝克自许抑郁得分、电击强度等。

具体分析为：首先对习得和消退阶段的皮肤电反应进行全程分析看整体习得情况，即分别对每组后半段CS+和CS−的皮肤电反应进行配对样本t检验，确认各组的习得和消退情况；消退是对最后一个试次的CS+和CS−的皮肤电反应进行配对样本t检验。为了检验不同提取试次对恐惧记忆自发恢复和重建的效应，我们使用差别皮肤电反应（mean differential skin conductance response, mdSCR），即以CS+和CS−的皮肤电反应之差作为主要统计量进行配对样本t检验，将第二天消退的最后一个试次到第三天再消退的第一个试次的mdSCR变化量作为自发恢复的指标。将第三天消退的最后一个试次和第四天重建的第一个试次的皮肤电反应的变化量作为重建的指标（Schiller et al., 2010）。进行两因素重复测量方差分析（刺激×试次），并且对各组各自的自发恢复和重建情况进行分析。

8.3 研究结果

8.3.1 习得与提取消退阶段

恐惧记忆在不同提取试次条件下的习得与消退：对组E、组R1、组R2和组R4的习得阶段进行2（刺激类型：CS+、CS−）×2（阶段：习得的前一半试次、习得的后一半试次）×4（组别）的多因素重复测量方差分析，结果显示：刺激类型的主效应显著，$F_{(1,83)} = 37.894, p < 0.001$；阶段的主效应显著，$F_{(1,83)} = 67.360, p < 0.001$；刺激类型和组别的交互效应不显著，$F_{(3,83)} = 0.920, p=0.435$；阶段和组别的交互效应不显著，$F_{(3,83)} =$

0.431, $p = 0.732$；刺激类型和阶段的交互效应不显著，$F_{(1,83)} = 0.177$，$p = 0.675$；刺激类型、阶段和组别的交互效应不显著，$F_{(3,83)} = 0.311$，$p = 0.817$；组间差异不显著，$F_{(3,83)} = 1.103$，$p = 0.353$，说明4组被试对CS+和CS-的恐惧反应整体不存在显著差异，且对CS+和CS-的前后反应存在显著变化。

分别对每组前半试次（习得的1~6个试次）的CS+和CS-的SCR进行配对样本t检验，结果显示：组E差异显著，$t_{(22)} = 3.548$，$p = 0.002$，$d = 0.740$；组R1差异显著，$t_{(22)} = 3.339$，$p = 0.001$，$d = 0.696$；组R2差异显著，$t_{(20)} = 1.765$，$p = 0.046$，$d = 0.35$；组R4差异显著，$t_{(19)} = 3.525$，$p = 0.001$，$d = 0.788$。对各组前半段试次的t检验发现均有显著性差异，再分别对各个组的第1~2个试次的CS+和CS-的SCR做配对样本t检验，结果显示：组E差异不显著，$t_{(22)} = 1.850$，$p = 0.078$，$d = 0.386$；组R1差异不显著，$t_{(22)} = 1.406$，$p = 0.174$，$d = 0.293$；组R2差异不显著，$t_{(20)} = 0.915$，$p = 0.371$，$d = 0.20$；组R4差异不显著，$t_{(19)} = 1.243$，$p = 0.229$，$d = 0.278$。这说明在第1~2个试次时，被试尚未习得CS+和CS-的带电规律，但从第3~4个试次开始，被试就已经习得两者的不同，这可能是指导语对CS+和CS-与电击的关系阐述（"只会出现两张图片，一张带电一张不带电"）过于清晰所致。

分别对每组后半试次（习得的7~12个试次）的CS+和CS-的SCR进行配对样本t检验，结果显示：组E差异显著，$t_{(22)} = 3.176$，$p = 0.004$，$d = 0.662$；组R1差异显著，$t_{(22)} = 2.035$，$p = 0.027$，$d = 0.424$；组R2差异显著，$t_{(20)} = 1.919$，$p = 0.035$，$d = 0.419$；组R4差异显著，$t_{(19)} = 3.992$，$p < 0.001$，$d = 0.893$。这些结果说明4组被试都成功习得了恐惧且无组间差异。具体试次的皮肤电反应如图8-4所示。

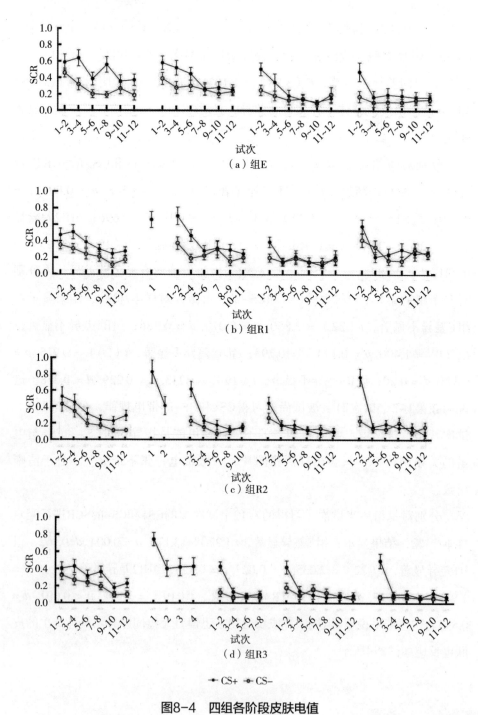

（a）组E

（b）组R1

（c）组R2

（d）组R3

—●— CS+ —○— CS−

图8-4　四组各阶段皮肤电值

（注：误差线为标准误）

第二天恐惧消退阶段：对4组被试消退阶段进行2（刺激类型：CS+、CS−）×2（阶段：消退的前一半试次、消退的后一半试次）×4（组别）的多因素重复测量方差分析，结果显示：刺激类型的主效应显著，$F(1,83) = 27.638, p < 0.001$；阶段的主效应显著，$F(1,83) = 89.256, p < 0.001$；刺激类型和组别的交互效应不显著，$F(3,83) = 1.016, p = 0.390$；阶段和组别的交互效应不显著，$F(3,83) = 0.302, p = 0.824$；刺激类型和阶段的交互效应显著，$F(1,83) = 15.024, p < 0.001$；刺激类型、阶段和组别的交互效应不显著，$F(3,83) = 0.261, p = 0.853$；组间差异显著，$F(3,83) = 3.320, p = 0.024$，说明4组被试消退阶段的前后反应存在显著变化。但事后比较发现组E与组R4，组R1与组R4存在显著差异。由于每个组消退阶段用于方差分析的前后半段的消退试次是不同的（提取组的消退试次剔除了提取试次的CS−，只用了消退的同等数量的CS+和CS−进行分析），所以总体的刺激所产生的皮肤电反应是有组间差异的。因随后自发恢复与前一阶段消退的结果有一定的关联性，因此需要再分别对每组消退阶段的最后一个试次的CS+和CS−的SCR值进行配对样本t检验，验证是否成功消退。结果显示：组E差异不显著，$t(22) = 0.965, p = 0.345$；组R1差异不显著，$t(22) = 1.710, p = 0.101$；组R2差异不显著，$t(20) = 0.392, p = 0.699$；组R4差异不显著，$t(19) = 0.885, p = 0.387$，说明4组均完成了恐惧消退。

8.3.2　自发恢复阶段

为了检验不同提取试次对恐惧记忆自发恢复的影响，本研究使用了差别皮肤电反应（mdSCR）。对4组的两个关键试次进行4（组别）×2（试次）的两因素重复测量方差分析，结果发现：试次和组别的交互效应不显著，$F(3,83) = 0.366, p = 0.778$；试次的主效应显著，$F(1,83) = 18.312, p < 0.001$；组别的主效应不显著，$F(3,83) = 0.633, p = 0.596$。除此之外，进一步分别对4组的消退最后一个试次和再消退第一个试次进行配对样本t检验，查看各组的自发恢复情况，结果显示：组E差异显著，$t(22) = −2.702, p =$

0.013, $d = -0.563$；组R1差异不显著，$t（22）= -1.474$, $p = 0.155$；组R2差异显著，$t（20）= -3.012$, $p = 0.007$, $d = -0.657$；组R4差异边缘显著，$t（19）= -2.093$, $p = 0.050$, $d = -0.468$。组E、组R2发生了恐惧记忆的自发恢复，组R1、组R4没有发生自发恢复。4组自发恢复测试相关联的关键试次的mdSCR及各自自发恢复情况如图8-5所示。

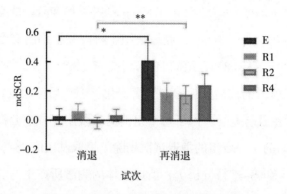

图8-5　恐惧记忆自发恢复情况对比

（注：*$p < 0.05$，**$p < 0.01$；误差线为标准误）

因为自发恢复和重建测试的指标中的对比基线均为前一阶段消退的最后一个试次，因此为了保证下一阶段重建测试的有效性，需要保证其在前一消退阶段完成了消退。对再消退阶段的最后一个试次的CS+和CS-的SCR值进行配对样本t检验，检查各组的再消退情况，结果显示：组E差异不显著，$t（22）= -0.395$, $p = 0.696$；组R1差异不显著，$t（22）= 0.621$, $p = 0.541$；组R2差异不显著，$t（20）= -0.003$, $p = 0.998$；组R4差异不显著，$t（19）= -1.251$, $p = 0.226$，说明4组被试在再消退阶段都成功完成了再次消退。

8.3.3　恐惧重建阶段

本研究使用差别皮肤电反应（mdSCR，CS+和CS-的皮肤电反应之差）作为主要统计量，将第三天再消退的最后一个试次到第四天重建的第一个试次的mdSCR值作为自发恢复的指标（Schiller et al., 2010）。首先对4组的两个关键试次进行4（组别）×2（试次）的两因素重复测量方差分析，结果显示：

试次和组别的交互作用不显著，$F(3,83) = 2.032, p = 0.116$；试次的主效应显著，$F(1,83) = 34.867, p < 0.001$；组别的主效应不显著，$F(3,83) = 1.720$，$p = 0.169$，说明4组被试整体上重建程度不存在显著差异。

但是需要进一步对各组的重建情况进行验证，分别对4组的再消退最后一个试次和重建第一个试次的mdSCR进行配对样本t检验，结果显示：组E差异显著，$t(22) = -2.484, p = 0.021$；组R1差异不显著，$t(22) = -1.071, p = 0.296$；组R2差异显著，$t(20) = -4.954, p < 0.001, d = -1.081$；组R4差异显著，$t(19) = -4.455, p < 0.001, d = -0.996$，表明在前一消退阶段完成消退的基础上，只有单次提取组没有发生重建。4组重建测试相关联的关键试次的mdSCR及各自重建情况如图8-6所示。

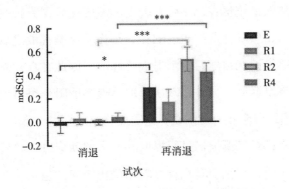

图8-6　各组恐惧记忆重建情况对比

（注：*$p < 0.05$, ***$p < 0.001$；误差线为标准误）

总的来说，研究中只有单次提取消退和四次提取消退可以防止恐惧记忆自发恢复，这与我们原先的实验假设略有出入；而在重建测试中，只有单次提取消退可以阻止恐惧记忆重建，其他3组都不能阻止重建，这与实验假设一致。

8.4　讨论

本研究主要验证不同提取试次数量会对恐惧记忆消退效果产生不同影响，结果发现：传统消退和双次提取消退都不能阻止恐惧记忆的自发恢复和重建，单次提取消退可以有效防止恐惧记忆的自发恢复和重建，四次提取消退可以防止恐惧记忆自发恢复但不能阻止其发生重建。结合4组的恐惧记忆复发情况来看，整体的消退效果是组R1 > 组R4 > 组R2&组E；另外从提取试次数量大小来看是组R4 > 组R2 > 组R1 > 组E。

8.4.1　单次提取消退和四次提取消退可以防止条件性恐惧记忆的自发恢复

以往的研究证明，提取消退范式对于防止恐惧记忆自发恢复是有效果的，而传统消退则不能阻止恐惧记忆的复发，这在本研究中也得到了验证（Ponnusamy et al., 2016）：在组E中，没有对恐惧记忆进行提取而是直接消退，产生的新的消退记忆在24 h后失去记忆痕迹优势，原始的恐惧记忆重新占据支配地位因此恐惧复发；在组R1中，恐惧记忆被提取之后进入再巩固阶段，不稳定的原始记忆被随后的消退训练修改，因此在自发恢复和重建测试中都没有产生恐惧返回。另外，双次提取消退不能阻止恐惧记忆的自发恢复但四次提取消退可以阻止自发恢复，这需要我们来探讨一下。

有研究表明，对恐惧记忆进行提取并不一定就会进入再巩固过程。当对记忆进行提取之后，记忆会有几种可能的变化方向，包括仅提取、形成消退记忆、激活进入不稳定状态以及介于再巩固与消退之间的一个"limbo"过程等（Elsey et al., 2017）。而在塞芬斯特等人（2014）的研究中，双重预期错误提取并没有阻止恐惧记忆的自发恢复，由于在该实验中被试是规律性习得电击伴随CS+呈现的试次，因而在提取时呈现4个CS+也只会产生2次预期错误，作者认为出现自发恢复的原因是双重提取引起恐惧记忆进入了"limbo"阶段——既不是再巩固过程也不是消退过程。在研究中，被试并不知道第几张CS+会伴随电击，因此在双次提取消退组中会产生双重预期错误，使得原有的恐惧记忆进入"limbo"阶段，10 min后的消退训练生成消退记忆，但在24 h后恐惧仍然会复发。在四次提取消退组中，从整体上看是传统消退的形式，但中间间隔了10 min，由于双次提取激活记忆进入limbo阶段，四次提取所产生的预期错误已经使得记忆进入消退阶段，形成了新的消退记忆，随后的第二次消退训练巩固了消退记忆的形成，因此增强的消退记忆可以在24 h之后仍占据支配地位，使得原始恐惧记忆不产生自发恢复。

8.4.2　不同的提取试次中，仅有单次提取消退可以阻止恐惧记忆的重建

在前人的实验室研究或者现实生活的治疗中，被消退后的恐惧记忆再次复发比较常见，这样的现象对于现有的暴露疗法也提出了很大挑战。然而，大量研究发现，提取消退范式（一次提取）可以有效地阻止条件性恐惧记忆发生重建（Haaker et al., 2014），本研究中传统消退组发生重建而单次提取消退组没有发生重建的结果也验证了这些结论。

本研究假设，对于恐惧记忆的消退干预，单次提取消退效果最佳，双次提取次之，零次提取即传统消退与四次提取的消退效果最差。在本研究中，双次提取消退和四次提取消退都未能阻止条件性恐惧记忆的重建。研究结果与假设略有出入，但自发恢复和重建的结果是一致的，这可能是由于我们将自发恢复测试和重建测试分在两天进行测试，两个指标相互影响较小。

在双次提取消退组中，恐惧记忆不仅发生了自发恢复，也出现了重建效应。由于双次提取产生的是双重预期错误，激活原始记忆进入了limbo阶段，虽然间隔10 min后继续进行消退训练，但会比传统消退产生的消退记忆更加弱，所以会产生恐惧记忆的复发。在四次提取消退组中，四次提取相当于一次较弱的消退训练，10 min后的消退训练加强了新形成的安全性消退记忆，所以相对于传统消退训练能够阻止恐惧记忆的自发恢复，但由于是生成新的消退记忆而不是修改原始记忆，所以在第四天的重建测试中依旧会出现恐惧记忆返回的情况。

8.4.3　不足与展望

在临床治疗上，面对因恐惧焦虑引发的非适应性恐惧记忆，单次提取

消退可以通过先呈现一个与原始记忆相关的安全线索，增加原始记忆痕迹的可塑性，随后再进行消退训练，结合现代科技可以将该过程持续几个疗程或者由患者自行操作，如使用VR技术来进行提取消退（Muehlberger et al., 2001）。与药物干预和传统消退范式相比，该范式不需要通过创伤性干预来破坏患者的负性原始记忆，既可以增加原始记忆痕迹的可塑性，又实现了防止恐惧记忆返回的效果。因此提取消退范式在恐惧记忆消除中具有较高的临床应用价值，但是对其内在原理和外在操作还需要进一步的探究和细化，才能实现更科学合理的应用。

第9章 恐惧陈述性记忆成分：
不完整提取引发预期错误对记忆再巩固的影响

9.1 研究目的

对经历过的事件进行侵入性的再体验（intrusive re-experiencing）是人类广泛存在的一种心理机制。在这种机制下，先前经历过的事件记忆可以重新浮现，以栩栩如生的图像从脑海里闪过，还伴随着当时事件发生时的情绪以及想法。这一切一般会在梦境里或者接触到与事件相关的线索提示时出现。在记忆研究领域，这种侵入性的再体验被叫作侵入性记忆，通常表现为对特定自传体事件的强烈、短暂和生动的基于图像的回忆（Brewin et al., 2010; Brewin & Holmes, 2003）。这种记忆的特点是非自主，在没有任何刻意去提取或回忆的情况下自动地出现在脑海里，且通常包括对事件的强烈感知觉信息，如声音、气味等（Ehlers et al., 2002）。侵入性记忆是常见的，特别是在经历创伤性事件后，如亲人的离世、目睹或亲历交通事故、遭遇人身伤害等。但经历创伤事件后产生侵入性记忆并不一定是病态的，通常这些记忆会随着时间的推移而自然消退，也就是遗忘（Bywaters et al., 2004; Steil & Ehlers, 2000）。在某些个体中，经历了创伤事件后产生的侵入性记忆会一直存在，严重影响其日常生活以及精神状况，令其痛苦不已，这是病态的，特别常见于急性应激障碍（acute stress disorder）和PTSD患者中（APA, 2013）。对创伤性事件持续、反复、非自愿的侵入性痛苦记忆是创伤及应激相关障碍的标志性症状，虽然目前有多种理论模型来解释这些侵入性记忆如何产生以及持续（Reynolds & Brewin, 1998），但对于如何抑制侵入性记忆的产生或调节侵入性记忆的持续性问题还有待进一步的研究。

基于巴甫洛夫条件性反射的厌恶条件性反射模型是理解情绪记忆相关精神障碍（包括创伤及应激相关障碍）的实验室基础模型（Haaker et al., 2019）。该模型通过条件刺激和非条件刺激的不断匹配使被试习得条件性恐惧，随后通过呈现条件性刺激线索引发非自主的恐惧生理反应。虽然一定程度上能够模拟在经历负性事件后侵入性再次体验的生理反应（如PTSD患者看到创伤事件相关线索后的生理唤醒或过度防御性反应），但仍然无法较为全面地模拟在经历负性事件后不断反复、非自愿地产生闯入症状（Kindt, 2018b）。在实验室模拟心理创伤这方面，相比厌恶性条件反射范式，创伤电影范式更加具有优势和生态效度。创伤电影范式通过让被试观看厌恶视频模拟人们目睹或亲历创伤事件的情形制造情景记忆，被试习得的是较为复杂的情景记忆，从而引发随后厌恶视频以画面形式非自愿地闯入脑海中，模拟PTSD患者对创伤性事件持续、反复、非自愿的侵入性痛苦记忆（James et al., 2016）。所以，创伤电影范式提供了一个实验性的精神病理学模型来研究心理创伤的暴露和反应，适合研究非自主的记忆闯入症状（Visser, 2020）。但值得一提的是，创伤电影范式虽然具有很高的生态效度，但并不能够完全替代厌恶性条件反射范式。因为创伤电影范式在实验室中测量到的只是非自主的陈述性记忆成分，并不能测量到非自主的非陈述性记忆成分（即基于杏仁核的条件性生理唤醒），而这两种不同成分的非自主回忆都是临床治疗中需要干预的对象。

目前在有效干预抑制恐惧相关记忆的基础研究中，基于记忆再巩固的提取干预范式由于其持久的干预效果，是近年来相关领域研究者的研究焦点（Lee et al., 2017）。记忆再巩固理论认为，已经巩固的记忆在一定的条件下会重新变得不稳定，经历一个再次稳定的过程，而提取干预范式的原理就是利用记忆再巩固这个不稳定的时期通过行为或药物的方式对原始记忆进行修改（Kindt et al., 2009; Monfils et al., 2009; Nader et al., 2000a; Schiller et al., 2010）。关于提取干预范式，早期的研究都是基于厌恶性条件反射范式，如果要推进下一步的临床转化研究，单靠简单联结记忆相关研究的结果是远远不够的，还需在实验室模拟较为复杂的情景记忆来验证提取干预范式的有效性。近年来就有研究者将提取干预范式应用于创伤电影范式，探究提取干预操作对于实验室获得的复杂情景记忆的干预效果（Treanor et al., 2017）。相关研究结果发现，通过提取后在再巩固时间窗内（6 h）进行药物或行为干预，能够降低创伤电影的闯入频率。由于创伤电影范式没有类似厌恶性条件反射范式成熟的行为干预基础（如消退训练），所以记忆再巩固干预在创伤电影范式中的相关研究主要集中在有效干预范式上。目前的研究结果发现，提取后使用干扰或占用认知加工过程的任务更能有效地减少随后的厌恶视频内容的闯入，这些任务包括视觉空间任务（visuospatial task）（如俄罗斯方块游戏）、对旧内容进行想象重构（imagery rescripting）等（Kessler et al., 2019; Siegesleitner et al., 2019）。但是，很少研究去探究提取阶段的操作，对于复杂情景记忆，如何更好地提取复杂情景记忆使其去稳定进入再巩固过程，以及影响复杂情景记忆去稳定的因素是否和简单联结记忆一样，这些都是提取干预范式向临床转化过程中亟待解决的问题。

在使用创伤电影范式研究记忆再巩固干预的实验中，提取过程一般使用的是影片中负性事件出现前的截图或片段，但也有让被试自行进行回忆的，这并没有统一的规范操作，对内在的机制原理也没有作进一步的探究（Kessler et al., 2019; Schwabe et al., 2012; Siegesleitner et al., 2019）。研究者认为，创伤电影范式中之所以采用创伤电影中负性事件发生前的材料线索进行提取的，目的是使被试产生惊异性（surprise），从而触发原始记忆自动更新，经历再巩固过程（James et al., 2015; Kessler et al., 2019）。这与条件性恐惧记忆再巩固干预研究中发现提取预期错误引发记忆去稳定的观点一致。前人以及我们实验室之前对简单联结记忆的研究发现，只有在提取时被试先前认知的信息与现在认知的信息之间出现差异和不匹配的情况下，即产生了预期错误，记忆才会去稳定进入再巩固过程（Chen et al., 2021a; Exton-McGuinness et al., 2015）。因此，在复杂情景记忆中，有必要探究提取时产生预期错误是否同样也是复杂情景记忆进入记忆再巩固的关键因素，从而推断预期错误对于触发记忆去稳定的重要作用是跨记忆类型存在的。

此外，在使用创伤电影范式研究记忆再巩固干预的实验中还发现，提取干预范式的干预效果只体现在减少闯入频率上，被试对电影片段内容的回忆没有体现实验组与控制组之间的组间差异（Scully et al., 2017; Visser et al., 2018）。也就是说，提取干预效果只体现在非自主回忆指标上，对自主回忆指标（影片内容回忆正确率）没有影响。然而，在相关非情绪性的复杂情景记忆再巩固干预研究中（不带情绪效价，只有自主性回忆指标），关于提取干预范式对自主回忆记忆测试成绩的影响既出现了阴性结果也出现了阳性结果（Crossman et al., 2019; Gotthard et al., 2018; Levy et al., 2018）。有学者认为，相比非自主的情绪性相关回忆指标，对情景记忆自主回忆一般回忆的是陈述性记忆，而由于陈述性记忆本身对其记忆效果的评定标准较难确定，因此不同的记忆测试评分标准可能会产生不同的效果（Bavassi et al., 2019; Forcato et al., 2014）。有研究者在复杂情景记忆再巩固干预研究中根据被试对视频内容的自由回忆成绩抽取出混淆数量、错误数量和正确细节数量以及回忆自信心4个指标，分别分析提取干预操作对其的影响，发现指标之间出现干预效果差异（Sinclair et al., 2018）。因此，现有证据表明基于记忆再巩固的提取干预范式对情绪性情景记忆的作用只体现在非自主回忆指标上。但似乎并不能过早下结论，还需参考非情绪性记忆的相关研究，对自主回忆指标是否受影响进行进一步的探究。

综上所述，本研究尝试探究当使用不完整提取驱动情景记忆再巩固过程时，不完整提取刺激引发的预期错误量对提取干预效果的影响。实验采用改进的创伤电影范式，在第一天通过观看电影片段制造实验性创伤，在第二天使用情景记忆研究中常用的不完整提取方式（影片播放停止）。提取过程中，组间采用相同分辨率播放（控制再激活程度），将影片中厌恶事件发生前后作为实验操作，使被试产生不同大小的预期错误，随后均对被试进行干预（观看干扰视频）。第三天收集闯入频率以及对电影细节进行测试。分析中对电影内容测试的结果提取出4个自主回忆指标（混淆数量、错误数量、正确细节数量以及回忆自信心），分别分析提取干预操作对其的影响。

9.2 研究方法

9.2.1 被试

共有100名被试参加此项研究，被试均为在校大学生，年龄范围为18~27岁，被试量的选择基于前人研究（James et al., 2015; Sinclair et al., 2018）。所有被试均通过广告招募（张贴招募海报或互联网发布广告）自愿报名，被试需要连续3天在同一段空余时间来实验室做实验。出于伦理考虑，招募材料上提供了实验中使用的电影片段材料性质的有关信息，特别是其中包含有创伤性或可能令人痛苦的场景信息。招募材料告知参与者实验过程中出现的负性视频是经过科学评定的，已在相关研究中使用多年，会导致一定的负面情绪，但不会对身心健康造成伤害。在实验过程中被试如果感觉不适应，可以随时调低音量或者终止实验。报名参与项目的被试都会先填写创伤历史问卷（trauma history questionnaire, THQ），该问卷包含关于严重或创伤性生活事件的一系列问题，分为犯罪经历问题、一般灾难和创伤问题（Hooper et al., 2011）。若参与者经历或目击了其中的一件或多个事件则不允许参与实验，防止对其造成二次伤害。根据问卷测试结果，有10名参与者被筛除，没有进行实验。通过筛选后的所有被试均为右利手，无任何躯体疾病或精神病史，视力或矫正视力正常，听力正常，且之前没有参加过类似的实验。整个研究均通过华南师范大学心理学院科研伦理委员会审核（批准编号：2020-1-040），并且获得了所有被试的知情同意。完成所有实验任务的被试将获得一定数额的实验报酬（70元人民币）。

根据被试的性别、年龄将被试分配到各组。分组后检查各组被试的贝克抑郁自评量表以及状态特质焦虑量表得分在组间水平是否有差异。有4名被试由于实验过程中报告之前看过部分实验影片材料，因此收集的数据无效，不纳入统计分析。因此，最终有效数据为86人。其中事件前截止提取组有22人，事件后截止提取组有22人，完整呈现提取组有21人，不提取组有21人。被试人口学变量及问卷信息的描述性统计如表9-1所示。

表9-1　被试信息及问卷数据

项目	事件前截止提取组（$n=22$）	事件后截止提取组（$n=22$）	完整呈现提取组（$n=21$）	不提取组（$n=21$）	F 或 χ^2	p
年龄	21.18（2.11）	21.14（2.03）	21.71（2.17）	22.29（1.93）	1.46[a]	0.23
性别（女）	15（68%）	15（68%）	13（62%）	14（61%）	0.25[b]	0.97
贝克抑郁自评量表（BDI）	6.64（6.08）	5.32（5.74）	4.91（4.50）	6.85（7.19）	0.55[a]	0.65
特质焦虑（STAI-T）	42.09（6.73）	41.18（6.81）	38.14（8.16）	41.1（8.14）	1.12[a]	0.34

注：1.第二行"性别（女）"的数据表示数量（女性占比），其他行的数据表示均值（标准差）。
2. [a] $F_{(3, 82)}$，[b] $\chi^2_{(3, 86)}$。

9.2.2　实验材料

9.2.2.1　创伤电影

实验中使用了12类主题的电影视频片段，每类主题包含一个负性的厌恶视频片段，此外每个负性的厌恶视频片段均有一个中性的干扰视频片段与之对应，共有24个电影视频片段。这些电影视频片段均从各大正规网络平台获取，视频内容不存在国内禁播或政治敏感等问题。负性的厌恶视频片段内容包括真实的或威胁性的死亡，以及严重的伤害。这些负性视频片段的功能是在实验室模拟现实生活中目睹创伤事件的情景（APA，2013）。12类主题包含不同类型的创伤场景，例如枪击、车祸、踩踏事件以及意外伤害事故等。这些场景在以往的研究中曾被用来唤起侵入性记忆，实验中选取的电影片段大部分也来自前人研究使用过的厌恶视频库（Holmes et al., 2009; Holmes et al., 2010a）。每个负性视频片段对应的中性视频片段虽然呈现同一类场景环境，却没有负性事件发生或者还没有发生。中性视频里出现的人物与负性视频完全不同，且两者分别来自不同的影片。12个负性的厌恶视频和12个中性的干扰视频长度均为40 s左右。此外，针对每个负性视频还会额外剪辑两种提取片段，一种是在负性事件发生前截止（长度20 s左右），另一种是在负性事件发生后截止（长度30 s左右）。以"汽车"主题为例，负性的厌恶视频为主角在加油站遇到车祸，及时跳车后发现前车司机遇难。剪辑版本一播放至主角跳车时，即车祸发生前。剪辑版本二播放至车祸发生后。与之对应的中性视频为另一部电影中的汽车视频，未出现车祸和伤亡，如图9-1所示。实验中所用到的所有电影视频片段均在屏幕背景为黑色的17英寸液晶显示屏中央播放，影片声音调控在一定范围之内。所有声音分贝数均通过声级计（AUDit and System 824, Larson Davis, America）校正，经声卡（VT1705 Audio Codec, 5.1 Channel HD Audio）传入耳机（HD 600, Sennheiser, German），均匀传入被试双耳。

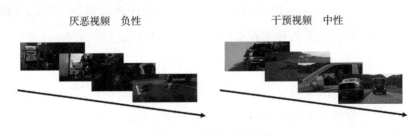

厌恶视频 负性　　　　　　　　干预视频 中性

图9-1　实验材料举例

9.2.2.2　视频材料评定

实验前会事先寻找一批大学生被试对每一个主题里面的视频进行评定，分别得出厌恶视频效价、厌恶视频唤醒度、提取视频惊异度、干扰视频效价、干扰视频唤醒度以及厌恶视频与干扰视频相似度共6个指标。愉悦度指被试看到视频后觉得愉快或不愉快的程度（具体来说，有趣、赏心悦目、满意、充满希望代表愉悦；心情不好、厌恶、忧伤、恐惧、愤怒等代表不愉悦）；唤醒度指被试看到视频后觉得兴奋或平静的程度（具体来说，眼前一亮、令人敏感、刺激、激动代表唤醒；放松、平静、提不起精神、迟钝、昏昏欲睡代表不唤醒）；惊异度指与原先预期相符的程度；相似度指的是影片涉及的内容或场景与原始视频是否相似。每个主题的具体评定步骤为，被试首先观看负性视频，对其情绪效价（"非常消极"到"非常积极"）以及唤醒度（"非常微弱"到"非常强烈"）进行1~5的评分；然后观看事件前停止和事件后停止的提取视频（平衡先后顺序），对其产生的惊异程度进行评分（"非常能意料"到"非常出乎意料"）；最后观看干扰视频，对其情绪效价以及唤醒度进行1~5的评分，并对干扰视频与前面原始视频的相似性进行评分（"非常不同"到"非常相似"）。每个被试评定的主题呈现顺序采用伪随机或完全随机。各主题的视频评定结果见附录1。

9.2.3　测量指标

9.2.3.1　闯入日记

第一天实验结束后研究者会给被试每人一本纸质的闯入日记（intrusion diary），要求被试记录前后两段不在实验室的时间内对视频内容的任何闯入记忆，分别是第一天离开实验室后到第二天来实验室前的24 h以及第二天离开实验室后到第三天来实验室前的24 h（Holmes et al., 2004; Holmes et al., 2009）。研究者会跟被试口头讲解闯入记忆的定义以及日记的记录方法，闯入日记本中也有相关内容的书面指示。闯入记忆被定义为视频中自发出现在被试脑海中的场景，指的是心理图像，即闯入性表象。闯入性表象与实验中播放的视频（画面或声音）有关，具有明确的感知觉特征，一般在脑海中自然浮现或闯入，可能是被外界事物或情境触发而立即出现在脑海中，或是被某刻自身的情绪、感觉或观念等触发而立即出现在脑海中。需要特别提醒被试注意的是，闯入表象不是对视频内容的主观想法或评论，也不是有意回想视频时出现在脑海中的内容。日记中的每一个24 h时间段都被分成6个时间点，被试被要求当经历了厌恶视频记忆闯入时将其内容记录在相应时间点上。每个时间点需要记录该时间上所有记忆闯入内容，并统计闯入内容的数量、生动性（0~10级评分，0为完全模糊不清，10为非常生动逼真）和痛苦度评分（0~10级评分，0为完全不痛苦，10为极其痛苦）。主试会在每天实验结束后的24 h内选择3个时段通过微信或短信提醒被试记录闯入情况。第三天返回实验室时交回闯入日记。

9.2.3.2　闯入触发任务

参考前人研究（James et al., 2015），闯入触发任务（intrusion provocation task, IPT）中采用视频处理软件截取厌恶视频里的图像并进行模糊处理，共创建了12个模糊的静态视觉图像，每个厌恶视频场景各有一张图片。图像在17英寸的液晶显示屏中间显示，背景为白色，亮度相同，每张图片呈现时间为2 s。图片呈现前告知被试，他将会看到第一天所观看电影中的一些图片，请密切注意这些图片并想象自己是事件的旁观者或亲历者。12张图片以随机顺序呈现一遍，在接下来的2 min内，要求被试闭上眼睛，通过按下按钮来记录任何与厌恶视频相关场景的闯入，每闯入一次按一次按钮。闯入性表象的定义同闯入日记一样，最终被试的按键次数为IPT闯入频率得分。

9.2.3.3　自由回忆测试

参考前人研究（Sinclair et al., 2018），被试需要对12个主题分别进行视频内容回忆测试。需注意，我们要求被试回忆的是第一天实验中出现的负性厌恶视频，而不是第二天实验中出现的新的中性干扰视频。对于每个主题视频内容的回忆，被试允许提供无效的回答（如"我不记得了"），但不可以随意猜测或编造。当被试完成最初的自由回忆后，主试紧接着用一系列预先确定的问题进行补充提问，这些问题涉及视频中人物的相关细节特征，例如"请尝试描述开枪者的肤色、性别、衣着外貌特征以及所持的枪支"。回忆结束后，主试会根据评分标准对被试回忆内容进行评分，提取出3个指标：混淆数量、错误数量和正确细节数量。其中，混淆是指被试误把中性干扰视频里的细节内容当成厌恶视频里的内容，错误是指被试回忆的内容细节既不属于厌恶视频也不属于中性视频，正确细节是指被试正确回忆出厌恶视频里的相关细节内容。附录10提供了各个主题视频内容的评分标准以及主试补充提问的问题。12个主题呈现顺序随机，被试对每个主题依次进行回忆。每回忆完一个主题视频后需要对自己回忆测试的表现进行1~100的自信心打分，分值越大表示对自己回忆的准确性越有把握。整个自由回忆测试阶段大约持续30 min。

9.2.3.4　记忆再认测试

记忆再认测试（recognition memory tests）包括图片再认和文字再认两个部分。图片再认包含24张图片，其中12张来自12个主题厌恶视频截图（与闯入触发任务中截取的不同），每个厌恶视频截取一张，每张图片呈现5s。另外12张来自实验中未曾出现的其他视频片段。被试需要对每张图片进行新旧判断，新代表在3天的实验中未曾见过，旧代表是实验中出现过的视频截图。文字再认包含了24条书面文字陈述，分别描述的是12个主题厌恶视频的内容，每个厌恶视频有两条描述。例如，"飞机"主题视频描述如下：①"飞机"主题视频中，飞机的飞行朝向屏幕左侧；②"飞机"主题视频中，飞机的尾翼印有国旗和国徽。文字书面描述的信息中有些是正确的有些是错误的，被试需要根据自己的记忆判断对该厌恶视频片段的文字描述是否正确。

9.2.3.5　自我报告问卷

被试在首次进行实验前需评估其抑郁与焦虑的情绪状态，并了解其有无经历过严重或创伤性生活事件。被试的抑郁程度采用贝克抑郁自评量表进行测量（Beck et al., 1961）。被试的焦虑程度采用状态特质焦虑量表中的特质量表（STAI-T）进行测量（Spielberger et al., 1970）。采用创伤历史问卷调查被试的创伤经历（Hooper et al., 2011）。该问卷包含关于严重或创伤性生活事件的一系列问题，分为犯罪经历问题、一般灾难和创伤问题。被试被告知：对于每一个事件，请选择它是否发生，如果发生，请填写发生的次数和事件发生时的年龄。如果被试报告有任何一件事件发生过，出于伦理考虑则要求终止实验。

被试在最终实验完成后还需填写事件冲击量表修订版（the impact of event scale — revised, IES-R），作为实验中厌恶视频材料影响性的额外测量（Hyer & Brown, 2008）。这个影响性是指人们在经历过有压力的生活事件刺激之后所体验到的一些困扰生活的行为。以实验中出现的厌恶视频内容为目标事件，根据自己最近的体验，回答22个项目。每个项目影响分从0（一点也不）到4（总是出现），总分范围为0~88分，分数越高说明这件事对自己影响越大。

9.2.4　实验设计与流程

实验包括连续3天同一时间段的实验室实验阶段，以及在实验室外完成的闯入日记。日记记录3次实验室实验阶段中间间隔的两个24 h内记忆闯入情况。第一天的实验室实验为编码阶段，第二天的实验室实验为提取干预阶段，第三天的实验室实验为测试阶段。每天的实验时间为30~45 min，具体实验流程如图9-2所示。实验室分为里外两个相互隔音的房间，外侧的房间有监控能看到里面的房间，里面的房间为正式实验房间，不透光，房间灯光可调。为降低主试操作差异，实验室所有实验流程均通过E-prime 3.0软件控制，问卷填写采用问卷星进行收集，且同一个主试3天在同一间实验室对同一个被试进行实验（Hupbach et al., 2008）。

9.2.4.1　编码

第一天被试到达实验室后首先阅读知情同意书并签字，然后填写年龄、性别等基本信息，完成贝克抑郁自评量表、特质焦虑量表以及创伤性事件问卷。通过测试后进行正式实验。被试会被带进里间的实验室，面对17英寸液晶显示屏坐下，眼睛距离显示器50 cm，带上耳机。实验开始前，指导语告知被试，在观看视频的过程当中，密切注意视频并想象他们是事件的旁观者或亲历者；同时提醒被试注意视频内容与视频名称，第三天会进行测试。在观看全部视频前和后，被试需对他们当时当刻所感到的悲伤、绝望、沮丧、恐惧、恐怖和焦虑6类情绪进行视觉模拟评分（VAS），即直线代表情绪的

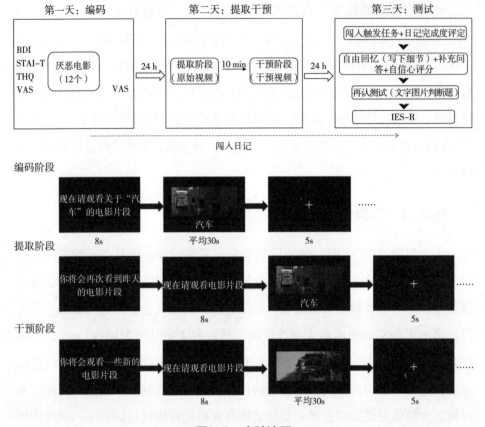

图9-2　实验流程

程度，评定为10级，从0（一点也不）到10（非常），每类情绪为一个点，被试需根据自己当时的感受将点拉至相应的等级（Holmes et al., 2010b）。正式实验时主试需关闭实验房间灯光，离开房间让被试单独观看电影片段。实验首先呈现5 s的注视点，然后呈现8 s的视频名称，之后呈现目标视频（40 s左右）。在视频呈现过程中，视频名称在目标视频下方呈现。共12个视频，每个目标视频为不同主题（视频名称不同），顺序随机呈现。全部观看完毕后，被试还需对自己观看视频时的痛苦度和注意力集中程度分别进行0~10级的评分。正式实验结束后主试回到实验房间，将闯入日记本交给被试并指导被试在实验室外完成闯入日记的填写，第三天返回实验室时提交。最后告知被试第二天同一时间段回到实验室。

9.2.4.2　提取干预

被试在24 h后返回实验室。第二天的实验被试被随机分为4组，分别为事件前截止提取组，事件后截止提取组、完整呈现提取组以及不提取组。正式实验开始前主试会先询问被试昨晚的睡眠情况，以0.5 h为一个单位进行记录，并告知被试当天的实验材料和流程与前一天大致相同。我们收集睡眠信息是因为研究发现睡眠是影响记忆巩固和再巩固的关键因素（Bryant et al.，2019; Chen et al., 2021b）。

第二天正式实验分为提取和干预两个阶段。先进行提取阶段，指导语告知被试前一天的视频会再一次呈现。有3种呈现方式：事件前截止提取组中每个电影片段放映时都在关键事件出现前停止，事件后截止提取组中每个电影片段放映时都在关键事件出现后停止，完整呈现提取组中每个电影片段都完整放映（和第一天一样），而不提取组不放映任何电影片段（直接进入下一阶段），如图9-3所示。第一天观看的所有影片都放映一次，放映顺序随机。视频呈现程序依然是先呈现5 s的注视点，然后呈现8 s的视频名称，之后呈现视频。在视频呈现过程中，视频名称在视频下方呈现。提取完毕后让被试休息10 min，随后进入干预阶段。干预阶段由12个主题对应的中性干扰视频构

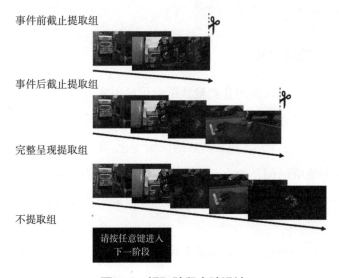

图9-3　提取阶段实验设计

成，呈现顺序与提取阶段相同，流程也一样。但干预阶段不出现主题名称，这是为了避免关于再巩固研究的替代解释——有研究认为是干预阶段出现了相同主题名称而内容不同的视频导致了混淆，和再巩固没有关系（Klingmuller et al., 2017）。正式实验阶段主试同样需要关闭实验房间灯光且离开房间回到监控房间，让被试单独观看影片。实验结束后主试返回实验房间，询问被试是否之前看过任何一段刺激视频，并提醒被试继续填写闯入日记。最后告知被试第三天同一时间段回到实验室。

9.2.4.3 测试

被试24h后返回实验室，第三天将进行一系列的记忆测试。正式实验开始前主试需再次询问被试晚上的睡眠情况并记录，回收闯入日记。与前两天正式实验不同的是，第三天正式实验期间主试均在实验房间内，且将房间灯光调至昏暗。先进行闯入触发任务，随后按照E-prime软件确定的随机顺序，分别对12个主题进行自由回忆。每个主题回忆分为被试初始回忆和主试补充提问两部分。紧接着完成影片的记忆再认测试，分为图片再认和文字再认两个部分。正式实验结束后填写事件冲击量表修订版，结算被试费。被试离开实验室前主试会让被试保留联系方式，在有需要的时候提供心理支持，并且会在一周内进行随访。

9.2.5 统计分析

人口统计学变量以及问卷测量数据使用单因素方差分析以及卡方检验分析组间差异。对于评估实验操作的一些测量变量，采用两因素重复测量方差分析比较4组被试观看厌恶视频前后的情绪变化，以及比较4组被试实验过程中两天晚上的睡眠时间是否有差异。采用单因素方差分析比较被试观看厌恶视频过程中的痛苦度、专注度以及观看视频对随后两天的影响维持程度是否有差异。

对于闯入指标数据，首先使用两因素重复测量方差分析进行统计分析，其中被试内因素为干预前后，被试间因素为组别。其次采用独立样本t检验对被试在相同阶段内的闯入进行组间两两比较分析组间差异。对于自由回忆测试指标数据，先采用单因素方差分析比较组间差异。随后进行主题视频的项目分析，采用线性回归分析视频评定的主观评分与自由回忆成绩之间的相关性。对于记忆再认测试数据，采用单因素方差分析比较组间差异。具体方法分析的因素水平在统计结果报告中一一标明，统计显著性阈值设置为0.05。

9.3　研究结果

9.3.1　实验范式操作确认

第一天习得前后的情绪评定采用2（时间：观看厌恶视频前、观看厌恶视频后）×4（组别）重复测量方差分析，结果显示：时间主效应显著，$F(1,82) = 122.07, p < 0.001, \eta^2_p = 0.60$；组别主效应不显著，$F(3,82) = 1.70, p = 0.17, \eta^2_p = 0.06$；两者交互作用不显著，$F(3,82) = 1.02, p = 0.39, \eta^2_p = 0.04$。这说明所有被试观看厌恶视频后均产生情绪反应。对被试观看厌恶视频的痛苦度和专注度分别进行组别的单因素方差分析，结果显示痛苦度组间差异不显著，$F(3,82) = 0.63, p = 0.60, \eta^2_p = 0.02$；专注度组间差异不显著，$F(3,82) = 0.31, p = 0.82, \eta^2_p = 0.01$。这说明观看影片的操作一致，没有出现组间差异。对被试实验中间两天晚上的睡眠时间进行2（时间：第一天实验晚上、第二天实验晚上）×4（组别）重复测量方差分析，结果显示时间主效应、组别主效应以及两者交互作用均不显著，$F_s < 1.02, p > 0.32, \eta^2_p < 0.02$。这说明随后测试干预结果的组间差异并不是由于被试组间睡眠时间不同导致的，因为4组被试的两晚睡眠时间均没发现显著差异。最后对厌恶视频事件的影响性进行分析，采用单因素方差分析测量事件冲击量表得分的组间差异，结果显示：组间差异不显著，$F(3,82) = 0.24, p = 0.87, \eta^2_p = 0.01$。结合上述统计分析结果我们可以得知，被试确实在第一天习得了厌恶记忆且在随后两天的过程中均受第一天厌恶视频的影响，创伤电影范式操作有效。

9.3.2 闯入记忆

9.3.2.1 闯入日记

闯入日记记录了被试第二天提取干预前24 h和提取干预后24 h的闯入频率，采用2（时间：干预前、干预后）×4（组别）重复测量方差分析，结果显示：时间主效应显著，$F(1,82) = 20.39, p < 0.001, \eta^2_p = 0.20$；组别主效应不显著，$F(3,82) = 0.52, p = 0.67, \eta^2_p = 0.02$；两者交互作用不显著，$F(3,82) = 2.55, p = 0.07, \eta^2_p = 0.09$。这说明第二天的干预显著降低了被试的闯入频率。为对比相同时间段内各组被试的闯入情况，我们进一步采用独立样本t检验分别对干预前和干预后的记忆闯入进行组间两两比较，结果发现干预前各组被试两两比较结果均不显著，$ts < 0.68, ps > 0.50, ds < 0.15$。但干预后组间的比较结果不一致。事件前截止提取组的闯入频率显著小于事件后截止提取组，$t(21) = -2.15, p = 0.043, d = -0.46$，以及完整呈现提取组，$t(20) = -3.18, p = 0.005, d = -0.69$，却与不提取组的闯入频率差异不显著，$t(20) = -0.40, p = 0.69, d = -0.09$。此外，事件后截止提取组、完整呈现提取组与不提取组3组两两之间均不显著，$ts < 1.51, ps > 0.15, ds < 0.33$。具体如图9-4所示。

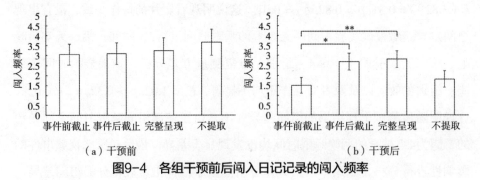

（a）干预前　　　　　　　　　　　（b）干预后

图9-4　各组干预前后闯入日记记录的闯入频率

（注：*$p < 0.05$; **$p < 0.01$；误差线为标准误）

9.3.2.2 闯入触发任务

对被试在第三天闯入触发任务中的闯入数量同样采用独立样本t检验进

行两两比较，结果与干预后的闯入数量略有不同，此时事件前截止提取组的闯入数量不单显著少于事件后截止提取组，$t(21) = -2.13, p = 0.045, d = -0.45$，以及完整呈现提取组，$t(20) = -3.13, p = 0.005, d = -0.68$，而且显著少于不提取组，$t(20) = -2.45, p = 0.024, d = -0.53$。这说明事件前截止提取组相比不提取组在减少记忆闯入的优势在此时显现出来。此外，事件后截止提取组、完整呈现提取组与不提取组3组两两之间依旧均不显著，$ts < 0.36$，$ps > 0.72, ds < 0.08$，具体如图9-5所示。

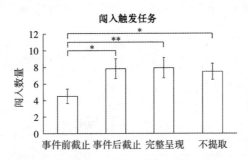

图9-5　闯入触发任务各组被试的闯入数量

（注：$*p < 0.05$, $**p < 0.01$; 误差线为标准误）

9.3.3　自由回忆

首先以被试为单位，对每个被试12个主题项目的回忆情况进行平均，得到每个被试对于12个主题视频内容回忆的平均混淆率、平均错误率、平均正确细节以及平均自信心。以此作为因变量，对自由回忆阶段4个指标分别进行组别效应的单因素方差分析，结果显示视频内容回忆的平均错误率、平均正确细节以及平均自信心均无显著组间差异，$F(3,82) = 2.16, p = 0.10, \eta^2_p = 0.07$; $F(3,82) = 2.39, p = 0.08, \eta^2_p = 0.08$; $F(3,82) = 1.70, p = 0.17, \eta^2_p = 0.06$。唯一显示组间差异的指标是平均混淆率，$F(3,82) = 16.30, p < 0.001, \eta^2_p = 0.37$。事后比较发现，事件前截止提取组对于主题视频回忆的平均混淆率显著大于事件后截止提取组，$t(21) = 6.13, p < 0.001, d = 1.56$，完整呈现提取组，$t(20) = 5.50, p < 0.001, d = 1.36$，以及不提取组，$t(20) = 5.31, p < 0.001, d = 1.29$。然

而，事件后截止提取组、完整呈现提取组与不提取组3组两两之间的差异均不显著，$ts < 0.75, ps > 0.88, ds < 0.33$。具体如图9-6所示。

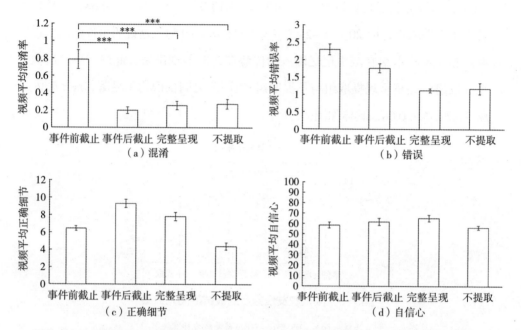

图9-6　各组对所有厌恶视频内容回忆的平均混淆率、错误率、正确细节以及自信心

（注：***$P < 0.001$，误差线为标准误）

参考前人的相关研究结果，我们进一步探究混淆率的组间差异与视频项目本身提取时的惊异度是否有关。先以厌恶视频为单位进行项目分析。将各组被试对同一个视频的混淆率求平均值，得出各组被试对每个厌恶视频的混淆率。再根据视频评定时得出的事件前截止提取组与事件后截止提取组所用的提取视频惊异度评分，对视频提取惊异度得分与混淆率两者进行相关分析。结果显示，对于事件前截止提取组来说，视频提取时的惊异度与视频混淆率呈正相关但相关不显著，$r（12）= 0.20$，$p = 0.54$。对于事件后截止提取组来说，视频提取时的惊异度与视频混淆率呈负相关但相关也不显著，$r（12）= -0.18, p = 0.58$。具体如图9-7所示。

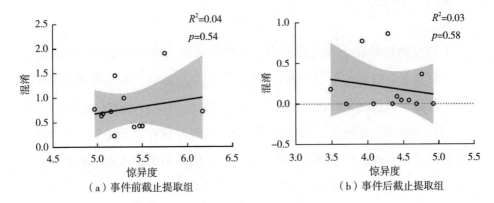

图9-7　视频的提取惊异度与混淆率的相关

（注：每个点代表一个视频项目，阴影区域为最佳拟合线的95%置信区间）

9.3.4　再认

对于被试第三天影片内容的记忆再认情况，采用组别单因素方差分析分别对图片再认成绩和文字再认成绩进行统计。与预期的一样，结果显示无论是图片再认还是文字再认均没有发现显著的组间差异，$F(3,82) = 0.70, p = 0.55, \eta^2_p = 0.03; F(3,82) = 1.85, p = 0.15, \eta^2_p = 0.06$。这说明不同的提取操作并不会影响到记忆再认成绩。具体如图9-8所示。

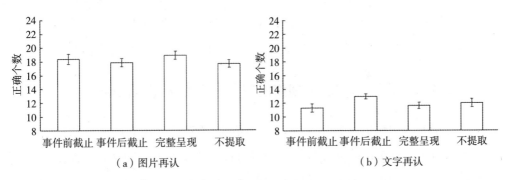

图9-8　各组被试图片再认与文字再认成绩

（注：误差线为标准误）

9.4　讨论

本研究的目的在于探究在使用不完整提取驱动情景记忆再巩固的过程中，不完整提取引发的预期错误对提取干预效果的影响。在效果测试中我们测量了被试对创伤性恐惧记忆的非自主回忆情况，如闯入记忆，还测量了被试对创伤性恐惧记忆的自主回忆情况。结果发现，只有当不完全提取的操作是视频播放在负性事件出现前停止时，所引发的预期错误才能够驱动情景记忆再巩固，使提取干预范式产生效果。如果是在负性事件出现后停止播放，虽然这也是不完整提取的操作（与习得阶段放映完整影片不同，提取阶段没完整播放），但随后的干预产生的效果不明显，在自主回忆指标和非自主回忆指标上均与完整提取组以及不提取组相似。值得关注的是，研究还发现事件发生前截止的不完整提取方式虽然可以驱动情景记忆再巩固，但在不同指标上提取干预效果的显现有差异。其中，非自主回忆指标均能显现提取干预效果，显示为创伤事件的闯入频率与数量显著减少，但在自主回忆指标上却不一样，提取干预效果只显现在对自由回忆内容的受干预视频的混淆率上，其余指标（如自由回忆错误率、正确细节回忆量、自信心以及内容再认成绩）均没有显现提取干预效果。这说明不完整提取引发预期错误驱动情景记忆再巩固的效果只体现在恐惧记忆的部分成分中。也就是说，不完整提取引发的预期错误触发的并不是恐惧记忆的所有成分。总的来说，我们的研究结果对基于记忆再巩固的提取干预范式的临床转化具有重要的指导性意义。

9.4.1　提取对实验性创伤的闯入频率影响是双向的

对于闯入记忆的分析结果发现，干预前4组被试均出现闯入症状且闯入频率没有出现显著的组间差异，说明所有被试确实在第一天观看负性视频后习得了实验性创伤。在经过不同的提取操作以及观看干扰视频后我们发现，事件前截止提取组的闯入频率显著降低，统计结果表现为干预后事件前截止提取组的闯入频率显著小于事件后截止提取组以及完整呈现提取组。但是当我们将实验控制组，即不提取直接接受干扰视频干预的组别，与其他组别进行比较后发现，均没有显著的差异。也就是说，不提取组干预后的闯入频率是介于干预有效和无效之间的，这与前人研究有点不一致。詹姆斯等人（2015）的研究采用不完整提取的方式触发记忆去稳定，随后采用视空间任务进行认知干预，结果发现，操作前所有组别的闯入频率均无显著差异，操作后控制组（没有任何操作）闯入频率升高，提取干预组的闯入频率显著降低，仅干预组的闯入频率没有发生降低的情况。但在本研究中我们的仅干预组（不提取）相对于事件后截止提取组以及完整呈现提取组闯入频率是降低的（虽然没有低于事件前截止提取组）。也就是说，提取时事件后截止提取组以及完整提取组（视频不截止）的被试在干预操作后反而闯入频率要高于不提取直接干预组，提取出现了反效果。

出现这种情况很可能与提取阶段的操作有关。研究表明，情景记忆最初是在海马体内通过突触可塑性快速形成，并逐渐在新皮质网络中得到巩固形成长时记忆的。随着时间的推移，新皮质网络中额叶的记忆痕迹细胞在海马记忆痕迹细胞的支持下逐渐成熟，而海马—内嗅皮质网络逐渐沉默失活，但负责恐惧情绪的基底外侧杏仁核记忆痕迹细胞仍维持着（Kitamura et al.,2017）。所以如果提取时出现习得阶段的负性事件，杏仁核会被重新激活，导致随后的闯入频率升高。这也提醒我们，不同于简单连接记忆，当提取复杂情景记忆时，如果不能顺利地驱动记忆再巩固的话很可能还会出现相反的效果，即相当于再次暴露，增加随后创伤场景的闯入频率。

9.4.2　复杂情景记忆去稳定同样也需要有预期错误

研究中我们采用了两种不完整提取的操作以及完整提取操作和不提取操作，对比这些提取方式对驱动情景记忆再巩固的效果差异，结果发现，提取时在负性事件发生前截止（不完整提取的一种操作），随后干扰视频产生的干预效果最佳，优于其他三种提取方式。这与前人的研究一致，在利用创伤电影范式探究情景记忆再巩固中，很多研究者采用了不完整提取的方式（Treanor et al.,

2017）。虽然这些研究主要探讨的是干预阶段任务对干预效果的影响，但从显现出提取干预优势的研究中可以发现提取时的共同点，即通过不呈现或者事件前截止的方法不在提取过程中将负性事件暴露给被试，只给出事件发生前的一些影像或影片截图（Kessler et al., 2019; Siegesleitner et al., 2019）。然而，目前在该领域并没有研究者试图去解释这一现象的原因，也没有过多去关注提取阶段。在记忆再巩固干预中，去稳定是门户，只有知道如何提取能驱动记忆去稳定，随后对干预方法的研究才会更加有意义。因此，现阶段需要关注创伤电影范式中提取阶段的操作，试图解释只有不暴露事件发生时的任何场景信息给被试，只暴露事件发生前的影像或图片才能驱动情景记忆再巩固。

如果将整段影片简化成一种联结性记忆的话，那事件发生前的信息可以当作是预测事件发生的线索。我们前期在简单联结记忆的再巩固研究中发现，如果在提取时出现线索，被试会对结果有预期，如果随后预期的内容没有出现则产生了预期违反，即预期错误。在对侵入性记忆的具体理论描述里，发生记忆闯入是因为个体在最初的编码里是编码感官细节而不是编码能够理解事件的上下文关联概念（Ehlers et al., 2004）。一个编码为零碎感官细节的事件往往比更具概念条理方式编码的事件容易出现闯入。所以，事件发生之前和发生期间的感官知觉细节会被个人理解为即将发生危险的"警告信号"（Ehlers et al., 2000）。在事件发生前截止组中，相当于当警告信号发生后，随后的事件并没有出现，出现了与预期违背的结果。这符合预期错误的定义，因此我们将其与简单联结记忆中的预期错误研究成果相整合，发现其共通之处。在使用不完整提取驱动记忆再巩固时，只有能使被试产生预期错误的不完整提取操作才能成功使原始记忆去稳定，显现出提取干预效果。也就是说，预期错误作为记忆进入再巩固的必要非充分条件在复杂情景记忆中也适用，这是跨记忆类型存在的。

9.4.3　自主回忆测试中原始影片中干扰影片内容的混淆

以往记忆再巩固干预研究发现，无论是厌恶性条件反射范式还是创伤电影范式，提取干预效果往往只影响非自主的记忆回忆指标（条件性生理反应、闯入频率等），对自主回忆的指标没有影响（自由回忆成绩或线索回忆成绩）。这些不受提取干预影响的自主回忆指标大都属于陈述性记忆类型，然而在不伴随情绪效价的陈述性记忆研究领域，研究者也发现提取干预对自主回忆的记忆成分有影响，这造成了矛盾（Forcato et al., 2014; Tay et al., 2019）。所以我们假设，因为指标所体现效果影响不同，提取干预对自主回忆陈述性成分的影响可能只体现在某些方面上。实验中我们在自主回忆内容中提取出4个指标，结果发现被试在对原始负性视频内容进行回忆时，虽然在回忆的正确细节数量、错误率以及对自己回忆准确的自信心这3个指标中没有分析出显著的提取干预效果，但在记忆混淆率上发现，事件发生前截止组的混淆率显著大于其他组。也就是说，虽然4组被试在对原始视频内容进行回忆时出现的错误回忆量大致相同，没有出现组间差异，但在通过产生预期错误成功触发记忆再巩固后再进行视频干扰的被试中，这种错误回忆大多是把第二天的干扰视频内容当成第一天学习的内容进行回忆，产生了混淆，这个结果与辛克莱（Sinclair）等人（2018）的研究结果一致。

陈述性记忆是较为笼统的分类，对被试回忆内容的数据整理提取也有很多种不同的方法，虽然总体上都可以衡量陈述性记忆遗忘或增强的情况，但不同的分析方式之间可能也存在些许不同（Squire, 2004b）。当在复杂记忆测试中进行分析时，有些陈述性记忆成分的指标还可能间接反映其他记忆成分的情况（Bavassi et al., 2019）。在本研究中，在闯入记忆指标中显现出提取干预优势的组别里，被试对视频内容回忆的混淆率也增加，这说明并不是所有的自主回忆指标都不受提取干预的影响。虽然回忆的正确细节数量、错误率以及对自己回忆准确的自信心等指标与假设相一致，均没有产生效果差异，但对混淆率差异的内在机理需引起关注，在未来研究中进行进一步的探究。

9.4.4　提取视频本身的惊异度与自主回忆指标中混淆率的关系

我们只是通过在视频片段中关键事件发生前后截止这个方式让被试产生

预期错误，因此无法对被试之间产生的预期错误大小进行衡量探究。为了能继续探究提取时被试产生的预期错误，即惊异程度对回忆效果的影响，我们参考前人相关研究的分析方式（Sinclair & Barense, 2018），将视频评定里评定者对每个负性视频截止时主观评定的惊异程度作为该视频的一个变量，与该视频在自由回忆里的混淆率一同进行相关分析。结果显示，事件前截止提取组的相关分析呈正相关，事件后截止提取组的相关分析呈负相关，但相关系数都不显著，没有出现如前人研究中的显著相关关系。这可能与视频材料选取有关，为了能更准确地反映不同提取操作的提取干预效果差异，我们选取的视频材料之间的差异性比较小，在同样的时间段截取的视频里，被试对每个视频产生的惊异度差别不大。所以将12个视频产生的惊异度与回忆混淆量作相关分析时没有出现相关显著现象。此外，还存在另一种可能，即本实验中产生的提取干预效应较弱，再加上组内被试量的限制，在自主回忆指标中较难形成有效的被试内梯度差异，因此较难分析出视频本身惊异度与自主回忆指标中混淆率的相关关系。未来可以通过改变材料的选取扩大被试对视频惊异度评分的量程差距，以及通过扩大被试量增加提取干预效应组内的差异，对惊异度和混淆量的相关进行进一步的分析。

第10章　恐惧陈述性记忆成分：
不完整提取的再激活程度对记忆再巩固的影响

10.1　研究目的

　　20世纪60年代，有研究者在啮齿动物研究中发现，让小鼠习得操作性条件反射后，可以通过记忆提取后施加电休克导致记忆遗忘，这使选择性遗忘先前巩固了的记忆成为可能（Misanin et al., 1968）。然而，直到21世纪初，这一范式所暗藏的用于治疗情绪障碍的临床应用潜力才被发现并逐步公认（Nader et al., 2000a; Przybyslawski et al., 1999）。许多研究者开始将其应用于人类情绪性记忆消退的研究中，这通常被称为利用记忆重塑性的干预，即干预记忆再巩固（Brunet et al., 2008; Kindt et al., 2009; Soeter et al., 2010）。记忆再巩固过程指的是即使是已经巩固了的记忆，在特定的条件下，记忆也会重新从巩固后的稳定状态回到不稳定状态，再次处于可塑状态，需要进行再一次的巩固过程（Phelps et al., 2019）。

　　和记忆巩固类似，记忆重新激活引发的不稳定状态也是短暂的。研究者发现，再巩固的时间窗大约为6h（确切的再巩固时间窗还是未知的，可能与不同记忆类型或物种有关）（Monfils et al., 2009; Schiller et al., 2010）。此外，这两个过程也存在一些潜在的共同机制，都涉及蛋白质的合成和基因表达，体现在它们对类似药物干预的敏感性上。例如，茴香霉素等蛋白质合成抑制剂能通过在突触处阻断蛋白质合成，阻止记忆巩固和再巩固（Haubrich et al., 2020a）。以及心得安等β受体拮抗剂能抑制杏仁核调节的去甲肾上腺素能活性，间接抑制蛋白质合成，从而阻止情绪记忆的巩固与再巩固（Thomas et al., 2017）。除了药物干预，新编码的记忆和重新激活的记忆都容易受到更自然的行为操纵，如暴露于干扰物刺激或新信息（Lee et al., 2017; Drexler & Wolf, 2018）。但是再巩固并不是巩固的重复，两者存在时间上的分离。巩固只在首次学习后发生，而再巩固发生在记忆已经巩固的情况下，只要满足特定的条件就能引发再巩固，且没有次数限制。在分子和细胞水平上巩固和再巩固有许多相似的机制，但目前也发现了两者的很多差异（Bang et al., 2018）。研究发现，对于调节基因转录蛋白涉及的基因表达过程，巩固阶段在海马和杏仁核区域均有发生，而再巩固的基因表达只发生在杏仁核（Kida, 2020）。此外，研究还发现，海马中的脑源性神经营养因子（BNDF）是巩固（而非再巩固）过程所必须的，而锌转录因子Zif268仅仅是记忆再巩固所必须的（Lee et al., 2004）。

记忆再巩固作为生物的自适应性功能，它存在的目的是使原始记忆与外界新信息融合，使巩固后的记忆在面对不断变化的环境时保持相关性（Lee, 2009; Schiller & Phelps, 2011）。也就是说，并不是只要提取记忆就会变得不稳定（存在原始记忆受外界无关刺激干扰的风险），只有大脑认为有必要更新记忆时再巩固才会发生。目前，关于干预记忆再巩固的研究结果并不一致，有些操作有效果，有些没有效果，主流观点认为，引发这种记忆更新机制需要依赖特定的参数，通常称为"边界条件"，包括记忆相关因素与提取相关因素（Drexler & Wolf, 2018; Monfils & Holmes, 2018）。其中提取相关因素指的是提取阶段影响记忆去稳定的因素，即如何保证对记忆进行有效提取使其进入记忆再巩固过程。我们实验室通过巴甫洛夫条件性恐惧模型，采用经典的提取干预方式，即提取消退范式，在健康人类被试上做了一系列相关研究。

首先，我们操纵了提取阶段CS本身的提取比例，即习得时的条件刺激是由3个不同颜色的立体几何图形组成的复杂刺激，提取过程中分别设置1/3比例提取、2/3比例提取以及全比例提取，结果显示，提取消退效果最好的是2/3比例提取。也就是说，提取时呈现原始刺激的比例会影响记忆去稳定，全比例或者过少比例均会降低记忆去稳定的程度，适当的提取比例才能使记忆充分去稳定（Li et al., 2017）。其次，我们还让被试习得有次序规律的条件性恐惧，随后在提取阶段操纵CS与US配对的次序规律使被试产生预期错误，结果显示，只有当被试提取产生预期错误时记忆才会进入再巩固。结合这两个研究，我们发现提取时CS本身的差异（提取比例）以及CS与US配对的差异（预期错误）是影响记忆去稳定的重要因素（Chen et al., 2018）。但是在提取比例的研究中，由于习得时CS有匹配US，而提取时没有，可能有CS与US配对差异的效应混淆在效果里。为了完全分离这两个因素，我们通过控制CS与US的配对差异，在有预期错误的条件和没有预期错误的条件下分别改变CS本身的差异，结果发现，只有当被试产生预期错误时，提取比例大小产生的效果差异才会显现，当被试没有产生预期错误时，记忆无法进入再巩固（Li et al., 2019）。因此，我们推论提取时产生预期错误是驱动记忆再巩固的必要非充分条件，只有提取时同时出现CS与US的配对差异以及CS本身的差异，才能充分激活记忆去稳定，提取消退效果最好。

有许多相关研究与理论观点与我们的系列研究成果不谋而合。格什曼（Gershman）等人（2017）提出了记忆修改的潜在原因理论（latent cause theory），该理论认为记忆再巩固产生于联结学习（associative learning）和结构学习（structure learning）两种机制相互作用——当个体遇到一个意外事件时，他首先会尝试推测这个意外事件发生的原因是什么，当大脑认为是一个旧的原因时，会引发记忆的再巩固从而改变原始记忆；当大脑认为是一个新的原因时，则会形成一个新的记忆，即这种潜在原因的新异性是开启再巩固的关键（Gershman et al., 2017）。在巴甫洛夫条件反射中，新异性信息可以来自两个方面：一方面，改变US呈现时刻或者CS与US的关系来使被试产生预期错误；另一方面，CS本身具有差异，如呈现时间、呈现比例等，它们可以改变记忆的再激活程度，影响记忆轨迹优势（Sinclair & Barense, 2019）。在啮齿动物记忆再巩固干预研究中，有证据表明提取时改变US呈现时刻引发的预期错误与再激活程度不同造成的轨迹优势共同决定了记忆能否充分去稳定，进入再巩固的过程（Alfei et al., 2015）。

目前，关于预期错误差异与记忆再激活程度共同作用影响记忆去稳定的相关证据均来自简单联结记忆模型，在复杂情景记忆的记忆再巩固干预研究中还没有相关证据支持。然而，基于记忆再巩固的提取干预范式要进行从实验室到临床的转化，应用于情绪相关精神障碍的治疗，就必须要在更具生态效度的复杂情景记忆模型中进一步探究验证提取时的新异性信息是否是触发记忆进入再巩固的内在原理机制。上一个研究我们已经探究了在使用不完整提取驱动情景记忆再巩固的过程中，不完整提取引发的预期错误量对提取干预效果的影响。参照简单联结记忆模型对于提取预期错误和记忆再激活程度影响条件性恐惧记忆再巩固的相关研究结果，在复杂情景记忆模型中我们还是假设只有提取产生一定的预期错误时才能更好地分析记忆再激活程度对记忆去稳定的影响。综上所述，本研究尝试探究当使用不完整提取驱动情景记忆再巩固的过程中，不完整提取重新激活原始记忆的程度对提取干预效果的影响。实验采用改进的创伤电影范式，第一天通过观看电影片段制造实验性创伤；第二天的不完整提取均在影片中的厌恶性事件发生前停止（控制引发的预期错误量），通过采用不同的分辨率播放原始影片的方法控制被试对原始影片的再激活程度，随后均对被试进行干预（观看干扰视频）；第三天收集闯入频率以及对电影细节进行测试。

10.2　研究方法

10.2.1　被试

共有75名被试参加此项研究，被试均为在校大学生，年龄范围在18~26岁，被试量的选择基于前人研究（James et al., 2015; Sinclair et al., 2018）。所有被试均通过广告招募（张贴招募海报或互联网发布广告）自愿报名，被试需要连续3天在同一段空余时间来实验室做实验。出于伦理考虑，招募材料上提供了实验中使用的电影片段材料性质的有关信息，特别是其中包含创伤性或可能令人痛苦的场景信息。招募材料告知参与者实验过程中出现的负性视频是经过科学评定的，已在相关研究中使用多年，会导致一定的负面情绪，但不会对身心健康造成伤害。在实验过程中被试如果感觉不适应，可以随时调低音量或者终止实验。报名参与项目的被试都会先填写创伤历史问卷。若参与者经历或目击了其中的一件或多个事件则不允许参与实验，防止对其造成二次伤害。根据问卷测试结果，有5名参与者被筛除，没有进行实验。通过筛选后的所有被试均为右利手，无任何躯体疾病或精神病史，视力或矫正视力正常，听力正常，且之前没有参加过类似的实验。整个研究均通过华南师范大学心理学院科研伦理委员会审核（批准编号：2020-1-040），并且获得了所有参与者的知情同意。完成所有实验任务的被试将获得一定数额的实验报酬（70元人民币）。

　　根据被试的性别、年龄将被试分配到各组。分组后检查各组被试的贝克抑郁自评量表以及状态特质焦虑量表得分在组间水平是否有差异。有2名被试由于实验过程中报告之前看过部分实验影片材料，因此收集的数据无效，不纳入统计分析。因此，最终有效数据为68人。其中高分辨率提取组有22人，中等分辨率提取组有24人，低分辨率提取组有22人。被试人口学变量及问卷信息的描述性统计如表10-1所示。

表10-1　被试信息及问卷数据

项目	高分辨率提取组 （$n = 22$）	中等分辨率提取组 （$n = 24$）	低分辨率提取组 （$n = 22$）	F或χ^2	p
年龄	20.50（2.35）	21.21（2.57）	21.41（2.97）	0.72[a]	0.49
性别（女）	13（59%）	14（58%）	13（59%）	0.46[b]	0.80
贝克抑郁 自评量表 （BDI）	5.68（5.94）	7.00（7.68）	4.50（3.34）	1.00[a]	0.37
特质焦虑 （STAI-T）	41.18（8.38）	43.33（10.22）	40.18（5.63）	0.86[a]	0.43

注：1.第二行"性别（女）"的数据表示数量（女性占比），其他行的数据表示均值（标准差）。
　　2. [a] F（2,65），[b] χ^2（2,68）。

10.2.2　实验材料

研究所用材料与第9章相同，具体内容见第9章。

10.2.3　测量指标

10.2.3.1　闯入日记

第一天实验结束后研究者会给被试每人一本纸质的闯入日记，要求被试记录前后两段不在实验室的时间内对视频内容的任何闯入记忆，分别是第一天离开实验室后到第二天来实验室前的24 h以及第二天离开实验室后到第三天来实验室前的24 h（Holmes et al., 2004; Holmes et al., 2009）。研究者会跟被试口头讲解闯入记忆的定义以及日记的记录方法，闯入日记本中也有相关内容的书面指示。日记中的每一个24h时间段都被分成6个时间点，被试被要求当经历了厌恶视频记忆闯入时将其内容记录在相应时间点上。每个时间点需要记录该时间上所有记忆闯入内容，并统计闯入内容的数量、生动性（0~10级评分，0为完全模糊不清，10为非常生动逼真）和痛苦度评分（0~10级评分，0为完全不痛苦，10为极其痛苦）。主试会在每天实验结束后的24 h内选择3个时段通过微信或短信提醒被试记录闯入情况。第三天返回实验室时交回闯入日记。

10.2.3.2　闯入触发任务

参考前人研究（James et al., 2015），闯入触发任务中采用视频处理软件截取厌恶视频里的图像并进行模糊处理，共创建了12个模糊的静态视觉图像，每个厌恶视频场景各有一张图片。图像在17英寸的液晶显示屏中间显示，背景为白色，亮度相同，每张图片呈现时间为2 s。图片呈现前告知被试，他将会看到第一天所观看电影中的一些图片，请密切注意这些图片并想象自己是事件的旁观者或亲历者。12张图片以随机顺序呈现一遍，在接下来的2 min内，要求被试闭上眼睛，通过按下按钮来记录任何与厌恶视频相关场景的闯入，每闯入一次按一次按钮。闯入性表象的定义同闯入日记一样，最终被试的按键次数即作为IPT闯入频率得分。

10.2.3.3　自由回忆测试

参考前人研究（Sinclair & Barense, 2018），被试需要对12个主题分别进行视频内容回忆测试。需注意，我们要求被试回忆的是第一天实验中出现的负性厌恶视频，而不是第二天实验中出现的新的中性干扰视频。对于每个主题视频内容的回忆，被试允许提供无效的回答（如"我不记得了"），但不可以随意猜测或编造。当被试完成最初的自由回忆后，主试紧接着用一系列预先确定的问题进行补充提问，这些问题涉及视频中人物的相关细节特征，如"请尝试描述开枪者的肤色、性别、衣着外貌特征以及所持的枪支"。回忆结束后，主试会根据评分标准对被试回忆内容进行评分，提取出3个指标：混淆数量、错误数量和正确细节数量。其中，混淆是指被试误把中性干扰视频里的细节内容当成厌恶视频里的内容，错误是指被试回忆的内容细节既不属于厌恶视频也不属于中性视频，正确细节是指被试正确回忆出厌恶视频里的相关细节内容。附录10提供了各个主题视频内容的评分标准以及主试补充提问的问题。12个主题呈现顺序随机，被试对每个主题依次进行回忆。每回忆完一个主题视频后需要对自己回忆测试的表现进行1~100的自信心打分，分值越大表示对自己回忆的准确性越有把握。整个自由回忆测试阶段大约持续30 min。

10.2.3.4　记忆再认测试

记忆再认测试包括图片再认和文字再认两个部分。图片再认包含24张图片，其中12张来自12个主题厌恶视频截图（与闯入触发任务中截取的不同），每个厌恶视频截取一张，每张图片呈现5 s。另外12张来自实验中未曾出现的其他视频片段。被试需要对每张图片进行新旧判断，新代表在3天的实验中未曾见过，旧代表是实验中出现过的视频截图。文字再认包含了24条书面文字陈述，分别描述的是12个主题厌恶视频的内容，每个厌恶视频有两条描述。例如，"飞机"主题视频描述如下：①"飞机"主题视频中，飞机的飞行朝向是往屏幕左侧；②"飞机"主题视频中，飞机的尾翼印有国旗和国徽。文字书面描述的信息中有些是正确的有些是错误的，被试需要根据自己的记忆判断对该厌恶视频片段的文字描述是否正确。

10.2.3.5 自我报告问卷

被试在首次进行实验前需评估其抑郁与焦虑的情绪状态，并了解其有无经历过严重或创伤性生活事件。被试的抑郁程度采用贝克抑郁自评量表进行测量。被试的焦虑程度采用状态特质焦虑量表中的特质焦虑量表（STAI–T）进行测量（Spielberger et al., 1970）。采用创伤历史问卷调查被试的创伤经历（Hooper et al., 2011）。该问卷包含关于严重或创伤性生活事件的一系列问题，分为犯罪经历问题、一般灾难和创伤问题。被试被告知，对于每一个事件，请选择它是否发生，如果发生，请填写发生的次数和事件发生时的年龄。如果被试报告有任何一件事件发生过，出于伦理考虑则要求终止实验。

被试在最终实验完成后还需填写事件冲击量表修订版，作为实验中厌恶视频材料影响性的额外测量（Hyer et al., 2008）。

10.2.4 实验设计与流程

实验包括连续3天同一时间段的实验室实验阶段，以及在实验室外完成的闯入日记，日记记录3次实验室实验阶段中间间隔的两个24 h内记忆闯入情况。第一天的实验室实验为编码阶段，第二天的实验室实验为提取干预阶段，第三天的实验室实验为测试阶段。每天的实验时间为30~45 min，具体实验流程如图10-1所示。实验室分为里外两个相互隔音的房间，外侧的房间

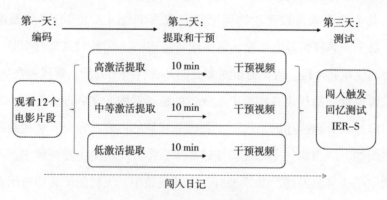

图10-1 实验流程

有监控能看到里面的房间，里面的房间为正式实验房间，不透光，房间灯光可调。为降低主试操作差异，实验室所有实验流程均通过E-prime 3.0软件控制，问卷填写采用问卷星进行收集，且同一个主试3天在同一间实验室对同一个被试进行实验（Hupbach et al., 2008）。

10.2.4.1　编码

第一天被试到达实验室后首先阅读知情同意书并签字，然后填写年龄、性别等基本信息，完成贝克抑郁自评量表、特质焦虑量表以及创伤性事件问卷。通过测试后进行正式实验。被试会被带进里间的实验室，面对17英寸液晶显示屏坐下，眼睛距离显示器50 cm，戴上耳机。实验开始前，指导语告知被试，在观看视频的过程当中，密切注意视频并想象他们是事件的旁观者或亲历者；同时提醒被试注意视频内容与视频名称，第三天会进行测试。在观看全部视频前和后，被试需对他们当时当刻所感到的悲伤、绝望、沮丧、恐惧、恐怖和焦虑6类情绪进行视觉模拟评分，即直线代表情绪的程度，评定为10级，从0（一点也不）到10（非常），每类情绪为一个点，被试需根据自己当时的感受将点拉至相应的等级（Holmes et al., 2010b）。正式实验时主试需关闭实验房间灯光，离开房间让被试单独观看电影片段。实验首先呈现5 s的注视点，然后呈现8s的视频名称，之后呈现目标视频（40 s左右）。在视频呈现过程中，视频名称在目标视频下方呈现。共12个视频，每个目标视频为不同主题（视频名称不同），顺序随机呈现。全部观看完毕后，被试还需对自己观看视频时的痛苦度和注意力集中程度分别进行0~10级的评分。正式实验结束后主试回到实验房间，将闯入日记本交给被试并指导被试在实验室外完成闯入日记的填写，第三天返回实验室时提交。最后告知被试第二天同一时间段回到实验室。

10.2.4.2　提取干预

被试在24 h后返回实验室。第二天的实验被试被随机分为3组，分别为高分辨率提取组，中等分辨率提取组以及低分辨率提取组。正式实验开始前主试会先询问被试昨晚的睡眠情况，以0.5 h为一个单位进行记录，并告知被试当天的实验材料和流程与前一天大致相同。我们收集睡眠信息是因为研究发现睡眠是影响记忆巩固和再巩固的关键因素（Bryant et al., 2019; Chen et al., 2021b）。

第二天正式实验分为提取和干预两个阶段。先进行提取阶段，指导语告知被试前一天的视频会再一次呈现。提取阶段每个电影片段放映时都是在关键事件出现前停止，与第9章研究中的事件前截止提取组一样。3组被试提取时的视频区别在于与第一天播放视频的清晰度不同。我们采用会声会影（Corel Video Studio X9）视频编辑软件对视频进行虚化处理。高分辨率提取组中每个电影片段采用原来的清晰度，中等分辨率提取组中每个电影片段采用虚化度50%的设置，低分辨率提取组中每个电影片段采用虚化度100%的设置，如图10-2所示。第一天观看的所有影片都放映一次，放映顺序随机。视频呈现程序依然是先呈现5s的注视点，然后呈现8s的视频名称，之后呈现视频。在视频呈现过程中，视频名称在视频下方呈现。提取完毕后让被试休息10 min，随后进入干预阶段。干预阶段由12个主题对应的中性干扰视频构成，

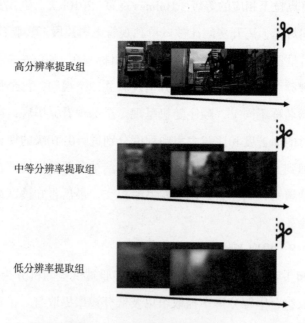

图10-2　提取阶段实验设计

呈现顺序与提取阶段相同，流程也一样。但干预阶段不出现主题名称，这是为了避免关于再巩固研究的替代解释。正式实验阶段主试同样需要关闭实验房间灯光且离开房间回到监控房间，让被试单独观看影片。实验结束后主试返回实验房间，询问被试是否之前看过任何一段刺激视频，并提醒被试继续填写闯入日记。最后告知被试第三天同一时间段回到实验室。

10.2.4.3　测试

被试24 h后返回实验室，第三天将进行一系列的记忆测试。正式实验开始前主试需再次询问被试晚上的睡眠情况并记录，回收闯入日记。与前两天正式实验不同的是，第三天正式实验期间主试均在实验房间内，且将房间灯光调至昏暗。先进行闯入触发任务，随后按照E-prime软件确定的随机顺序，分别对12个主题进行自由回忆。每个主题回忆分为被试初始回忆和主试补充提问两部分。紧接着完成影片的记忆再认测试，分为图片再认和文字再认两个部分。正式实验结束后填写事件冲击量表修订版，结算被试费。被试离开实验室前主试会让被试保留联系方式，在有需要的时候提供心理支持，并且会在一周内进行随访。

10.2.5　统计分析

人口统计学变量以及问卷测量数据使用单因素方差分析以及卡方检验分析组间差异。对于评估实验操作的一些测量变量，采用两因素重复测量方差分析比较3组被试观看厌恶视频前后的情绪变化，以及比较3组被试实验过程中两天晚上的睡眠时间是否有差异。采用单因素方差分析比较被试观看厌恶视频过程中的痛苦度、专注度以及观看视频对随后两天的影响维持程度是否有差异。

对于闯入指标数据，首先使用两因素重复测量方差分析进行统计分析，其中被试内因素为干预前后，被试间因素为组别。其次采用独立样本t检验对被试在相同阶段内的闯入进行组间两两比较分析组间差异。对于自由回忆测试指标数据，先采用单因素方差分析比较组间差异。随后进行主题视频的项目分析，采用线性回归分析视频评定的主观评分与自由回忆成绩之间的相关性。对于记忆再认测试数据，采用单因素方差分析比较组间差异。具体方法分析的因素水平在统计结果报告中——标明，统计显著性阈值设置为0.05。

10.3　研究结果

10.3.1　实验范式操作确认

第一天习得前后的情绪评定采用2（时间：观看厌恶视频前、观看厌恶视频后）×3（组别）重复测量方差分析，结果显示时间主效应显著，$F(1,65) = 86.82, p < 0.001, \eta^2_p = 0.57$；组别主效应以及两者交互作用均不显著，$F(2,65) = 0.33, p = 0.72, \eta^2_p = 0.01; F(2,65) = 0.98, p = 0.38, \eta^2_p = 0.03$。这说明所有被试观看厌恶视频后均能引起情绪反应。对被试观看厌恶视频的痛苦度和专注度分别进行组别的单因素方差分析，结果显示痛苦度组间差异不显著，$F(2,65) = 0.94, p = 0.40, \eta^2_p = 0.03$；专注度组间差异不显著，$F(2,65) = 1.00, p = 0.37, \eta^2_p = 0.03$。这说明观看影片的操作一致，没有出现组间差异。对被试实验中间两天晚上的睡眠时间进行2（时间：第一天实验晚上、第二天实验晚上）×3（组别）重复测量方差分析，结果显示时间主效应、组别主效应以及两者交互作用均不显著，$F_s < 0.25, p > 0.62, \eta^2_p < 0.01$。这说明随后测试干预结果的组间差异并不是由于被试组间睡眠时间不同导致的，因为3组被试的两晚睡眠时间均没发现显著差异。最后对厌恶视频事件的影响性进行分析，采用单因素方差分析事件冲击量表得分的组间差异，结果显示组间差异不显著，$F(2,64) = 0.03, p = 0.97, \eta^2_p = 0.01$。结合上述统计分析结果我们可以得知，被试确实在第一天习得了厌恶记忆且在随后两天的过程中均受第一天厌恶视频的影响，创伤电影范式操作有效。

10.3.2　闯入记忆

10.3.2.1　闯入日记

闯入日记记录了被试第二天提取干预前24h和提取干预后24h的闯入频率，采用2（时间：干预前、干预后）×3（组别）重复测量方差分析，结果显示时间主效应显著，$F_{(1,65)} = 18.46$, $p < 0.001$, $\eta^2_p = 0.22$；组别主效应和两者交互作用均不显著，$F_{(2,65)} = 0.42$, $p = 0.66$, $\eta^2_p = 0.01$；$F_{(2,65)} = 1.66$, $p = 0.20$, $\eta^2_p = 0.05$。这说明第二天的干预显著降低了被试的闯入频率。为对比相同时间段内各组被试的闯入情况，我们进一步采用独立样本t检验分别对干预前和干预后的记忆闯入进行组间两两比较，结果发现干预前各组被试两两比较结果均不显著，$t_s < 0.09$, $p_s > 0.92$, $d_s < 0.02$。但干预后组间的比较结果不一致，其中中等分辨率提取组的闯入频率显著小于高分辨率提取组，$t_{(21)} = -2.11$, $p = 0.047$, $d = -0.45$，以及低分辨率提取组，$t_{(21)} = -2.14$, $p = 0.044$, $d = -0.46$。此外，高分辨率提取组与低分辨率提取组两者差异不显著，$t_{(21)} = 0.38$, $p = 0.71$, $d = 0.08$。具体如图10-3所示。

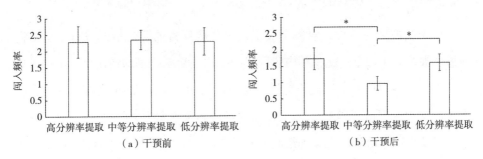

图10-3　各组干预前后闯入日记记录的闯入频率

（注：*$p < 0.05$；误差线为标准误）

10.3.2.2　闯入触发任务

对被试在第三天闯入触发任务中的闯入数量同样采用独立样本t检验进行两两比较，结果与干预后的闯入数量略有不同，此时中等分辨率提取组的闯入数量仅显著少于低分辨率提取组，$t_{(21)} = -2.24$, $p = 0.036$, $d =$

–0.48，与高分辨率提取组相比并没有显著差异，$t（21）= -1.27, p = 0.22$，$d = -0.27$。高分辨率提取组与低分辨率提取组两者依旧没有显著差异，$t（21）= -0.26, p = 0.80, d = -0.06$。这说明从第三天闯入触发任务所得到的闯入数量来看，此时中等分辨率提取组与高分辨率提取组相比虽然依旧有优势，但与干预后的闯入日记记录的闯入相比优势减少了。具体如图10-4所示。

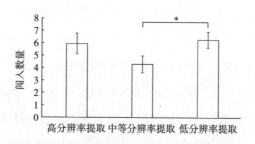

图10-4　闯入触发任务各组被试的闯入数量

（注：*$p < 0.05$，误差线为标准误）

10.3.3　自由回忆

首先以被试为单位，对每个被试12个主题项目的回忆情况进行平均，得到每个被试对于12个主题视频内容回忆的平均混淆率、平均错误率、平均正确细节以及平均自信心。以此作为因变量，对自由回忆阶段4个指标分别进行组别效应的单因素方差分析，结果显示视频内容回忆的平均错误率、平均正确细节以及平均自信心均无显著组间差异，$F（2,65）= 2.21, p = 0.12, \eta^2_p = 0.06$；$F（2,65）= 2.44, p = 0.10, \eta^2_p = 0.07$；$F（2,65）= 0.04, p = 0.96, \eta^2_p = 0.01$。唯一显示组间差异的指标是平均混淆率，$F（2,64）= 24.26, p < 0.001, \eta^2_p = 0.43$。事后比较发现，中等分辨率提取组对于主题视频回忆的平均混淆率显著大于高分辨率提取组，$t（21）= 3.78, p < 0.001, d = 1.07$，以及低分辨率提取组，$t（21）= 6.95, p < 0.001, d = 1.88$。而高分辨率提取组对于主题视频回忆的平均混淆率显著大于低分辨率提取组，$t（21）= 3.14, p = 0.007, d = 1.16$。因此，3组被试对于主

题视频回忆的平均混淆率从低到高依次为低分辨率提取组、高分辨率提取组、中等分辨率提取组。具体如图10-5所示。

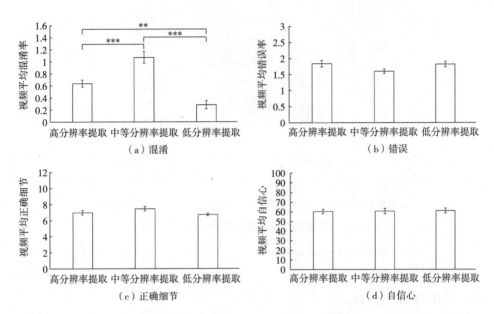

图10-5　各组对所有厌恶视频内容回忆的平均混淆率、错误率、正确细节以及自信心

（注：**$p < 0.01$, ***$p < 0.001$；误差线为标准误）

参考前人的相关研究结果，我们进一步探究混淆率的组间差异与视频项目本身提取时的新异性是否有关。先以厌恶视频为单位进行项目分析。将各组被试对同一个视频的混淆率求平均值，得出各组被试对每个厌恶视频的混淆率。再根据视频评定时得出的对事件前截止提取视频（提取视频1）的新异性评分，将视频提取新异性得分与混淆率两者进行相关分析。结果显示，对于中等分辨率提取组来说，视频提取时的惊异度与视频混淆率呈正相关且相关性显著，$r（12）= 0.61, p = 0.04$；对于高分辨率提取组与低分辨率提取组来说，视频提取时的惊异度与视频混淆率虽然也呈正相关但相关不显著，$r（12）= 0.27, p = 0.40; r（12）= 0.48, p = 0.12$。这表明在中等分辨率提取组中，提取视频的惊异度越高，干预效果越好，即在自由回忆测试中干扰视频内容更容易混淆进原来的厌恶视频里。具体如图10-6所示。

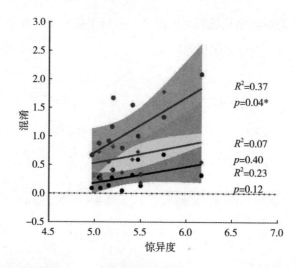

图10-6　各组中视频的提取新异性与混淆率的相关

（注：每个点代表一个视频项目，阴影区域为最佳拟合线的95%置信区间）

10.3.4　再认

对于被试第三天影片内容的记忆再认情况，采用组别单因素方差分析分别对图片再认成绩和文字再认成绩进行统计。与预期的一样，结果显示无论是图片再认还是文字再认均没有发现显著的组间差异，$F(2,65) = 0.25$, $p = 0.78$, $\eta_p^2 = 0.01$; $F(2,65) = 1.65$, $p = 0.20$, $\eta_p^2 = 0.05$。这说明不同的提取操作并不会影响到记忆再认成绩。具体如图10-7所示。

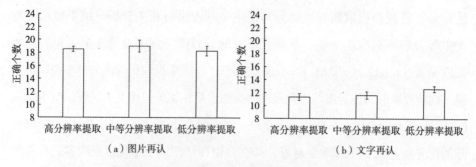

（a）图片再认　　　　　　　　　　　（b）文字再认

图10-7　各组被试图片再认与文字再认成绩

（注：误差线为标准误）

10.4 讨论

本研究的目的在于探究在使用不完整提取驱动情景记忆再巩固的过程中，不完整提取引发的再激活程度对提取干预效果的影响。在效果测试中我们测量了被试对创伤性恐惧记忆的非自主回忆情况，如闯入记忆，还测量了被试对创伤性恐惧记忆的自主回忆情况。结果发现，在实施提取干预后所有被试的闯入频率均减少，但是不同组的减少情况不同，其中中等分辨率提取组被试干预后出现记忆闯入的频率显著低于高分辨率提取组以及低分辨率提取组。在自由回忆的混淆率上，三组被试出现了提取干预效果的等级差异，混淆率从高到低分别是中等分辨提取组、高分辨提取组、低分辨提取组。此外我们还发现中等分辨率提取组在视频主观惊异度评分与自由回忆混淆率相关分析中显现出了显著的正相关。总的来说，我们的研究结果对基于记忆再巩固的提取干预范式的临床转化具有重要的指导性意义。

10.4.1 记忆再激活程度对提取干预效果的影响

我们的前期研究在简单联结记忆中发现，在提取包含预期错误的前提下，提取阶段的记忆再激活程度就会影响提取干预效果，如果提取不包含预期错误，提取阶段的记忆再激活程度对效果没有影响，因为提取没有预期错误根本无法开启记忆再巩固过程（Li et al., 2019; Li et al., 2017）。换言之，提取有无预期错误决定记忆是否去稳定。在提取开启再巩固过程中预期错误是必要非充分条件，当这个必要条件具备时，剩下能决定去稳定是否充分的因素就是记忆再激活程度。因此，我们在复杂情景记忆中同样对记忆再激活程度进行考察，通过修改影片分辨率的手段操纵不完整提取引发的记忆再激活程度。我们的研究结果与我们之前的研究一致，在不完整提取引发了预期错误的前提下，记忆再激活程度对提取干预效果有显著影响。和简单联结记忆再巩固研究得到的结果一样，并不是再激活程度越高提取干预效果就越好。厌恶性条件反射范式发现，使用2/3比例（与习得时相比）提取线索进行提取，在恐惧返回的生理指标上表现好于全比例提取和1/3比例提取。也就是说，中等程度的记忆再激活在提取干预效果上的表现最好。由于本研究采用的是研究复杂情景记忆的创伤电影范式，所以相对应的指标是记忆闯入频率以及影片内容回忆的混淆量。结果从这两个指标均发现组间差异：中等分辨率提取组即中等记忆再激活程度的提取干预效果最佳。在自由回忆混淆量指标中还得出了组间的等级差异：中等再激活程度效果好于高再激活程度好于低再激活程度。

从简单联结记忆到复杂情景记忆的再巩固干预研究，我们发现，不完整提取引发的再激活程度对提取干预的影响并非是线性的，而是倒U形的。这正好符合非单调记忆可塑性理论假设（nonmonotonic plasticity hypothesis, NMPH）。NMPH是一种记忆变化的模型，它借鉴了计算模型和突触可塑性机制的证据（Sinclair et al., 2019）。根据NMPH，记忆再激活强度与记忆变化程度之间存在U形非线性关系（Ritvo et al., 2019）。低再激活程度使被试无法准确靶定到原始记忆痕迹，所以去稳定的原始记忆痕迹较少，这使提取干预效果一般。而高再激活程度容易触发原始记忆痕迹的神经表征，使得记忆突触关联性增强，这反而会阻止记忆变得不稳定，抑制去稳定，所以提取干预效果也不好。只有中等的记忆再激活程度在准确靶定原始记忆的同时又能削弱突触关联，促进原始记忆去稳定，进而提升提取干预效果。

10.4.2　提取视频本身的惊异度与自主回忆指标中混淆率的关系

与第9章的研究不同，当前研究在分析提取视频本身的惊异度与自主回忆指标中混淆率的相关性分析中得到了比较重要的结果。在中等分辨率提取组中我们发现了提取视频本身的惊异度能够预测随后对该视频进行自主回忆的混淆情况；视频提取时被试评定的惊异度越高，随后被试对其内容进行回忆时混淆干扰视频的概率就越大。结合前面的研究，我们可以将之理解为视频惊异度越高说明提取时被试对该视频事件前截取产生的预期错误越大，记忆去稳定程度越高，随后习得的干扰视频更容易影响原始视频的记忆痕迹。原始视频内容的记忆痕迹被更新了，所以随后的回忆里就会出现干扰视频的内容，但被试没有意识到。其余两组（高分辨率提取组和低分辨率提取组）提取视频本身的惊异度与自主回忆指标中的混淆率虽然也成正相关关系，但相关系数不显著，与上一研究事件前截止组相同。综合两个研究在这方面的相关分析结果，我们可以推断，只有中等分辨率提取组有相关，可能表明去稳定得更彻底，这使12个视频惊异度小量程的差异效果得以显现，因为其他组中同样有这个趋势，只是不显著而已。

第11章　条件性—闯入实验范式下预期错误量与再激活程度对恐惧记忆再巩固的影响

11.1　研究目的

　　基于记忆再巩固提取干预范式的发现最开始是在实验室创造的简单联结记忆中（Misanin et al., 1968; Nader et al., 2000a）。第一天通过中性条件刺激（CS）和非条件厌恶刺激（US）的不断匹配习得对中性刺激的条件恐惧反应。随后第二天呈现单独的CS（不匹配US）作为提取试次，休息10min后进行行为或药物的干预操作。结果发现，同样的干预操作，干预前进行提取操作的被试比单独干预的被试在条件性恐惧复发指标上显示出了更好的抑制效果（Bolsoni et al., 2019; Kredlow et al., 2016）。关于条件性恐惧消退的大量研究已经表明，单独的CS（不匹配US）试次并不足以形成抑制性记忆连接，不可能出现降低条件性恐惧反应的结果，所以可以推断提取干预相比单独干预更好地抑制恐惧复发的原因是，单独的提取试次使CS—US原始记忆联结进入再巩固过程，进而使随后的干预可以有效地破坏、更新原始记忆联结（Monfils et al., 2018）。但是研究发现提取干预抑制恐惧复发的效果是比较微妙的，习得或者提取过程中的某些操作设置变动均会影响效果的显现，只有当提取阶段与消退阶段的试次呈现操作出现某些差异，不是完整重复习得试次操作，这种提取情况才可能获得提取干预效果（Beckers et al., 2017）。也就是说，提取过程必须与习得过程有些许差异性信息才能促进原始记忆去稳定，在操作设置层面上即是需要不完整提取操作。然而，并不是所有的不完整提取操作都能够触发原始记忆去稳定，许多不完整提取操作的研究也出现了阴性结果，说明触发原始记忆去稳定的并不是不完整提取操作本身，而是操作背后引发的相关因素变动，而且这种变动与提取干预效果可能存在相应的线性或非线性关系。

研究者发现，不完整提取操作涉及对两个重要的记忆再巩固边界条件的操纵，一个是记忆再激活程度，另一个是预期错误量（Sinclair et al., 2019）。记忆再激活是指在召回或恢复已建立的记忆痕迹过程中，不完整提取可能会使大脑神经重新激活缺失的信息，而这正是记忆再巩固过程的关键组成部分，它开启了一段记忆不稳定的时期。关于记忆再激活程度与记忆变化之间的关系已有相关理论假设，比较受主流认可的是非单调记忆可塑性假设。根据NMPH理论，记忆再激活强度与记忆变化程度之间存在U形非线性关系，即弱的再激活不能影响记忆，中度的再激活削弱突触关联（记忆去稳定），而强的再激活增强突触关联（Detre et al., 2013; Newman et al., 2010）。

预期错误表示结果与预期出现矛盾的程度，反映了一种惊讶感或期望违背。这一信号量化了预期与现实之间的差异，促使人们从错误中学习，从而提高对未来的预测。在强化学习中，预测误差被量化为具有"效价"（正的或负的）和"量级"（大小）的离散误差信号（Rescorla et al., 1972; Spoormaker et al., 2011）。在记忆再巩固干预研究中，目前已有证据表明，使用不完整提取引发预期错误可能比其他违反预期的方法更有效地触发记忆再巩固过程。在一项对酒精成瘾患者进行提取干预的研究中发现，提取时通过遗漏（酒精饮料被意外去除）产生的预期错误要比通过效价（酒精饮料味道变得苦涩）产生的预期错误更能促进记忆更新（Hon et al., 2016）。也有证据表明，在预期错误触发记忆再巩固的效果上，提取阶段产生预期错误效价的正负性对效果没影响，但提取阶段产生预期错误的数量对效果有影响；一个预期错误可以触发记忆再巩固，两个连续的预期错误则无法触发（Sevenster et al., 2013, 2014）。但是，不同于记忆再激活程度，目前还没有研究量化预期错误的强度，并将其与记忆变化相联系。

从简单联结记忆到复杂情景记忆的提取干预研究证据表明，不完整提取可以驱动记忆再巩固过程。然而，过去的研究并没有充分探讨不完整提取驱动记忆再巩固的机制。我们认为，对于不完整提取驱动记忆再巩固的内在机制原理的探讨是必要的，需要进一步从不完整提取引发的预期错误差异大小和记忆再激活程度的角度研究其与记忆变化之间的关系，而不只是进行简单的操作性设置比较（如不完整提取与完整提取的比较）。然而，在情绪性记忆研究的实验室范式中，对再激活程度的操纵比较容易进行量化，而对预期错误的量化有一定的难度。目前在提取干预范式中，仅能通过预期错误的数量来衡量被试产生预期错误的大小，即产生一个预期错误或者双重预期错误，但这种范式无法实现连续的量化，其量程也十分有限（Chen et al., 2018; Sevenster et al., 2014）。传统的预期错误度量方法主要集中在强化学习领域，采用被试反馈的信心评定值来衡量预期错误。具体操作为，先给予被试与之前学习知识点相关的问题，随后让其对自己回答的自信心进行评定，最后通过给予被试关于他回答正确或错误的反馈来衡量预期错误（Pine et al., 2018）。也有研究者采用动态调节学习速率关联的计算模型衡量预期错误大小（Dunsmoor et al., 2019），通过对功能性磁共振数据进行多体素模式分析（multivoxel pattern analysis, MVPA）界定预期错误强度（deBettencourt et al., 2019），同时通过脑电数据的反馈相关负波（feedback-related negativity, FRN）对预期错误大小进行衡量（Gu et al., 2020）。但由于这些测量方法均是在非情绪的陈述性记忆系统中进行操作，因此需要对被试进行奖赏或者提供预期后的反馈（Ergo et al., 2020）。然而提取干预范式中并没有预期反馈这一过程，所以很难量化不完整提取所引发的预期错误量。因此，是否能够在提取干预范式的提取阶段也尝试采用预期反馈的方式对被试产生的预期错误量进行衡量，这是一个很值得探究的问题。

此外，关于不完整提取驱动恐惧记忆再巩固，从简单联结记忆到复杂情景记忆领域都有研究者做过相关研究。其中，简单联结记忆主要采用厌恶性条件反射范式，复杂情景记忆主要采用创伤电影范式。对于恐惧记忆再巩固研究，这两个范式均有其各自的优势与劣势。厌恶性条件反射范式是创伤后应激反应和其他厌恶性学习研究中广泛使用的基础实验模型。其优势在于测量的是人类与动物共同的条件性反射，适合进行跨物种研究；劣势在于人类研究中只有生理指标，不能模拟临床患者的其他侵入性症状。创伤电影范式是研究创伤事件闯入的一个成熟、广泛使用的实验模型。其优势在于能较好地模拟真实情景中痛苦记忆自动闯入的情况，生态效度高，有利于研究结果的临床转化；劣势在于对细节以及相关实验变量的控制较为困难。我们知道，恐惧记忆包含了不同的成分，有内隐的无意识的成分，例如回避行为和生理反应，涉及大脑皮层下的环路，还有外显的有意识的成分，例如有意识地对恐惧经历的回忆，涉及大脑皮层环路（Mobbs et al., 2019）。如果能够结合厌恶性条件反射与创伤电影范式各自的优势，对恐惧记忆的情绪成分与内容成分进行综合性的测试，这将对提取干预范式的临床转化提供很大的指导意义。

对此有研究者进行了相关尝试。他们在习得阶段前先让被试观看一段电影，随后选取影片里面涉及的面孔或物品作为条件性刺激，选取影片中最令人厌恶或容易引发恐惧生理反应的音频刺激（如尖叫）作为US，不断进行配对使被试习得CS—US联结。这种操作目的是能够更好地模拟现实生活中的恐惧习得（Kunze et al., 2015; Landkroon et al., 2019）。研究发现这种习得方式有效，与传统条件性恐惧一样均能使被试习得对条件刺激的条件性生理反应，同样可以考察消退训练后的恐惧复发效果（Brueckner et al., 2019; Kunze et al., 2019）。最近还出现了将条件性恐惧和创伤电影结合的新范式，叫作条件性—闯入实验范式（conditioned-intrusion paradigm）。该范式直接使用创伤电影片段作为US，习得阶段不断与中性条件刺激进行匹配，逐渐让被试获得对刺激的条件性生理反应以及引发闯入（Hout et al., 2016）。目前对于习得后测试阶段的研究结果存在差异。有研究团队发现CS+和CS-在闯入指标与生理指标上均有差异，且线索诱发的皮肤电反应能预测随后动态评估的闯入记忆频率（Wegerer et al., 2013）。而另外的研究团队则发现CS+和CS-只在闯入指标上有差异，在生理指标上则没差异（Streb et al., 2017）。条件性—闯入实验范式具备原有两种范式的优点，能对恐惧记忆不同的记忆成分进行测试，更好地展现各个指标间的关联，所以值得应用在恐惧记忆再巩固研究中，进行进一步的探索。

综上所述，本研究试图探究在不完整提取去稳定恐惧原始记忆痕迹的过程中，再激活程度以及预期错误量这两个因素所起的作用。利用条件性—闯入范式进一步探讨再激活程度以及预期错误量这两个因素对恐惧不同记忆成分再巩固的影响。实验采用条件性—闯入范式这一条件性恐惧与创伤电影结合的新范式，通过条件刺激与厌恶电影配对使被试习得对CS的恐惧。提取阶段采用完整呈现和部分呈现设置不同再激活程度，尝试采用预期反馈使被试产生不同预期错误量，随后进行干预。最后分别对恐惧记忆中非自主回忆的非陈述性成分（恐惧返回）、非自主回忆的陈述性成分（闯入记忆）以及自主回忆记忆成分（影片细节回忆）进行测量。

11.2　研究方法

11.2.1　被试

共有140名被试参加此项研究，被试均为在校大学生，年龄范围在18~25岁，被试量的选择基于前人研究（Pine et al., 2018; Streb et al., 2017; Wegerer et al., 2013）。所有被试均通过广告招募（张贴招募海报或互联网发布广告）自愿报名。被试需要连续3天在同一段空余时间来实验室做实验。出于伦理考虑，招募材料上提供了实验中使用的电影片段材料性质的有关信息，特别是其中包含有创伤性或可能令人痛苦的场景信息。招募材料告知参与者实验过程中出现的负性视频是经过科学评定的，已在相关研究中使用多年，会导致一定的负面情绪，但不会对身心健康造成伤害。在实验过程中被试如果感觉不适应，可以随时调低音量或者终止实验。报名参与项目的被试都会先填写创伤历史问卷。若参与者经历或目击了其中的一件或多个事件则不允许参与实验，防止对其造成二次伤害。根据问卷测试结果，有3名参与者被筛除，没有进行实验。通过筛选后的所有被试均为右利手，无任何躯体疾病或精神病史，视力或矫正视力正常，听力正常，最近没有鼻塞或咳嗽等症状（防止实验过程中打喷嚏或咳嗽对皮肤电数据产生影响），且之前没有参加过类似的实验。整个研究均通过华南师范大学心理学院科研伦理委员会审核（批准编号：2020-1-041），并且获得了所有参与者的知情同意。完成所有实验任务的被试将获得一定数额的实验报酬（80元人民币）。

根据被试的性别、年龄将被试分配到各组。分组后检查各组被试的积极消极情绪量表（positive and negative affect schedule, PANAS）（Watson et al., 1988）以及状态特质焦虑量表得分在组间水平是否有差异。PANAS包括20个情绪感受形容词项目，每项都有5种不同符合程度的陈述，从1（几乎没有）到5（极其多），自评者可根据自己此刻的心情选择相应等级，全部完成后按照要求将正性情绪的形容词项目得分相加即是正性情绪（PA）总分，将负性情绪的形容词项目得分相加即是负性情绪（NA）总分。有3名被试在实验过程中出现仪器故障，还有1名被试第三天实验缺席，因此这4名被试的数据无效，不纳入统计分析。最终有效数据为133人。其中全部呈现引发PE组有45人，部分呈现引发PE组有45人，提取不引发PE组有43人。被试人口学变量及问卷信息的描述性统计如表11-1所示。

表11-1　被试信息及问卷数据

项目	全部呈现引发PE组 ($n = 45$)		部分呈现引发PE组 ($n = 45$)		提取不引发PE组 ($n = 43$)		F或χ^2	p
年龄	19.80	(1.62)	19.98	(1.47)	19.86	(1.73)	0.14[a]	0.87
性别（女）	35	(77%)	35	(77%)	31	(72%)	0.52[b]	0.77
正性情绪（PA）	30.29	(5.02)	29.18	(5.33)	31.05	(5.87)	1.33[a]	0.27
负性情绪（NA）	23.07	(6.11)	24.11	(6.69)	22.67	(6.32)	0.60[a]	0.55
特质焦虑（STAI-T）	43.27	(6.81)	46.18	(7.55)	43.07	(8.17)	2.39[a]	0.10

注：1.第二行"性别（女）"的数据表示数量（女性占比），其他行的数据表示均值（标准差）。
　　2.[a] F (2, 130)，[b] χ^2 (2, 133)。

11.2.2　实验材料

11.2.2.1　条件刺激实验材料

实验中的条件刺激采用2张由不同颜色的立体几何图形组合而成的汽车形状图片，一张为弧状浅黄色车窗、半圆黄色车身以及灰色车轮组成的汽车，另一张为梯形浅绿色车窗、长方形绿色车身以及灰色车轮组成的汽车，如图11-1所示。与前述研究不同，当前研究的条件刺激选取的图片相对复杂，目的是让被试额外对图片刺激形成汽车这个概念，便于与随后的非条件刺激形成更稳固的联结。部分提取时所用到的图片只有车轮和车窗，或者只有车身，两种情形在部分提取条件被试中各占一半，如图11-1所示。所有图片均为白色背景，亮度相同，显示在17英寸的计算机显示屏中央。条件刺激分为两种（CS+和CS-），其中CS+在实验中有67 %的概率匹配非条件刺激，CS-在实验中从未匹配非条件刺激。两张图片在被试间进行项目平衡，轮流充当CS+和CS-，每次呈现的持续时间为6 s。

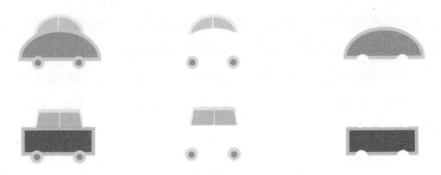

图11-1　条件刺激实验材料

11.2.2.2　非条件刺激实验材料

实验采用厌恶视频片段作为非条件刺激。厌恶视频从霍姆斯（Holmes）团队系列研究中采用的厌恶视频材料库中选取（Holmes et al., 2009; Holmes et al., 2010a; James et al., 2015），共26个片段，内容涉及身体暴力、车祸、中性互动及车辆正常行驶。由60名被试进一步评定唤醒度、愉悦度、负性情绪程度、熟悉度。结果显示，车祸片段在唤醒度及负性情绪程度指标上显著高于其他片段。因此选取涉及车祸的3个厌恶视频片段作为非条件刺激，分别为赛车场事故、高速公路事故和服务站事故，如图11-2所示。所有电影视频片段长度为20 s，均在屏幕背景为黑色的17英寸液晶显示屏中央播放。影片声音调控在一定范围之内。所有声音分贝数均通过声级计（AUDit and System 824, Larson Davis, America）校正，经声卡（VT1705 Audio Codec，5.1 Channel HD Audio）传入耳机（HD 600, Sennheiser, German），均匀传入被试双耳。

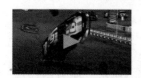 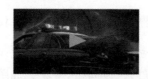 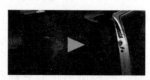

（a）赛车场事故　　　　（b）高速公路事故　　　　（c）服务站事故

图11-2　非条件刺激实验材料

11.2.3　测量指标

11.2.3.1　皮肤电

本实验利用BIOPAC MP36R生理多导仪记录被试的皮肤电数值，采样率为500 Hz。生理多导仪连接两条Ag/AgCl电极线（BIOPAC SS3LA EDA指形转换器），电极线另一端为尼龙搭扣带，分别连接被试左手第一只和第三只手指的中指骨处。皮肤电数据采用仪器自带的软件BIOPAC Student Lab 4.1.2进行记录和分析。参照已发布的皮肤电分析指南，先对数据进行滤波（低通滤波：10 Hz；凹陷滤波：50 Hz）（Boucsein et al., 2012）。选取条件刺激呈现前2 s的平均值作为基线，以及刺激开始呈现后0~6.5 s中的最大反应值，两者的差值作为每个条件刺激诱发的皮肤电反应（Pineles et al., 2009）。皮肤电反应低于0.02 μs的试次记录为0，并纳入最后的分析中。接着，所有被试的SCR数据都需要进行平方根转化并进行范围校正，以此降低分布偏度以及个体差异对皮肤电反应水平的影响（Kindt et al., 2013; Lykken, 1972; Schiller et al., 2010）。

11.2.3.2　闯入记忆线索触发

闯入记忆线索触发指的是被试在实验室里做实验期间的闯入。由于实验期间会有条件刺激线索出现，所以这段时间内的记忆闯入又叫作条件性闯入。被试会在第二天离开实验室前以及第三天离开实验前填写闯入记忆问卷（intrusion memory questionnaire, IMQ），用于记录条件性闯入的数量、持续时间（占总时间的百分比）以及痛苦度（0~10级评分，0为完全不痛苦，10为极其痛苦）（Morina et al., 2013）。闯入记忆问卷将闯入记忆定义为"关于电影场景的图像或想法"，以及被试在观看电影剪辑片段时"存在的想法或感受"。重要的是，被试被告知只计算"自发出现"的记忆，而不是通过刻意回忆来尽可能地捕捉到类似PTSD患者的侵入性记忆（Ehring et al., 2009; Zetsche et al., 2009）。为了能够与实验室外记录的闯入共同分析，获得可靠的闯入指标，并在随后与生理指标做相关性分析，我们参照前人研究（Wegerer et al., 2013），通过标准化求和的方式计算出闯入记忆问卷总分，作为条件性闯入指数。计算方法为：先分别将每个指标分数转化为标准Z分数，再将3个指标的Z分数求和算出总分，最后转化为T分数。

11.2.3.3　闯入记忆动态评估

闯入记忆动态评估的是被试离开实验室后的闯入。由于这一阶段的闯入发生在被试在实验室外自由活动时，只能通过发放闯入日记让被试自行进行记录，所以这段时间内的记忆闯入又叫作流动性闯入。第一天实验结束后，研究者会给被试每人一本纸质的闯入日记，要求被试记录前后两段不在实验室的时间内对视频内容的任何闯入记忆，分别是第一天离开实验室后到第二天来实验室前的24h以及第二天离开实验室后到第三天来实验室前的24h（Holmes et al., 2004; Holmes et al., 2009）。研究者会跟被试口头讲解闯入记忆的定义以及日记的记录方法，闯入日记本中也有相关内容的书面指示。日记中的每一个24 h时间段都被分成6个时间点，被试被要求当经历了厌恶视频记忆闯入时将其内容记录在相应时间点上。每个时间点需要记录该时间上所有记忆闯入内容，并统计闯入内容的数量、生动性（0~10级评分，0为完全模糊不清，10为非常生动逼真）和痛苦度评分（0~10级评分，0为完全不痛苦，10为极其痛苦）。主试会在每天实验结束后的24 h内选择3个时段通过微信或短信提醒被试记录闯入情况。第三天返回实验室时交回闯入日记。

11.2.3.4 影片内容测试

影片内容测试在第三天进行，测试题目为填空题，是针对第一天非条件刺激的3段厌恶电影视频内容进行细节提问。每段影片各有4个条目，共16个条目。例如，高速公路事故电影片段的条目为：①轿车司机被火车掉落下的几根木头穿过胸膛？②高速上骑摩托车的人为什么摔倒？③高速上有几辆车翻车？④高速路上被木头横穿胸膛的司机开的是什么车？影片内容测试的全部问题和答案见附录11。全部回答完毕后计算总分，每题分值为1分，答对得1分，答错不扣分。

11.2.3.5 自我报告问卷

被试在首次进行实验前需评估其正负性情绪与特质焦虑状态，并了解其有无经历过严重或创伤性生活事件。被试的正负性情绪状态采用积极消极情绪量表进行测量。被试的焦虑程度采用状态特质焦虑量表中的特质焦虑量表进行测量。被试创伤经历采用创伤历史问卷进行调查。如果被试报告有任何一件事件发生过，出于伦理考虑则要求终止实验。

被试在最终实验完成后还需填写事件冲击量表修订版，作为实验中厌恶视频材料影响性的额外测量（Hyer et al., 2008）。

11.2.4 实验设计与流程

实验包括连续3天同一时间段的实验室实验阶段，以及在实验室外完成的闯入日记，日记记录3次实验室实验阶段中间间隔的两个24 h内记忆闯入情况。第一天的实验室实验为条件性恐惧习得阶段，第二天的实验室实验为提取消退阶段，第三天的实验室实验为测试阶段。被试每天的实验时间为30 min，每个阶段的实验结束后要求被试不能立即休息睡觉，且在3天的实验期间保持规律的作息时间。实验室房间有两个区域，每个区域各有一台计算机主机和计算机显示屏，一台为被试计算机（运行实验程序），另一台为主试计算机（实时监测皮肤电收集情况）。实验室房间隔音、不透光，房间灯光可调，温度由空调控制，设定在26℃（Christopoulos et al., 2016）。正式实验时被试单独在隔音的房间，面对计算机显示屏，显示屏与被试眼睛距离50 cm。所有实验阶段的刺激呈现方式、顺序以及试次间隔均一致。为降低主试操作差异，实验室所有实验流程均通过E-prime 3.0软件控制。问卷采用问卷星进行收集，且同一个主试3天在同一间实验室对同一个被试进行实验（Hupbach et al., 2008）。实验设计与流程如图11-3所示。

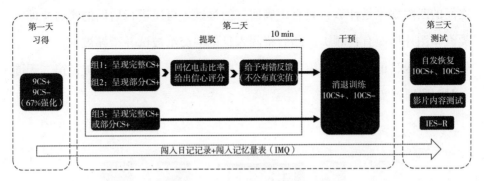

图11-3　实验设计与流程

11.2.4.1　习得

第一天被试到达实验室后首先阅读知情同意书并签字，然后填写年龄、性别等基本信息，完成积极消极情绪自评量表、特质焦虑量表以及创伤性事件问卷。通过测试后进行正式实验，被试会被带进里间的实验室，带上耳机，BIOPAC MP36R生理多导仪电极线连接到被试左手手指（用于收集皮肤电数据）。实验开始前，指导语告知被试，实验中总共会出现两种汽车，每种汽车由几种不同颜色的简单几何图形组成。实验首先会在计算机显示屏中呈现一个红色注视点"+"，接着会呈现某一类汽车图片并不定时地跟随视频。如果有负性视频跟随的话，视频会在图片缩小上移时出现。整个实验过程不需进行任何操作，只需专心地学习图片与视频的规律即可。在正式实验前有一段练习实验（练习过程不跟随视频，也不收集皮肤电），目的在于让被试更好地了解实验流程并熟悉实验材料。正式实验阶段开始收集皮肤电，将汽车图片与视频进行匹配。习得阶段呈现9个CS+、9个CS−，采用人工随机顺序呈现，CS-从不匹配视频，9个CS+中有6个CS+匹配厌恶视频（67%强化），共有3段厌恶视频，每段播放两次。每个CS呈现6s，每个厌恶视频播放20s。厌恶视频播放过程中CS缩小至屏幕上方。刺激呈现间隔（ITI）为13~15s。随后两天的刺激呈现参数与第一天相同，具体如图11-4所示。正式实验期间主试关闭实验室灯光，并尽可能远离被试，由被试单独观看影片，期间全程收集皮肤电。实验结束后摘除实验设备，同时询问被试图片和电击之间的匹配规律是什么，只有正确回答的被试才可以进行后面的实验（即哪类汽车图片后面有视频）。随后将闯入日记本交给被试并指导被试在实验室外完成闯入日记的填写，第三天返回实验室时提交。最后告知被试第二天同一时间段回到实验室。

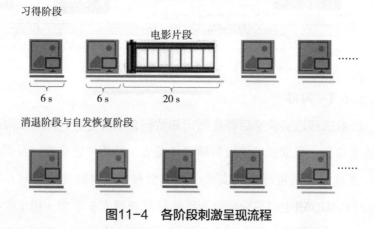

图11-4　各阶段刺激呈现流程

11.2.4.2　提取与消退

为了保证习得的恐惧记忆能够进行记忆巩固，被试被要求习得后24 h，即第二天同一时间段再回到实验室。第二天的实验被试被随机分为3组，分别为全部呈现引发PE组、部分呈现引发PE组以及提取不引发PE组。正式实验开始前，主试会先询问被试昨晚的睡眠情况，以0.5 h为一个单位进行记录，并告知被试当天的实验材料和流程与前一天大致相同。我们收集睡眠信息是因为研究发现睡眠是影响记忆巩固和再巩固的关键因素（Bryant et al., 2019; Chen, et al., 2021b）。

被试回到实验室后重新连上生理多导仪并戴上耳机。主试告知被试当天的实验程序与第一天类似并提醒被试回忆昨天学习到的规则。提取阶段呈现1个不伴随US的CS+。全部呈现引发PE组呈现的是完整的汽车图片；部分呈现引发PE组呈现1/2比例（汽车的一部分）；提取不引发PE组中的一半被试呈现完整汽车图片，另一半被试呈现不完整汽车图片。全部呈现引发PE组和部分呈现引发PE组提取图片呈现完毕后需要引发被试的预期错误，具体操作为：要求被试回忆昨天该类图片伴随厌恶电影的比例，并给出信心值（0~100），如图11-5所示。随后给予对错反馈（不告诉真实值），如果反馈正确，则被试产生的预期错误为100减去信心值（正性PE值）；如果反馈错误，则被试产生的预期错误为负信心值（负性PE值），如表11-2所示。由主试根据被试信心值在背后用鼠标操纵控制给予正确或错误反馈（鼠标左键正确，右键错误）。为了保证每组里被试引发的预期错误量在大小上是均匀分布的（既有

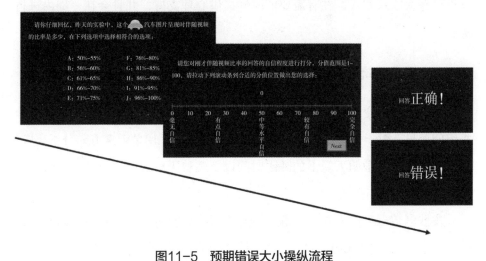

图11-5 预期错误大小操纵流程

表11-2 预期错误的操纵

被试输入	反馈	PE性质	PE量
正确或错误答案	正确	正性	100-信心值
正确或错误答案	错误	负性	-信心值

大PE也有小PE），主试在进行反馈时会根据反馈表进行正负性平衡，反馈表见附录12。提取结束后休息10 min，随后进行消退训练，即呈现10个CS+与10个CS–，均不伴随厌恶视频。正式实验期间全程收集皮肤电。实验结束后摘除实验设备，填写闯入记忆问卷，并提醒被试继续填写闯入日记。最后告知被试第三天同一时间段回到实验室。

11.2.4.3 测试

被试24 h后返回实验室，第三天将进行一系列的记忆测试。正式实验开始前主试需再次询问被试晚上的睡眠情况并记录，回收闯入日记。连接仪器后开始正式实验。首先测试自发恢复，人工随机呈现10个CS+和10个CS–，均不带厌恶影片，所有刺激全部呈现完毕后停止皮肤电的收集，摘除实验设备。随后填写闯入记忆问卷，对第一天的影片内容进行陈述性记忆测试。正式实验结束后填写事件冲击量表修订版，结算被试费。被试离开实验室前主试会让被试保留联系方式，在有需要的时候提供心理支持，并且会在一周内进行随访。

11.2.5 统计分析

人口统计学变量以及问卷测量数据使用单因素方差分析以及卡方检验分析组间差异。对于评估实验操作的一些测量变量，采用单因素方差分析比较3组被试实验过程中两天晚上的睡眠时间以及观看厌恶视频后对随后两天的影响维持程度是否有差异。

皮肤电数据采用重复测量方差分析进行统计分析，其中被试间因素为组别（全部呈现引发PE组、部分呈现引发PE组和提取不引发PE组），被试内因素为刺激类型（CS+、CS–）和试次（刺激呈现）。根据方差分析结果对刺激类型以及试次分别进行计划内比较。对于闯入指标数据，首先使用两因素重复测量方差分析进行统计分析，其中被试内因素为干预前后，被试间因素为组别。其次采用独立样本t检验对被试在相同阶段内的闯入进行组间两两比较分析组间差异。对于影片内容测试数据，采用单因素方差分析比较组间差异。

　　随后以单个被试为单位做两个层次的相关分析。第一个层次分析习得阶段的条件性作用程度能否预测随后的闯入程度，即生理指标与闯入指标的相关。第二个层次分析被试产生预期错误的大小与测试效果的相关，此时效果包括生理指标，也包括闯入指标。采用线性回归分析视频评定的主观评分与自由回忆成绩之间的相关性。具体方法分析的因素水平在统计结果报告中一一标明，统计显著性阈值设置为0.05。

11.3　研究结果

11.3.1　实验范式操作确认

　　对被试实验中间两天晚上的睡眠时间进行2（时间：第一天实验晚上、第二天实验晚上）×3（组别）重复测量方差分析，结果显示时间主效应、组别主效应以及两者交互作用均不显著，$F_s < 1.62, p > 0.20, \eta_p^2 < 0.02$。这说明随后测试消退干预结果的组间差异并不是由于被试组间睡眠时间不同导致的，因为3组被试的两晚睡眠时间均没发现显著差异。对厌恶视频事件的影响性进行分析，采用单因素方差分析测量事件冲击量表得分的组间差异，结果显示组间差异不显著，$F(2, 130) = 0.18, p = 0.83, \eta_p^2 = 0.01$。结合上述统计分析结果我们可以得知，被试确实在第一天习得了厌恶记忆且在随后两天的过程中均受第一天厌恶视频的影响，以创伤电影作为非条件刺激的条件性—闯入实验范式操作有效。

11.3.2　皮肤电

　　3组被试在3天实验期间的所有试次对应的皮肤电反应如图11-6所示。

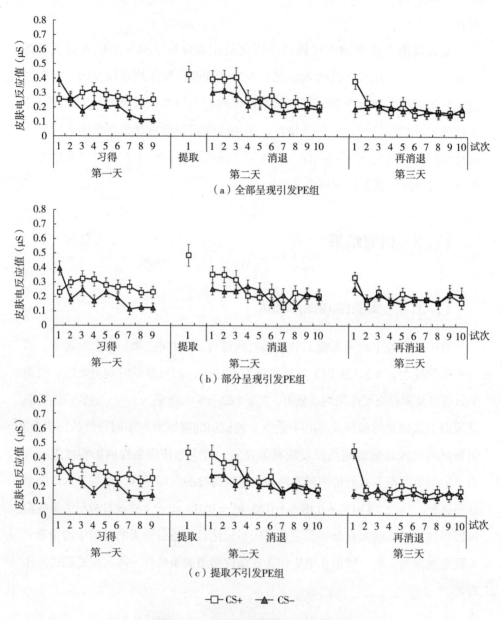

图11-6　各组各阶段皮肤电反应值

（注：误差线为标准误）

11.3.2.1　条件性恐惧习得阶段

采用2（刺激类型：CS+、CS-）×9（试次）×3（组别）重复测量方差分析评估被试条件性恐惧习得情况，结果显示：刺激类型主效应显著，

$F_{(1,130)} = 37.56, p < 0.001, \eta^2_p = 0.23$；试次主效应显著，$F_{(8,1040)} = 9.27$，$p < 0.001, \eta^2_p = 0.07$；刺激类型和试次的交互作用显著，$F_{(8,1040)} = 6.99$，$p < 0.001, \eta^2_p = 0.05$。这说明随着条件性恐惧习得时间的推进，被试对CS+和CS-的规律认识发生显著变化。刺激类型、试次和组别三者的交互作用不显著，$F_{(16,1040)} = 0.46, p = 0.97, \eta^2_p = 0.01$；刺激类型和组别的交互作用不显著，$F_{(2,130)} = 0.20, p = 0.82, \eta^2_p = 0.01$；试次和组别的交互作用不显著，$F_{(16,1040)} = 0.39, p = 0.99, \eta^2_p = 0.01$；组别主效应也不显著，$F_{(2,130)} = 0.06$，$p = 0.95, \eta^2_p = 0.01$。这说明3组被试在对CS+和CS-的恐惧反应，以及习得水平上不存在显著差异。分别对每组习得阶段最后一个CS+和CS-进行配对样本t检验。结果显示：全部呈现引发PE组被试的差异显著，$t_{(44)} = 3.52, p < 0.001, d = 0.52$；部分呈现引发PE组被试的差异显著，$t_{(44)} = 2.54, p = 0.015, d = 0.38$；提取不引发PE组被试的差异显著，$t_{(42)} = 2.05, p = 0.047, d = 0.31$。这说明3组被试在第一天的实验中都成功习得恐惧，建立了CS—US联结。

11.3.2.2　提取消退阶段

提取阶段首先采用独立样本t检验，分析全部呈现提取组与部分呈现提取组在提取试次的皮肤电反应是否有差异。结果显示，差异不显著，$t_{(65)} = 0.40, p = 0.69, d = 0.05$。其次采用独立样本$t$检验分析全部呈现引发PE组与部分呈现引发PE组在给予被试反馈时皮肤电是否会有差异，结果显示差异不显著，$t_{(44)} = 0.41, p = 0.68, d = 0.06$，如图11-7所示。

采用2（刺激类型：CS+、CS-）× 10（试次）× 3（组别）重复测量方差分析评估被试恐惧消退情况，结果显示：刺激类型主效应显著，$F_{(1,125)} = 10.70, p < 0.001, \eta^2_p = 0.08$；试次主效应显著，$F_{(9,1125)} = 13.15, p < 0.001$，$\eta^2_p = 0.10$；刺激类型和试次的交互作用显著，$F_{(9,1125)} = 2.93, p = 0.002, \eta^2_p = 0.02$。这说明CS+与CS-在消退阶段的变化有差异。刺激类型、试次和组别的交互作用不显著，$F_{(18,1125)} = 0.45, p = 0.98, \eta^2_p = 0.01$；刺激类型和组别的交互作用不显著，$F_{(2,125)} = 0.48, p = 0.62, \eta^2_p = 0.01$；试次和组别的交互作用不显著，$F_{(18,1125)} = 0.52, p = 0.95, \eta^2_p = 0.01$；组别主效应也不显

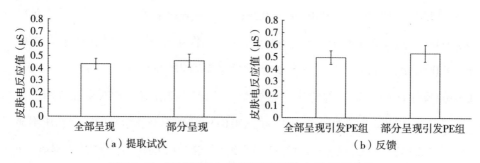

图11-7　被试提取与收到反馈时的皮肤电反应值

（注：误差线为标准误）

著，$F(2,125) = 0.36, p = 0.70, \eta^2_p = 0.01$。这说明3组被试对CS+和CS−的恐惧反应没有显著差异。分别对每组被试消退阶段最后一个CS+和CS−试次的皮肤电反应值进行配对样本t检验。结果显示：全部呈现引发PE组被试的差异不显著，$t(43) = 0.28, p = 0.78, d = 0.04$；部分呈现引发PE组被试的差异不显著，$t(42) = 0.05, p = 0.96, d = 0.01$；提取不引发PE组被试的差异不显著，$t(41) = 0.60, p = 0.55, d = 0.09$。3组被试对最后一个CS+和CS−的恐惧反应都表现为差异不显著，说明3组被试都成功消退了恐惧。

11.3.2.3　测试阶段

根据席勒等人（2010）的计算方法，条件性恐惧记忆自发恢复的指标表示为第二天消退阶段最后一个试次与第三天再消退阶段第一个试次的SCR差值。因此，我们选取了这两个关键试次的SCR值，进行2（刺激类型：CS+、CS−）×2（试次：消退最后一个试次、再消退第一个试次）×3（组别）的重复测量方差分析。结果显示，刺激类型、试次和组别的交互作用显著，$F(2,126) = 12.81, p < 0.001, \eta^2_p = 0.09$。进一步做简单效应分析，对再消退的第一个试次进行2（刺激类型：CS+、CS−）×3（组别）的重复测量方差分析。结果显示，刺激类型和组别的交互作用显著，$F(2,130) = 4.18, p = 0.017, \eta^2_p = 0.06$，说明3组被试的自发恢复存在差异。分别对每组被试自发恢复的CS+和CS−试次的皮肤电反应值进行配对样本t检验。结果显示：全部呈现引发PE组被试的差异显著，$t(44) = 3.74, p < 0.001, d = 0.56$；部分呈现引发PE组被试的

差异不显著，$t（44）= 1.59, p = 0.12, d = 0.24$；提取不引发PE组被试的差异显著，$t（42）= 5.25, p < 0.001, d = 0.80$。采用单因素方差分析对比各组被试的自发恢复指标，结果表明组间差异显著，$F（2,130）= 4.18, p = 0.017, \eta^2_p = 0.06$。事后比较发现，部分呈现引发PE组被试的自发恢复显著小于提取不引发PE组，$t（42）= -2.89, p = 0.013, d = -0.61$。全部呈现引发PE组与部分呈现引发PE组以及提取不引发PE组对比均差异不显著，$t（44）= 1.52, p = 0.29, d = 0.33$；$t（44）= -1.39, p = 0.35, d = -0.29$。综上所述，这些结果均表明部分呈现引发PE组消退效果最好，没有出现显著的恐惧自发恢复效应，如图11-8所示。

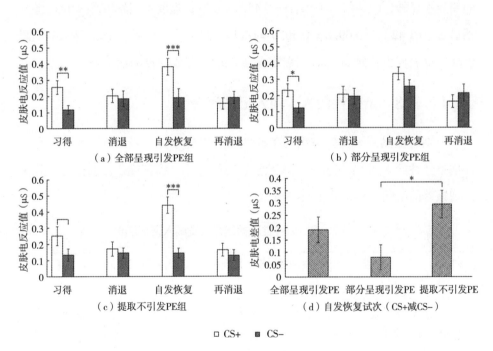

□ CS+ ■ CS-

图11-8　各组各阶段关键试次的皮肤电反应值以及各组的自发恢复指标

（注：*$p < 0.05$, **$p < 0.01$, ***$p < 0.001$; 误差线为标准误）

采用2（刺激类型：CS+、CS-）×10（试次）×3（组别）重复测量方差分析评估被试自发恢复后的再消退情况，结果显示：刺激类型主效应显著，$F（1,130）= 4.77, p = 0.031, \eta^2_p = 0.04$；试次主效应显著，$F（9,1170）= 7.35, p < 0.001, \eta^2_p = 0.05$；刺激类型和试次的交互作用显著，$F（9,1170）= 5.04$,

$p < 0.001$, $\eta^2_p = 0.04$。这说明CS+与CS−在再消退阶段的变化有差异。刺激类型、试次和组别的交互作用不显著，$F(18,1170) = 0.74$, $p = 0.78$, $\eta^2_p = 0.01$；刺激类型和组别的交互作用不显著，$F(2,130) = 1.54$, $p = 0.22$, $\eta^2_p = 0.02$；试次和组别的交互作用不显著，$F(18,1170) = 0.54$, $p = 0.94$, $\eta^2_p = 0.01$；组别主效应也不显著，$F(2,130) = 0.81$, $p = 0.45$, $\eta^2_p = 0.01$。这说明3组被试对CS+和CS−的恐惧反应没有显著差异。分别对每组被试再消退阶段最后一个CS+和CS−试次的皮肤电反应值进行配对样本t检验。结果显示：全部呈现引发PE组被试的差异不显著，$t(44) = 0.82$, $p = 0.42$, $d = 0.12$；部分呈现引发PE组被试的差异不显著，$t(44) = 0.77$, $p = 0.45$, $d = 0.21$；提取不引发PE组被试的差异不显著，$t(42) = 0.69$, $p = 0.50$, $d = 0.11$。3组被试对最后一个CS+和CS−的恐惧反应都表现为差异不显著，说明3组被试最后都成功再消退了恐惧。

11.3.3　条件性闯入（闯入记忆问卷）

分别对被试两天实验室内的条件性闯入进行分析，采用单因素方差分析评估条件性闯入的3个指标（闯入数量、时间占比、痛苦度）以及总分，均未发现显著的组间差异，如表11-3所示。

表11-3　条件性恐惧线索触发闯入记忆结果

时间	项目	全部呈现引发PE组		部分呈现引发PE组		提取不引发PE组		F	p
实验第二天	总分	48.96	（29.73）	52.22	（26.08）	48.76	（22.64）	0.24	0.79
	闯入数量	3.04	（4.25）	2.82	（3.56）	2.19	（2.29）	0.72	0.49
	时间占比	36.67%	（27.89%）	41.78%	（28.71%）	40%	（27.52%）	0.39	0.68
	痛苦度	2.49	（2.41）	2.98	（2.54）	2.74	（2.14）	0.48	0.62
实验第三天	总分	48.34	（22.90）	50.07	（27.09）	51.67	（23.59）	0.20	0.82
	闯入数量	2.07	（2.68）	3.18	（5.10）	2.21	（2.63）	1.22	0.30
	时间占比	22%	（22.12%）	19.33%	（21.78%）	24.88%	（24.43%）	0.65	0.52
	痛苦度	1.24	（1.81）	1.22	（1.87）	1.56	（1.96）	0.44	0.65

注：1.表中数据表示均值（标准差）。
　　2.$F(2, 130)$。

11.3.4　流动性闯入（闯入日记）

闯入日记记录了被试第二天提取干预前24h和提取干预后24h的闯入频率，采用2（时间：干预前、干预后）×3（组别）重复测量方差分析，结果显示：时间主效应显著，$F(1,130) = 18.22$, $p < 0.001$, $\eta^2_p = 0.12$；组别主效应和两者交互作用均不显著，$F(2,130) = 0.59$, $p = 0.56$, $\eta^2_p = 0.01$; $F(2,130) = 2.44$, $p = 0.09$, $\eta^2_p = 0.04$。这说明第二天的干预显著减少了被试的闯入频率。为对比相同时间段内各组被试的闯入情况，我们进一步采用独立样本t检验分别对干预前和干预后的记忆闯入进行组间两两比较，结果发现，干预前各组被试两两比较结果均不显著，$t_s < 0.30$, $p_s > 0.765$, $d_s < 0.05$。但干预后组间的比较结果不一致，其中全部呈现引发PE组与部分呈现引发PE组的闯入频率均显著小于提取不引发PE组，$t(42) = -2.17$, $p = 0.036$, $d = -0.33$; $t(42) = -2.22$, $p = 0.032$, $d = -0.34$，但全部呈现引发PE组与部分呈现引发PE组两者之间的差异不显著，$t(44) = 0.17$, $p = 0.87$, $d = 0.03$。具体如图11-9所示。

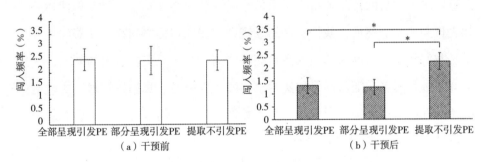

图11-9　各组干预前后闯入日记记录的闯入频率

（注：*$p < 0.05$; 误差线为标准误）

11.3.5　影片内容测试

对于被试第三天影片内容的陈述性记忆测试情况，采用组别单因素方差分析进行统计。与预期的一样，没有发现显著的组间差异，$F(2,130) = 0.36$, $p = 0.70$, $\eta^2_p = 0.01$。这说明不同的提取操作并不会影响到陈述性记忆的成绩。具体如图11-10所示。

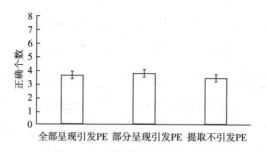

图11-10　各组被试影片内容测试成绩

（注：误差线为标准误）

11.3.6　生理指标与闯入指标相关

在以往条件性闯入范式研究中，生理指标和闯入指标之间的相关性研究结果并不一致（Streb et al., 2017; Wegerer et al., 2013）。因此本研究也探究了不同指标之间的相关性。结果发现无论是习得、消退还是自发恢复时的条件性恐惧水平均与两类闯入指标（条件性闯入和流动性闯入）无显著性相关，如表11-4所示。然而，我们惊奇地发现两类闯入指标之间存在显著的相关关系。我们发现，干预前的闯入数量能够预测随后两天实验室内的闯入，干预前闯入数量越多，随后两天的实验室内闯入也越多。我们还发现，实验室内的条件性闯入能够预测干预后的闯入数量，条件性闯入越多，干预后的闯入数量也越多。具体如图11-11所示。

表11-4　条件性恐惧（CS+或CS-）与各指标之间的相关

条件性恐惧 （CS+减CS-）	条件性闯入		流动性闯入	
	实验第二天	实验第三天	干预前	干预后
习得水平条件性恐惧				
消退水平条件性恐惧				
自发恢复条件性恐惧				

注：表中数据表示相关系数r值（p值）。

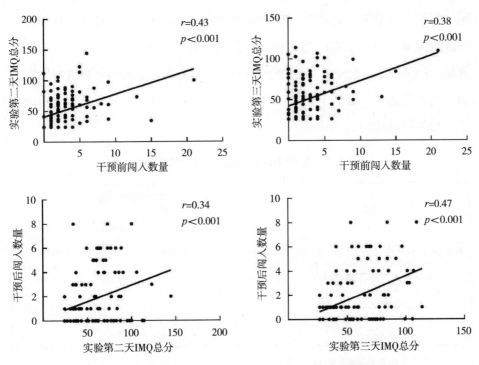

图11-11　条件性闯入指标与流动性闯入指标之间的相关性

11.3.7　提取预期错误量对干预效果（生理指标、闯入指标）的影响

由于实验设置对全部呈现引发PE组和部分呈现引发PE组里的每一位被试都进行预期错误量的操纵，所以每个被试对应一个PE值。我们想探究提取阶段引发的预期错误量能否预测随后消退训练的消退效果，因此我们将PE值分别与体现干预效果的所有指标（自发恢复SCR值、实验第三天的条件性闯入、干预后的流动性闯入以及线索回忆测试成绩）进行相关分析。结果显示，提取时PE值与生理指标显示的干预效果有显著的相关关系，但提取时PE值与实验第三天的条件性闯入、干预后的流动性闯入以及线索回忆测试成绩等指标显示的干预效果没有显著的相关性，如表11-5所示。这说明被试提取时产生的PE值可以预测随后干预操作所产生的恐惧消退效果，但只能预测条件性恐惧生理反应，无法预测闯入频率。对提取时PE值与测试时生理指标显

示的辨别条件恐惧反应量进一步做线性回归分析发现，无论是全部呈现引发
PE组还是部分呈现引发PE组，提取时的预期错误值均能够预测SCR的自发恢
复量，$r（44）= -0.50, p < 0.001$；$r（44）= -0.68, p < 0.001$。提取时引发的
预期错误量越大，随后干预效果越好，自发恢复量越小，具体体现在SCR值
上，如图11-12所示。

表11-5　预期错误量与各干预效果指标之间的相关

项目	提取操作引发的预期错误量			
	全部呈现引发PE组		部分呈现引发PE组	
自发恢复条件性恐惧（CS+减CS-）	−0.497	（<0.001）	−0.676	（<0.001）
实验第三天的条件性闯入	−0.193	（0.20）	0.07	（0.66）
干预后的流动性闯入	0.15	（0.34）	0.19	（0.20）
线索回忆测试	0.05	（0.74）	0.01	（0.97）

注：表中数据表示相关系数r值（p值）。

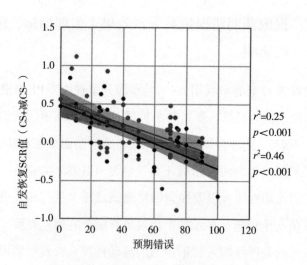

图11-12　两组PE操纵组中提取预期错误量与自发恢复SCR值的相关

（注：每个点代表一个被试，阴影区域为最佳拟合线的95%置信区间）

11.4 讨论

本研究的目的在于探究不完整提取去稳定恐惧原始记忆痕迹的过程中，再激活程度以及预期错误量这两个因素所起的作用，同时利用条件性—闯入范式进一步探讨提取干预范式对恐惧不同记忆成分再巩固的影响。实验结果发现，当不完整提取操作引发预期错误并且造成中等程度的记忆再激活时，提取干预消退恐惧记忆的效果好于不完整提取操作且没有引发预期错误或者不完整提取操作引发了预期错误但是记忆再激活程度高。这种对恐惧记忆消退的效果优势不仅体现在恐惧记忆的非自主非陈述性成分上（条件性恐惧反应），还体现在恐惧记忆的非自主陈述性成分上（闯入记忆），但在自主性成分上（影片内容测试）不体现。通过相关分析还发现，不同记忆成分指标间是相互独立、互不影响的，只有同一记忆成分指标之间才具有相关性，如流动性闯入与条件性闯入显著相关。此外，提取时通过预期反馈对被试的预期错误进行量化，结果发现，无论是在中等程度再激活组还是高程度再激活组，被试产生的预期错误越大，在随后自发恢复测试中对CS+和CS−的辨别性生理反应越小，即恐惧自发恢复量越小。而且，虽然中等程度再激活组和高程度再激活组都显示了相同模式的相关，但通过比较拟合后的相关曲线发现，中等程度再激活组的回归系数高于高程度再激活组，即在中等程度再激活组中的被试自发恢复量的大小受提取时产生的预期错误量影响更大。综合以上结果可以得知，不完整提取操作在引发更高的预期错误并且处于中等激活程度时，随后进行干预的效果更好，因为在这种情况下记忆已经充分地去稳定，易于记忆修改。据我们所知，这是首次将测量恐惧记忆不同成分的指标进行直接比较，探究提取干预范式对不同指标之间的效果影响的研究，研究结果对提取干预范式的干预效果从简单的实验室恐惧到复杂的现实生活创伤的临床转化提供了重要的指导意义。

11.4.1 条件性—闯入范式能成功引发条件性生理反应和记忆闯入

本研究将中性的简单汽车图片作为条件刺激，将车祸主题的创伤电影片段作为非条件刺激，在习得阶段不断进行匹配。从习得阶段的皮肤电反应来看，被试能习得对汽车图形的条件性恐惧，表现为辨别性条件恐惧反应。同时，从习得后被试报告的实验室外闯入情况来看，被试也会出现电影情景片段自发性闯入的情况，即出现闯入记忆。这与前人研究一致。韦格尔（Wegerer）等人（2013）的研究采用打字声或钟声作为中性声音条件刺激与负性电影视频进行配对，斯特雷布（Streb）等人（2017）的研究采用时钟滴答声或火车行驶声与负性电影视频进行配对。这两个研究均成功使被试习得条件性恐惧并引起创伤记忆闯入。我们知道，人们在现实中遭受创伤后，由于在编码时期伴随情绪的信息会在特定的脑区引起更大的激活，并获得更大的注意力资源（Dolcos et al., 2002; Fox et al., 2001）。编码后几个小时内的巩固过程又通过各种因素（如肾上腺应激激素的作用、杏仁核与其他大脑区域环路的激活）对情绪记忆进行增强，所以这种负性情绪的记忆会很持久（McGaugh, 2013; Phelps, 2004）。不仅如此，这些记忆还会出现非自主性的闯入，即负性事件以图片声音等感官方式重现在脑海里，这种闯入无法预期，患者也很难知道在何种条件下会出现（Herz et al., 2020）。在以往的实验室研究中，对恐惧记忆的测试激活都是通过实验最初编码的材料或具体提示来引发的，很难模拟日常生活中自发产生的记忆激活现象。本研究所采用的将创伤电影作为非条件刺激与中心条件刺激进行配对的方式，在测试激活记忆时既可以通过条件性刺激进行诱发，又可以模拟现实生活中自发性的闯入现象，并记录下来，是一种生态效度高且控制较为严密的实验室模型，在未来可以进一步使用作为情绪记忆研究领域的基础模型。

11.4.2 三种提取方式在抑制恐惧复发效果上的差异

在对三种提取方式的抑制恐惧复发效果进行分析时我们发现，无论是生理指标还是闯入指标，部分呈现引发PE组与提取不引发组相比显示出了显著的抑制恐惧复发效果，表现为抑制条件性恐惧自发恢复量以及提取消退后闯入频率显著减少。但是部分呈现引发PE组与全部呈现引发PE组相比，抑制恐惧复发效果的优势就没有像与提取不引发PE组比那么显著，而且在两个指标上也会有些不同。在生理指标上，虽然组内分析中全部呈现引发PE组出现了恐惧自发恢复现象（自发恢复测试里CS+试次的皮电值显著大于CS-试次），部分呈现引发PE组内没有出现自发恢复现象，但在组间的自发恢复量对比中，部分呈现引发PE组却与全部呈现引发PE组没有显著差异，部分呈现引发PE组的自发恢复量只显著小于提取不引发PE组。在干预后的闯入频率组间对比中，部分呈现引发PE组在闯入频率上也和全部呈现引发PE组没有显著差异。而且我们对提取试次产生的生理唤醒进行分析得出，全部呈现提取试次和部分呈现提取试次两者的皮肤电反应没有显著差异。这说明虽然部分呈现引发PE组相比全部呈现引发PE组确实存在抑制恐惧复发效果的优势，但这个优势其实十分微弱。

这与我们之前的研究结果一致，在条件性恐惧再巩固的研究中发现，预期错误是开启记忆再巩固的必要不充分条件（Chen et al., 2018; Sevenster et al., 2013）。实验中，部分呈现引发PE组与全部呈现引发PE组都是通过预期反馈的方式引发了被试的预期错误差异，所以两组在不完整提取操作引发预期错误的情况上是一样的，两组在提取过程中的唯一差别在于部分呈现引发PE组使用习得时汽车图片的一个部分（车窗或车身），而全部呈现引发PE组用的是完整的汽车图片。这种部分呈现与以往按比例呈现和按分辨率呈现操纵记忆再激活程度不同。由于一开始习得时是以一个整体概念（汽车）习得图形，所以随后用部分呈现所产生的再激活程度可能与完整呈现所产生的再激活有差别但差别不大，因为整体概念涉及的记忆神经表征相对会更加复杂。

11.4.3　操纵预期错误量的预期反馈设置

在情绪记忆再巩固研究领域进行PE量化比较难，是因为无法测量到被试对刺激所产生的预期，进而无法通过结果的反馈计算预期错误量（Sinclair & Barense, 2019）。在以往的研究中，均是通过设置客观的习得阶段与提取阶段呈现的方式差异（如CS—US匹配规则、US出现时刻等）来调节预期错误量（Diaz-Mataix et al., 2013; Sevenster et al., 2014）。但这种方式存在两方面的局限性，一是调节的量程很有限，二是客观设置的违背预期的呈现对于每个被试可能会有个体差异。因此，需要寻找更好的手段在情绪记忆再巩固研究中测量被试产生的预期错误大小。预期错误最早是用来解释理解陈述性记忆的强化学习模型的，在陈述性记忆的预期错误研究中通常采用预期反馈的方式来衡量预期错误大小（Pine et al., 2018）。研究者让被试回答问题后评价自信心，反馈正确答案后通过被试回答的对错性质对自信心评分进行计算进而得出预期错误量。本研究尝试将预期反馈设置放进条件性—闯入范式中进行预期错误大小操纵，从被试的评定以及反馈后PE的计算得分来说，反馈设置在条件性—闯入范式中有效。我们还在部分呈现引发PE和全部呈现引发PE这两组有预期反馈操作的组别中进行反馈过程被试皮肤电反应的差异分析，结果显示没有组间差异。这说明这种预期错误量操纵虽然可以衡量预期错误量但不会体现在生理层面。

11.4.4 不同恐惧记忆成分指标间相互独立

在对不同记忆成分指标做相关分析时我们发现，恐惧记忆中不同记忆成分所对应的指标间没有相关关系。在我们的实验中，生理指标对应的是恐惧记忆非自主非陈述性成分，闯入指标对应的是恐惧记忆非自主陈述性成分，而回忆测试对应的是恐惧记忆自主性成分，结果显示各成分指标相互独立。在记忆领域的研究中，多重记忆系统理论（multiple memory systems theory, MMS）一直是记忆研究的主流。该理论假设大脑储存信息的基础是许多模块独立并行活动的，每个模块具有不同的属性、动力学和神经基础（Squire, 2004b）。通过分离研究发现，恐惧记忆中自主回忆出来的成分属于陈述性记忆系统，基于新皮质环路，记忆痕迹在大脑皮层。而恐惧记忆中非自主回忆出来的成分有两种，一种是非陈述性成分，基于杏仁核；另一种是陈述性成分，基于海马，所以各个成分是独立的，相应的指标测量自然也不会受影响（LeDoux, 2012; Mobbs et al., 2019）。然而，新兴的动态网络模型（dynamic network model）认为，记忆网络可以根据环境需求重新配置或临时耦合，在此背景下，特定记忆系统下的神经网路可以作为一个独立的单元，也可以作为更高阶的元网络（meta-network）集成组件（Ferbinteanu, 2019）。实证结果表明，记忆系统虽然是分离的，但由单个记忆系统形成的表征可以促进多种类型的记忆驱动策略。在记忆再巩固干预研究中，虽然效果测试的指标是分离的，但是在前期记忆提取进入再巩固的程度上各个指标可能有一定的关联，这可能需要未来做进一步的研究。

11.4.5　PE大小只能预测生理指标，无法预测闯入记忆频率

在预期错误量对效果指标的预测性分析中，我们只发现PE值对生理指标效果的预测性，并没有发现PE值对闯入频率指标的预测性。根据我们的假设，提取使被试产生的预期错误量越大，原始记忆就更充分地去稳定，随后的干预效果就更好。大量研究表明，提取干预针对的是非自主的非陈述性成分以及非自主的陈述性成分，即在生理指标和闯入指标中均能通过测量得到提取干预抑制恐惧复发的效果。对此我们假设，既然提取消退范式能够降低被试对条件刺激的生理唤醒反应，减少创伤的闯入频率，那提取时产生的PE值就可以预测被试随后的生理唤醒反应以及闯入频率的降低程度（Schiller et al., 2011; Visser et al., 2018）。然而本实验只发现了PE值对生理指标减少量的预测性，对闯入频率减少量的预测性不显著。可能的原因有以下两个方面：一方面，我们只收集了干预后24h内的闯入频率，而在人类侵入性记忆评估中通常涉及长时间的动态记录，且收集时间过短可能没法很好地控制被试个体差异，这从条件性闯入的结果分析中也可以得到印证；另一方面，与生理指标相比，PE值对闯入记忆指标的预测性更为微弱，由于被试量或PE量程不够的原因不能很好地统计出相关性。

第12章　行为干预情绪记忆再巩固：
从实验室到临床转化

伴随强烈情绪的记忆往往比较难遗忘，这并不是一个大问题（Hamann，2001）。但是某些特定的情绪记忆，例如对创伤性事件反复的、非自愿的和侵入性的痛苦记忆，却是多种精神障碍的主要症状表现，包括焦虑障碍（anxiety disorders）、创伤及应激相关障碍（trauma- and stressor-related disorders）、物质相关及成瘾障碍（substance-related and addictive disorders）等（APA，2013）。如果有可能通过服用药物或者使用简单的干预方案来减轻这些不良记忆所带来的情绪症状，从而帮助人们永久地忘记这些记忆，那对患者来说是最大的福音。记忆再巩固理论认为，先前巩固的记忆在重新激活后会恢复到暂时不稳定的状态，需要重新稳定的过程。在不稳定时期，记忆痕迹很容易被修改，这就提供了一个潜在的治疗机会来削弱、更新或增强记忆（Misanin et al., 1968; Nader et al., 2000a）。这项基础研究促进了新型治疗技术的早期发展，但由于记忆本身的动态性与人类精神障碍的复杂性，直接将其应用于人类临床治疗并非易事。本章首先回顾了关于记忆再巩固的基础研究，重点放在对恐惧、物质成瘾等情绪记忆再巩固的行为干预模型上。其次还回顾了少数先锋者进行的临床应用探索，这些研究试图将行为干预记忆再巩固应用于情绪障碍的治疗，但结果喜忧参半。最后我们讨论在基础研究向临床治疗转化中行为干预记忆再巩固所面临的挑战，再结合基础研究现状，提出未来研究可以关注的几个方向。

12.1　情绪记忆及记忆再巩固理论

伴随情绪的记忆很难遗忘，因为经历负性事件后所产生的情绪记忆可以帮助我们在未来处理类似情况，这是生物进化的结果。然而，情绪记忆的某些方面也有可能成为心理障碍的基础，尤其是不受意识控制自动提取出来的情绪记忆——侵入性记忆（intrusive memories）（Holmes et al.， 2010b）。而记忆再巩固作为生物的自适应行为，可以为适应不良记忆（maladaptive memories）的消退提供启示。

12.1.1 情绪记忆与相关精神障碍

侵入性记忆表现为对过往的情感事件的无意识提取，在各种精神障碍的发展和维持中发挥着关键性作用（Ehlers et al., 2000）。侵入性的情绪记忆在不同的精神障碍中会有不同的症状表现形式：PTSD患者会在接触内在或外在线索时在脑海里重现创伤事件片段；特定恐怖症患者对于特定的事物或情况（如飞行、蜘蛛、蛇等）会促发立即的害怕和焦虑，引发回避行为和痛苦体验；物质成瘾障碍患者（如酒精、海洛因、尼古丁等）的侵入性情绪记忆主要体现在一定程度的生理戒断后重新接触该物质或相关线索引发的强烈欲望与情绪体验，导致复吸行为。这些情绪性记忆都具有共同的特点：不受主观意识控制以及难以消除（Berntsen et al., 2002）。临床治疗的重点主要是放在侵入性的情绪记忆上，治疗的目标在于消除不受意识控制的侵入性记忆（包含陈述性记忆和非陈述记忆），保留对创伤性事件的陈述性记忆，因为在司法或者其他方面可能需要人们去回忆或提供证词（Visser et al.，2018）。

目前，临床上常用于治疗情绪记忆相关精神障碍的方法有CBT、主要针对PTSD的EMDR、暴露疗法和药物治疗等（Bisson et al., 2007; Treanor et al., 2017）。目前的治疗方法不是对原始记忆痕迹进行消退，而是产生了一种新的抑制性的记忆痕迹或者只是暂时干扰原始记忆的表达(Bouton, 2000)，所以都存在症状复发的现象。不过，21世纪以来，许多基础和临床科学家开始关注利用记忆的可塑性，想要利用记忆的可塑性修改相关精神障碍医移的原始记忆痕迹(Elsery et al., 2017； Elsey et al.， 2018）。

12.1.2　记忆再巩固理论及其边界条件

传统的记忆固化理论认为，记忆编码后形成相对不稳定的短时记忆，然后通过巩固进入更稳定的长时记忆。然而，在一定条件下，记忆的重新激活会使原始记忆痕迹去稳定，直到重新稳定，这一过程称为记忆再巩固（Milton et al.,2013; Misanin et al., 1968; Nader et al., 2000a）。去稳定涉及蛋白质的降解，重新稳定涉及蛋白质的合成，可以通过蛋白质合成抑制剂或 β 受体拮抗剂直接或间接阻断蛋白质合成，从而阻止记忆再巩固（Kindt et al., 2009; Nader et al., 2000b）。除了药物干预，重新激活的记忆也容易受到非药物的行为干预，如暴露于干扰物刺激或新信息。

然而，并不是只要提取，记忆就会变得不稳定（存在原始记忆受外界无关刺激干扰的风险），只有大脑认为有必要更新记忆时再巩固才会发生（Lee, 2009; Schiller et al., 2011）。因此，记忆再巩固需要满足一定的条件，通常称为"边界条件"，其中包括记忆相关因素与再激活相关因素（Drexler et al., 2018; Monfils et al., 2018）。记忆相关因素包括记忆类型、记忆年龄和记忆强度等，如远期记忆相比近期记忆较难去稳定（胡静初等，2019）。再激活相关因素指的是影响记忆去稳定程度的不同条件，这些条件也会根据记忆相关因素的改变而改变。记忆再激活程度不同会导致不同的结果，程度从小到大分别导致仅提取（记忆的表达）、再巩固、中间状态（对药物不敏感）以及消退（Faliagkas et al., 2018）。研究发现，较少的提取暴露时间（提取次数、提取线索呈现时间）能激活记忆再巩固，但对于高强度、远期的恐惧记忆则需要通过增加暴露时间才能成功（An et al., 2018; Hu Jingchu et al., 2018）。也有研究者发现，提取阶段只有当预期与实际情况产生不匹配（即产生预期错误）时记忆才能去稳定，适当的预期错误才能开启记忆再巩固（陈伟等，2018; Sevenster, et al., 2013, 2014）。

12.2 基于记忆再巩固的行为干预范式

20世纪60年代，有研究者发现在老鼠实验中可以通过提取后施加电击导致记忆遗忘效应（Misanin et al., 1968）。然而直到21世纪初，这一发现用于治疗情绪障碍的临床潜力才逐渐被公认，即基于记忆再巩固的干预范式（Brunet et al., 2008; Nader et al., 2000b; Przybyslawski et al., 1999）。然而，电休克疗法或β受体拮抗剂（如心得安等）均有副作用（Kroes et al., 2014; Monfils et al., 2018），许多在动物研究中用于阻止记忆再巩固的蛋白质合成抑制剂对人体有害，无法在人类研究中使用。目前大量研究证明，行为干预作为一种非侵入性的方式能够利用记忆再巩固使新信息融入现有的记忆，从而更新原始记忆痕迹（Lee et al., 2017）。

12.2.1 传统消退训练干预再巩固

行为干预情绪记忆再巩固研究最多的范式是提取（再激活）消退范式（reactivation-extinction, retrieval-extinction），包括其变式提取暴露范式（retrieval-exposure）。传统消退范式采用的是巴甫洛夫条件反射模型，如果一个声音（CS）之前一直与电击（US）配对，那么反复暴露不伴随电击的声音会逐渐消退对声音的恐惧，这也是临床暴露疗法的理论基础。但是传统消退只是建立了一个新的抑制性记忆痕迹联结（CS withouil US）与原始恐惧记忆痕迹联结（CS—US）竞争。所以当原始记忆痕迹占优势时，就会出现恐惧复发，表现为自发恢复、重建、续新和再习得等恐惧返回的行为特征（曾祥星等，2014）。而提取消退范式是通过一个单独的CS试次进行提取使记忆进入不稳定状态，随后在再巩固时间窗内进行传统消退。该范式首先由蒙菲尔斯等人（2009）在动物研究中发现，随后不久被席勒等人（2010）应用于人类研究（Monfils et al., 2009; Schiller et al., 2010）。后续研究表明，这种消退效果在神经和行为水平上都是很持久的，即使在干预18个月后，基底外侧杏仁核的恐惧记忆痕迹并没有恢复，恐惧行为反应也很低（Bjorkstrand et al., 2015）。

12.2.2　其他行为方式干预再巩固

除提取消退范式外还有其他行为干预记忆再巩固的方法，研究者通过在再巩固时间窗内进行替代消退（vicarious extinction），即在再巩固时间窗内向被试呈现一段陌生人接受消退训练的视频，同样可以起到更新原始记忆痕迹的效果（Golkar et al., 2017）。还有研究发现，在再巩固时间窗内通过言语指导被试进行消退训练后，想象消退（imaginal extinction）也能够干预记忆再巩固（Agren et al., 2017）。高尔塞克（Goltseker）等人（2017）做了一个动物研究，先让小鼠习得对可卡因（cocaine）的成瘾记忆，随后通过反条件作用（counterconditioning）操作，在再巩固时间窗内将原本吸食的可卡因（产生生理愉悦体验）换成氯化锂（产生生理厌恶体验），成功消退了小鼠对可卡因的成瘾。值得注意的是，与药物干预再巩固不同，这些行为干预再巩固范式中，原始记忆痕迹并没有被"擦除"（erased），而是整合了新信息，更新了原始记忆痕迹。当然，除了整合新信息，行为干预还可以通过参与认知任务来干预再巩固，詹姆斯等人（2015）发现，与单独激活创伤记忆片段或者玩"俄罗斯方块"游戏相比，在重新激活创伤记忆片段后让被试玩"俄罗斯方块"游戏可以减少被试对创伤记忆的闪回，这可能是因为"俄罗斯方块"游戏是一个视觉空间任务，该任务与记忆再巩固依赖相同的神经资源，所以玩"俄罗斯方块"游戏与记忆再巩固相互竞争神经资源，干扰了创伤记忆的再巩固。在该研究中，测试指标是侵入性记忆，所以并不能说这种行为干预会使记忆无法提取，而只能说影响记忆的无意识提取（Lee et al., 2017）。这些研究表明，行为干预再巩固更新记忆是非侵入地修改情绪记忆的一个可行途径。

12.2.3　临床被试研究

迄今为止，采用临床被试的行为干预再巩固更新记忆研究还较少。我国研究者首次将提取消退范式应用于药物戒断后的海洛因成瘾患者，结果表明，干预后能减少患者对线索诱导海洛因的毒品渴望（craving），效果至少持续半年（Xue et al., 2012）。加姆罗丝（Gemeroth）等人（2017）研究表明，记忆重新激活后让患者重新暴露在尼古丁线索下会降低对尼古丁的渴望，并显著地减少尼古丁成瘾者的吸烟行为。在酒精成瘾患者的临床研究中，有研究者采用真实的酒精饮料诱导记忆重新激活，让患者拿起酒精饮料，快要喝下去时上前阻止，而控制组则是允许喝非酒精饮料或者不阻止喝酒精饮料。10min后进行反条件作用干预，结果表明预期错误提取加反条件作用干预组显著减少了对酒精线索的注意力偏向（attentional bias）、渴望与评估（Das et al., 2018; Das et al., 2015）。伊亚杜赖（Iyadurai）等人（2018）发现，让PTSD患者在记忆重新激活后6h内进行认知干预（玩"俄罗斯"方块游戏）可以减少患者对创伤事件的侵入性记忆。在对蜘蛛恐怖症患者的临床研究中发现，提取后进行暴露干预能够减少对蜘蛛的恐惧表达，且效果持续6个月以上，表现为杏仁核激活减少以及促进趋向行为（Bjorkstrand et al., 2017）。也有一些临床研究出现不一致的结果。有研究者在飞行恐惧症患者中用记忆激活后实施暴露疗法的干预来治疗，结果发现治疗组与控制组相比在临床诊断治疗结果上无差异，但有显著生理指标（心率和皮肤电）降低（Maples-Keller et al., 2017）。有研究利用虚拟现实技术对患者进行提取暴露干预，结果表明提取暴露组与传统暴露组没有显著差异，两组都能改善对蜘蛛的回避行为（Shiban et al., 2015）。

12.3　实验室研究成果应用于临床治疗

行为干预记忆再巩固范式作为一种非侵入性的修改原始记忆痕迹的手段，有其得天独厚的优势，在治疗情绪记忆障碍上具有极大的应用前景。虽然已有研究者尝试将其引入临床治疗并取得一定的成果，但还无法形成一种适用范围广、疗效显著的治疗方法，基础向临床转化还面临着诸多挑战。

12.3.1　基础研究与临床应用的关系

基础研究关注内在原理以及机制研究，但由于实验中严格控制着无关变量，因此其不适合直接照搬到临床。而临床应用关注的是治疗效果，但针对精神障碍的行为治疗往往只知道如何治疗有效，并不知道原理，这导致不同医生使用效果不同或者只适用于个别患者，难以推广（Elsey et al., 2017）。但是，研究与临床并不是相互割裂的，而是互相促进的。一方面，实验室研究的成果有利于更加清晰地了解行为干预再巩固的机制，为临床治疗提供理论指导；另一方面，临床治疗中的技术手段，个案的治疗研究都有助于启发基础研究的研究方向，促进研究领域的发展。

基础动物研究可以通过各种侵入性技术手段研究细胞分子机制，人类研究可以通过神经影像学技术研究相关脑区激活与神经环路，这些实验室研究都有利于揭示行为干预记忆再巩固的内在机制，凸显出其临床应用价值及其优势性。

很多基于临床的观察研究对基础研究具有启发意义。一项对临床患者的回溯性研究为行为干预再巩固的生态有效性提供了间接证据。研究采访了同时经历2005年卡特里娜飓风和2008年古斯塔夫飓风的新奥尔良年轻人，发现在古斯塔夫飓风一个月后，受其影响较小的参与者对之前卡特里娜飓风的负面记忆较少，由此引发的PTSD症状也较低（Weems et al., 2014）。在这一自然事件中，受古斯塔夫飓风影响较小的人（提取强度恰好满足再巩固边界条件）相当于重新激活了对卡特里娜飓风的创伤记忆，这使其不稳定，容易受干扰。该研究结果验证了记忆再巩固的存在。现有的临床治疗方案有的可能也是基于记忆再巩固更新机制的，如EMDR治疗，包含创伤记忆再激活和使用干扰物（侧眼运动），用于减轻PTSD患者的焦虑、抑郁与分离症状（Shapiro, 2002）。在针对暴力犯罪的受害人的恢复性司法（restorative justice）治疗过程中，让受害者面对犯罪者（在安全的空间里）可能会引发创伤事件的重新激活，之后期望与现实的不匹配允许记忆更新，导致其对事件相关的负性情绪减少，且效果持久（Bolitho, 2017）。

12.3.2　临床转化工作新进展

目前已有少数研究者在临床转化工作中做出了大胆尝试。首先被直接应用于临床治疗的是药物干预再巩固范式。阿姆斯特丹大学梅雷尔·金特（Merel Kindt）教授及其团队是目前世界上最早使用心得安干预记忆再巩固直接治疗蜘蛛恐惧症、飞行恐惧症、猫恐惧症和PTSD的团队之一，其突破性的工作使得这一方向的研究（包括药物干预和行为干预）获得了极大的鼓舞。金特和凡·埃默里克（van Emmerik, 2016）报告了4个PTSD患者的治疗个案，其中三例患者仅仅经过一两次干预后恐惧症状就急剧减少，另外一个相对复杂的案例干预无效，但总体上取得了令人惊叹的成果。目前该团队仍持续在更大的范围内进行临床治疗试验。而在行为干预再巩固的临床应用转化方面，有研究者通过引导患者产生认知的不匹配（预期错误）重新激活原始记忆后，采用认知行为疗法使被试承认接受这种不匹配，发现这种干预方式能够减少认知—情感—行为的负性模式（Drexler et al., 2018）。在治疗患PTSD的退伍老兵时，研究者先让患者复述创伤性事件作为记忆再激活，之后让患者跳出回忆，回到当前，想象自己在电影院里，以第三视角观看创伤事件（黑白画面呈现），结果发现大多数治疗的患者不再符合PTSD的诊断标准（Gray et al., 2017）。这些临床转化的开创性工作为后续的研究提供了宝贵的经验，让人们对这一技术的最终应用充满希望。

但同时暴露出了一些问题，一些治疗可能对情况更复杂的患者无效，这是因为实验室研究中的记忆和临床患者的记忆存在显著的强度差异。研究发现，近期记忆回忆在一定程度上是通过第二型组蛋白乙酰酶（Histone Deacetylase 2, HDAC2）的s-亚硝基化和组蛋白乙酰化调节海马神经突触可塑性介导的，而在远期记忆（1个月以上，大鼠）中却缺失（Graff et al., 2014）。但这并不代表行为干预远期记忆再巩固无效，卡拉夫（Khalaf）等人（2018）研究发现，有效的远期记忆衰减伴随着记忆的重新激活，引发齿状回中神经元的持续活动，这说明原始恐惧记忆痕迹对远期记忆的衰减起积极作用。格拉夫（Graff）等人（2014），在再巩固过程中使用HDAC2靶向抑制剂促进远期记忆持续衰减，这种干预在表观遗传学上启动了与神经可塑性相关的基因表达，同时伴随更高的代谢、突触和结构可塑性。所以，结合药理学或基因的表观遗传学技术配合提取线索的行为操作或许是未来治疗远期记忆创伤的一种选择。

此外，大多数行为干预记忆再巩固的临床治疗应用只是个案，缺乏科学的疗效对比，很难体现新治疗手段的优势。另外，即使是在临床诊断方面，相关精神障碍的诊断标准也是十分复杂的，所属类别及其严重程度与个体差异、创伤经历以及伴随症状有关。因此在基础研究向临床应用转化过程中，一方面应该关注症状而不是关注精神疾病种类，行为干预情绪记忆再巩固解决的是患者的侵入性记忆以及情绪反应，只要出现该症状的精神疾病都在临床研究范围内；另一方面基础研究者应该关注临床治疗的实际情况，增加与临床医生的交流对话，考虑治疗过程中患者的个体独特性，结合现有心理治疗方案进行研究。

12.3.3　临床转化仍然存在的挑战

目前，行为干预记忆再巩固范式在从实验室走向临床应用的转化过程中，面临的最大挑战就是如何瞄准特定的原始记忆痕迹，通过再激活使其重回不稳定的状态（记忆去稳定）。

记忆的形成最初依赖海马体内快速的突触重塑，并逐渐在新皮质网络（neocortical networks）中得到巩固，形成长期记忆。然而，支持新皮质记忆巩固的痕迹和回路至今仍是未知的，目前也没有测量方法来准确测量大脑皮层储存的记忆信息有多少、是什么。北村（Kitamura）等人（2017）研究发现，通过海马—内嗅皮质网络和基底外侧杏仁核的输入，新皮质前额叶记忆痕迹细胞（engram cells）在最初的学习过程中迅速生成。随着时间的推移，额叶前部记忆痕迹细胞在海马记忆痕迹细胞的支持下功能逐渐成熟，海马记忆痕迹细胞逐渐沉默，但负责恐惧记忆的基底外侧杏仁核的记忆痕迹细胞则维持着。行为干预记忆再巩固是否能激活杏仁核的恐惧记忆痕迹细胞、激活多少原始记忆痕迹，还需要进一步研究。

临床患者经历的创伤性事件往往具备多线索刺激，各种刺激还分为主要刺激、次要刺激和泛化刺激，这大大加大了实践难度。研究表明，不同的提取方式（CS提取、US提取、抽象概念提取等）对原始记忆痕迹的激活存在差异（Soeter et al., 2015; Xue et al., 2017）。在成瘾记忆的研究中发现，使用成瘾药物（US）提取比相关线索（CS）提取效果好，相比CS提取组，β-肾上腺素受体破坏了更多的CS—US联结，US提取后发现更多的CREB（一种结合蛋白）在整个杏仁核和海马体激活，但CS提取组只发现在背侧杏仁核和海马体CA1区激活（Huang et al., 2017; Zhu et al., 2018）。

另外，记忆去稳定阶段作为记忆再巩固过程的门户，如何深入研究其机制，以此来打破记忆再巩固边界条件，也具有极大的挑战性。记忆去稳定的实质是蛋白质降解。研究发现，突触后蛋白在海马内的降解是通过多聚泛素化（polyubiquitination）来实现的，记忆提取后立即将蛋白酶体抑制剂注入海马CA1区域可以防止茴香霉素引起的记忆损伤以及恐惧记忆的消退，这表明依赖泛素蛋白酶体系统（ubiquitin proteasome system, UPS）的蛋白质降解是恐惧记忆去稳定过程的基础（Lee et al., 2008）。所以弄清何种情况记忆会去稳定，通过人为调控使记忆达到去稳定的条件，从而解除边界条件的限制，是目前面临的一大难点。

这些问题表明，关于记忆去稳定的特定神经递质系统和神经机制，大脑中长时记忆储存的动态过程，仍有丰富的研究领域待挖掘。

12.4　未来可努力的方向

目前关于行为干预情绪记忆再巩固的研究还存在不少争议，甚至有部分研究者质疑记忆再巩固阶段的存在。他们认为，记忆再巩固并不是对实验结果的唯一解释，甚至直接使用传统的记忆编码加工理论就可以解释实验结果（Elsey et al., 2018）。不单是理论解释层面，该范式的优势性也遭到了质疑。研究发现，先进行消退训练再提取记忆（消退提取）以及逐渐减少电击的消退训练（逐渐消退）均能减少恐惧记忆的自发恢复与重建效应，与提取消退一样具有抑制恐惧复发的效果（Gershman et al., 2013; Telch et al., 2017）。因此，应该更加注重行为干预记忆再巩固的内在机制原理研究，以行为生理学证据为基础，在神经生理以及细胞分子层面直接证明该范式的有效性以及优越性。结合临床转化所遇到的问题，今后的研究可以关注以下几个方面。

12.4.1　探索准确可行的外显指标

记忆再巩固研究始终逃不脱的一个问题就是缺乏相应的指标（read-out），目前还没有找到一个真正意义上可以指示记忆去稳定或者确定记忆可以去稳定的实时指标（Kindt, 2018b）。大部分研究都还只是停留在从实验结果的差异反推证明变量操作的有效性，进而间接证明记忆进入再巩固。虽然各项研究从实验设计上都可以严密地推论出记忆再巩固过程的存在，记忆再巩固过程也可以解释一系列研究结果，体现出强有力的一致性，但是由于缺乏指标，仍无法直接自证。对去稳定指标的探索应建立在对记忆去稳定的机制原理的研究基础上，这个指标可以是行为层面、神经层面甚至是分子层面，但必须是实时的、外显的，这样才有利于临床的转化。

相关神经递质研究或许可以为指标的建立提供启示。谷氨酸（glutamate）是记忆去稳定中最重要的神经递质之一。谷氨酸在记忆巩固过程中的重要作用及其在NMDA受体中的活性，使其在记忆巩固中的作用得到了进一步的研究。研究发现，在基底外侧杏仁核注射GluN2A-NMDA（NMDA受体中的一种调节性亚基）受体抑制剂可以阻止恐惧记忆再次稳定，但注射GluN2B-NMDA（另一种调节性亚基，与GluN2A结构同源）受体抑制剂则可以阻止恐惧记忆去稳定，两者在去稳定和再次稳定过程出现了双重解离功能（Milton et al., 2013）。一种新兴的理论认为，GluN2A/ GluN2B比例介导着边界条件，GluN2A/ GluN2B比例高则对记忆去稳定有抵抗作用，只有降低GluN2A/ GluN2B比例才能使记忆去稳定（Zhang et al., 2018）。这或许可以成为判断记忆是否去稳定的一个标准。另外，林（Lim）等人（2018）研究发现，去稳定涉及海马CA1神经元内的β-肾上腺素，作用机理是通过增加神经元的兴奋性引发记忆去稳定。未来研究需要进一步深入研究，这一问题的解决需要继续研究再巩固干预的生物机制、神经机制，并将其与行为机制相结合进行探索，进而建立具备信度、效度和敏感度的指标。

12.4.2 引发记忆再巩固的最佳手段

关于行为干预记忆再巩固的基础研究已经证明，记忆进入再巩固过程需要满足一定的边界条件，并且记忆再巩固理论本身还存在着许多限制，如线索的特异性问题（行为干预只能作用于提取时所用的线索，对其他线索无效）（曾祥星等，2015），所以提取阶段对于行为干预再巩固范式来说显得及其重要。有研究者认为，提取时产生新异性（novelty）是引发记忆再巩固的关键，记忆再巩固更新机制可能代表一种有价值的适应性认知功能，用于维持记忆相关性和适当的行为控制，新异性的存在是记忆更新的动力（Wideman et al., 2018）。在理论层面，有学者提出了记忆修改的潜在原因理论（latent cause theory），该理论认为记忆再巩固产生于联结学习（associative learning）和结构学习（structure learning）两种机制相互作用。当个体遇到一个意外事件时，他首先会尝试推测产生这个意外事件的原因是什么，当大脑认为是一个旧的原因时，会引发记忆的再巩固从而改变原始记忆；当大脑认为是一个新的原因时，则会形成一个新的记忆。研究者认为这个理论模型可以解释记忆再巩固的性质及其边界条件（Gershman et al., 2017）。未来研究可以从新异性角度出发，整合现有的理论计算模型，形成一套有效的提取机制。

另外，从临床操作的角度出发，虽然在实验室中可以通过各种实验设计方法去调控边界条件，但是临床应用中边界条件的调控就具备一定的难度。一方面，对于记忆相关因素的边界条件，我们无法在临床患者中进行操作，只能去进行准确的评估界定，这就需要一套标准化的方法，确定患者的创伤记忆年龄、强度等；另一方面，对于再激活相关因素，也就是重新激活记忆去稳定的操纵上，需要考虑临床治疗的复杂性。例如在让人类被试产生预期错误的设置上，由于临床患者产生的创伤性记忆往往比实验室产生的更强烈，且包含无数的线索联结，所以如何设计合适的激活记忆方案令患者产生适当预期错误也是研究急需解决的问题。

12.4.3　记忆再巩固的行为干预方法

与药物干预原理相似，行为干预的最终目的是阻止原始记忆痕迹的蛋白质合成，只不过达到目的的途径不一样。药物干预是通过药物直接或间接作用于细胞内蛋白质的合成，如 β–肾上腺素受体阻断剂（心得安）通过干扰去甲肾上腺素活动，影响通过PKA引发的CREB磷酸化，进而阻止蛋白质合成。而行为干预通常是通过整合新信息或者占用认知资源的方式干扰原始记忆痕迹的重新稳定。自然环境中去稳定的记忆会再次稳定，这个过程会受外界环境影响，消退、增强或修改原始记忆。行为干预记忆再巩固范式正是模拟自然环境的记忆更新机制，通过人为操作再激活记忆使其去稳定，在记忆重新恢复稳定的过程中施加行为干预。所以理论上记忆再巩固时间窗内施加不同行为干预也可以使原始记忆走向不同的方向。对陈述性记忆的研究也提供了证据，多数研究发现，在记忆提取之后施加压力（post–reactivation stress），能够增强陈述性记忆再巩固的效果，表现为陈述性记忆的回忆量增加（Bos et al., 2014）。还有研究发现，如果在记忆提取后进行新信息的学习（与原始信息完全无关），能够破坏陈述性记忆的再巩固，表现为回忆量减少；如果在记忆提取后进行干扰信息的学习（与原始信息相关联），则能够修改原始记忆，使被试产生错误记忆（Chan et al., 2013）。

此外，在基于条件性恐惧记忆的研究中，行为干预再巩固范式可以抑制恐惧记忆返回，但对于刺激的陈述性记忆保留完整（Lee et al., 2017）。而在陈述性记忆研究中，行为干预再巩固范式却可以影响陈述性记忆本身

（Moyano et al., 2019）。这两类研究在记忆提取阶段上差异不大，区别在于干预阶段。条件性恐惧记忆研究往往采用消退训练、反条件作用和认知任务（"俄罗斯方块"游戏）进行干预，而陈述性记忆研究采用的是干扰信息进行干预。所以，未来研究除了探索不同行为干预手段对原始记忆更新方向的影响，还需关注行为干预手段对于不同记忆类型的作用。此外，恐惧的泛化作为生物的自我保护机制，其正常发挥的作用有利于个体规避风险，但在相关精神障碍中病态的过度泛化（"一朝被蛇咬，十年怕井绳"）也是需要治疗的（Xu et al., 2018）。因此行为干预再巩固如何影响泛化，也是未来一个有意义的研究方向。

12.4.4 基础研究范式应该更加生态化

要想让基础研究为临床治疗提供更好的理论指导，需要建立更加复杂的贴近临床的研究模型。遵循由简单到复杂的研究路线，先从基础研究中的简单模型到复杂模型，再过渡到临床中较为简单可控的疾病入手（如对单一事物产生的特定恐惧症），最后到复杂的精神疾病（如PISD）（Visser et al., 2018）。随着对记忆系统研究的深入，基于动态网络模型，结合多种记忆类型进行记忆研究可能是未来的研究趋势。多重记忆系统理论一直是记忆研究的主流，理论假设大脑储存信息的基础是许多模块独立并行活动的，每个模块具有不同的属性、动力学和神经基础。然而，最近的实证结果表明，记忆系统并不总是分离的，由单个记忆系统形成的表征可以促进多种类型的记忆驱动策略。动态网络模型认为，记忆网络可以根据环境需求重新配置或临时耦合，在此背景下，特定记忆系统下的神经网路可以作为一个独立的单元，也可以作为更高阶的元网络（meta-network）集成组件（Ferbinteanu, 2019）。

虽然有研究者采用多线索跨通道的复杂模型（Li et al., 2017），但相对真实创伤场景还是有很大的差距。创伤电影范式也是实验室常用的模拟真实创伤的方法，其优点在于生态效度高，且可以测量非自主回忆指标（侵入性记忆），但是电影片段产生的恐惧反应难以确定应激源，较难测量自主回忆指标（自发恢复、重建等）。因此，寻找既能模拟真实场景又容易操控变量的基础研究范式是今后的研究重点。最近有研究者尝试结合条件恐惧（fear conditioning）和创伤电影（traumatic film），使用创伤电影片段作为US，在测试阶段可以测量自主回忆指标和非自主回忆指标（Brueckner, et al., 2019; Wegerer et al., 2013）。这是一种新型范式，具备原有两种范式的优点，但其验证和应用还有很大的探索空间。未来研究可以尝试将其应用于行为干预记忆再巩固研究中，既提高了生态效度，又能直接延用以往研究成果。

　　综上，虽然行为干预再巩固范式在其内在机制原理以及临床转化方面都存在许多亟待解决的问题，但我们对其持乐观态度。如果能够克服重重障碍，将基于记忆再巩固的行为干预方法作为情绪障碍的治疗手段，那么它将是第一批直接从基础神经科学研究中衍生出来的心理健康治疗方法，这无疑是科学研究的一次重大胜利❶。

---

❶　本研究发表于2020年《心理科学进展》第28卷第2期240～251页。

第13章　总结与启示

13.1　预期错误和再激活程度共同决定不完整提取驱动记忆去稳定效果

本论文从目前记忆去稳定研究中最为关键的两大因素，预期错误和再激活程度这两个角度探究为何相比完整提取，不完整提取才有机会驱动记忆去稳定，进而进入再巩固过程。通过我们的研究发现，之所以干预前以不完整操作进行记忆提取相比于直接进行干预更加有效，是因为不完整提取操作能够通过调控提取时的预期错误和再激活程度使原始恐惧记忆去稳定。前人研究发现，记忆并不是一经提取就会去稳定，这不符合进化需求，只有提取过程中包含新异性信息，大脑才会认为需要更新记忆，进而提高提取记忆痕迹的神经元突触可塑性，便于随后进行蛋白质的合成（整合新信息），更新修改原始记忆痕迹，完善整个神经环路（Kida, 2020; Sara, 2000）。相关研究表明，当提取与对冲突信息的检测、错配感知或激活同时发生时，已经巩固了的记忆就会重新进入不稳定的状态，如果要恢复稳定性，必须依赖蛋白质合成的再巩固过程。其中，参与突触形成和突触可塑性的关键调节因子脑源性神经营养因子（BNDF），以及对可塑性诱导和神经元可塑性起分离作用的淀粉样蛋白（amyloid beta），都对这一去稳定过程起重要作用（Finnie et al., 2020; Gonzalez et al., 2019）。对于情境新异性的检测依赖的是背侧海马脑区，背侧海马介导杏仁核可以诱导突触可塑性使记忆失稳（Ferrara et al., 2019）。

而预期错误和再激活程度引发记忆去稳定均是由于提取中包含新异性信息（Sevenster et al., 2018）。预期错误是指基于以往经验的预期与实践的实际状态之间不匹配，此时大脑会发送预期错误信号到相关脑区，驱动记忆去稳定。而再激活程度是对提取的记忆与原始靶定记忆的差异性探测，它决定了去稳定的记忆痕迹范围。在动物研究中就已经发现，预期错误与再激活程度这两者共同决定了记忆是否会去稳定（Alfei et al., 2015; Beckers et al., 2017）。本论文在人类研究中的结果也再次给出了证据——记忆去稳定取决于是否有新异性产生，而其内在机制是通过预期错误信号以及再激活程度来驱动的。在以往成功驱动记忆进入再巩固的研究中，几乎都是采用不完整提取操作，这是因为相比完整提取操作，不完整提取操作可以调节预期错误和记忆再激活程度，这两大关键因素才是不完整提取操作成功的原因。

13.2　整合记忆再巩固的提取边界条件：从质性到量化

在对记忆再巩固边界条件逐渐深入研究发现，边界条件并不只是一个临界点，并非是全或无的关系。真正的边界是一个区间，因为在对条件性恐惧进行消退训练的研究中发现，恐惧记忆在重新被召回时会有以下几个阶段：仅提取、再巩固、不敏感状态以及消退（Faliagkas et al., 2018）。这几个阶段是随着消退训练的时长出现的。如果仅出现一次刺激则记忆仅仅被激活检索，不会有任何改变。当消退时长增加时，原始记忆痕迹会进入再巩固过程；当消退时长再增加时，原始记忆痕迹会处于一种对药物不敏感的状态，原本干扰记忆形成的药物无效。如果消退时长继续增加，则会形成新的消退记忆。可以看出，触发记忆再巩固不能简单地理解为是否具备某种条件因素，而是存在一个量变到质变的过程。因此，未来在整合记忆再巩固边界条件的研究中应该从质性分析进一步转向量化分析，更深层面地弄清触发记忆再巩固的边界条件。

前人采用的不完整提取操作，并不是都有效，这也说明并不是提取时包含新异性信息记忆就会去稳定，其中还包含着量的变化问题。本论文首次尝试对不完整提取引发的预期错误进行量化，结果发现，在没有引发预期错误的组中没有发现提取干预相对于传统干预在抑制恐惧复发中的优势，即原始记忆没有进入再巩固过程；而在引发了预期错误的组别中，被试产生预期错误的量成功预测了提取干预相对于传统干预在抑制恐惧复发中的优势差异，即提取时预期错误的大小决定了记忆去稳定程度。这在细胞分子水平上也能找到相关证据支持。研究发现，中枢神经递质如多巴胺、去甲肾上腺素和谷氨酸都对记忆去稳定具有调控作用（Wideman et al., 2018），与之相关的大脑环路（如蓝斑核到杏仁核的去甲肾上腺素环路）和细胞受体（如多巴胺D1受体信号）均在不同记忆状态下发生了相应的变化（Flavell & Lee, 2019; Haubrich et al., 2020b）。此外，关于预期错误对强化学习影响领域的研究也发现，预期错误在强化学习里是有变化的，一开始需要较大的预期错误去驱动学习，之后逐渐减小使学习结束（Fernandez et al., 2016b）。

13.3 满足记忆进入再巩固过程的条件特性是跨记忆类型存在的

研究者已将基于记忆再巩固的提取干预范式在不同的记忆研究领域进行了研究（Elsey et al., 2018），其中包括厌恶和成瘾记忆（aversive and appetitive memory）、陈述性记忆以及程序性记忆，均得到了提取干预范式优于传统干预范式的证据，这表明和记忆巩固类似，记忆再巩固是所有记忆类型都拥有的过程。一些临床研究者发现，焦虑障碍的特征正是由于对威胁记忆更新机制功能失调受损导致的，佐证了自然状态下记忆的重新整合机制（Fernandez et al., 2017）。为了给负性情绪记忆相关精神障碍患者提供切实有效的临床治疗方案，众多科学家通过在实验中创建记忆模型对情绪记忆干预进行研究（Visser et al., 2018）。其中较为简单的记忆模型是联结记忆，方便对内在机制原理进行探究。较为复杂的记忆类型是情景记忆，较能模拟生活中的创伤事件，但由于伦理的原因，实验室所创造的负性情绪记忆就其强度而言还无法与现实对比，所以也有研究者直接采用临床被试进行研究。由于真实场景中患者遭受的创伤记忆很复杂，涉及多个记忆系统，如果要对在基础研究中获得的成果进行临床转化，必须保证该机制是跨记忆类型存在的（Chen et al., 2020）。我们前期在简单联结记忆中的研究发现，不完整提取引发的预期错误量和记忆再激活程度共同界定、驱动了记忆的再巩固过程，在本论文中我们将其放在复杂情景记忆中进行探索验证，得到的结果与之前一致（Chen et al., 2018; Li et al., 2017）。虽然简单联结记忆的记忆痕迹依赖杏仁核，而情景记忆的记忆痕迹广泛分布在整个大脑（这个网络的结合依赖于海马体），但满足记忆进入再巩固过程的条件特性可以从简单联结记忆推及复杂情景记忆，进一步推断现实情境中同遵循这一特性。但这还只是推论，未来还需进行进一步研究，需要更多来自联结记忆到情景记忆，其中包括包含情绪的记忆以及不包含情绪的记忆，再到临床上的成瘾记忆方面的证据支持。

13.4 不完整提取在驱动恐惧不同成分记忆再巩固上存在效果差异

人们对单个事件的记忆可以用几种不同的方式进行表达，每种方式都与不同的神经表征相联系（Mobbs et al., 2019）。以一个人目睹或亲身经历一场车祸事故为例，对于事故发生的地点与细节有记忆，由海马介导；看到事故发生的路口可能会暂时僵住和生理唤醒，这种应激的防御反应是情绪性的，由杏仁核介导。此外，还有与精神障碍相关的对车祸场景的不自主闪回，经由图像、声音等感觉通道闯入脑海，唤起痛苦的主观感受。虽然对于同一事件的这些不同的记忆形式可能相互作用，但每一种都涉及不同神经系统的存储和表达（Phelps et al., 2019）。在实验室环境中，这些不同的记忆成分都有着相应的测量指标。提取干预进行相关研究发现，厌恶条件反射范式里，提取干预效果只作用于恐惧记忆非自主回忆的非陈述性成分（如降低对条件刺激的恐惧反应），对自主回忆的恐惧记忆成分无效（如对条件刺激的主观预期）；而在创伤电影范式里，提取干预效果只作用于恐惧记忆非自主回忆的陈述性成分（如实验室创伤的闯入频率），同样对自主回忆的记忆成分无效（如影片内容的回忆成绩）。本论文首次将这几种恐惧记忆不同成分对应的测量指标整合在一起，在同一个范式里（条件性—闯入范式）对比不同指标的提取干预效果。我们发现，基于记忆再巩固的提取干预范式只作用于非自主回忆类型的指标，包括非自主非陈述性成分以及非自主陈述性成分，不作用于自主回忆类型的指标，与前人研究一致。这个结果表明，提取干预范式只针对恐惧记忆基于皮层下环路（subcortical circuits）的情绪成分，不影响基于皮层环路（neocortical circuits）的不包含情绪的陈述性认知成分。前人研究发现，提取后不干预可以增强陈述性记忆认知，而提取后干预可以消退情绪记忆（Merlo et al., 2015a）。目前，基于再巩固消退和遗忘研究结果正好可以满足PTSD临床治疗目标，即控制对创伤线索的条件反应以及对创伤片段的侵入性记忆，保留对事实或创伤事件的记忆，这更加说明了提取干预范式的临床应用前景（Kida, 2018）。

13.5 提取干预范式的干预效果在不同成分指标间效果不同且不相互干扰

重要的是，我们将不同成分指标放在一起对比的目的除了验证提取干预范式作用的记忆成分范围外，还想探究不同成分指标间是否会相互影响。结果发现各指标间是相互独立的，没有相关性。在记忆研究中，各种各样的行为测量方法提供了不同的指标来反映获得内部记忆组成成分变化的相关信息，例如神经反应、外周生理学、动作或动作倾向、（主观的）口头报告或记忆的内容测试。这些反应被认为是某种潜在的神经环路的外在表现，即支持这些反应的记忆痕迹。而我们研究中发现，这些外在指标相互之间不干扰，可以进一步推断提取消退范式只作用于恐惧的非自主陈述性记忆成分和非陈述性记忆成分，且这两种受影响的成分之间是独立且互不干扰的。提取干预研究中出现过测量指标分离现象，研究者对其的解释分为两种，一种观点认为不同指标在一起由于操作手段和测量仪器的问题会相互影响，而另一种观点认为分离可能是在某些条件下指标对应的记忆成分本身之间的相互作用导致的（Zuccolo et al., 2019）。根据我们的研究结果，我们倾向于认可前者的解释，排除实验设置原因的话，指标间是不相互干扰且较为稳定的。有研究者对干预手段与测量指标之间的关系进行研究，发现干预与效果测量之间是需要同一记忆系统、同一效价才能显现相关对应关系的，这也证明了不同记忆成分之间的相对独立性（Fernandez et al., 2016a）。然而我们研究采用的只是行为指标，动态网络模型理论认为，记忆网络可以根据环境需求重新配置或临时耦合，在此背景下，特定记忆系统下的神经网路可以作为一个独立的单元，也可以作为更高阶的元网络集成组件（Ferbinteanu, 2019）。换言之，恐惧记忆是一个复杂庞大的大脑神经环路，其内部不同成分或许存在一定的联系。未来可以通过脑成像或各种认知神经领域的研究指标进一步探究不同成分间的相互作用。

13.6 记忆修改的伦理性

痛苦的恐惧记忆会给人们带来负面的体验，甚至容易发展成病态的适应不良记忆，引发情绪相关的精神障碍，如PTSD、恐怖症等。虽然恐惧记忆具有负面的影响，但作为生物本身的自适应机制，也具有其存在的必要性，可以防止生物个体未来再次遭受类似的伤害，起到保护作用。基于记忆再巩固的提取消退范式实质上是通过修改原始恐惧记忆痕迹的方式来减少恐惧记忆带来的影响。正是因为其记忆修改的本质，提取消退范式才有如此巨大的临床应用前景。但是，科学是把"双刃剑"，在进一步推进基础研究的临床转化过程中，我们还需要关注记忆修改的伦理问题。记忆是一个复杂的系统，对单一事件的记忆可以用几种方式表达，每一种方式都与不同的神经表征相关联。以创伤性事件车祸为例，受害者可能会有意识地回忆起事故发生的地点和方式等细节。此外，暴露在事故线索下（如看到事故发生的街角）

可能会引起短暂的生理唤醒或防御反应。这个人也可能习惯性地避开那个角落。最后，事故相关的线索可能会引起负面的主观感受。尽管同一事件的不同记忆形式（即情节细节、防御反应、习惯性行为和主观感受）可能会相互作用，但每一种记忆都涉及一个不同的神经系统来储存和表达（Phelps et al.，2019）。因此，针对一种类型的记忆形式进行编辑可能会改变对同一事件的其他形式的记忆，也可能不会。记忆修改有时可能很微小，但仍可能产生严重的临床后果。

　　理想的临床治疗只需要针对那些非适应性的、病态的症状，并不是修改所有的记忆成分，为了司法公正以及社会的稳定，对于创伤事件本身的自主性陈述性记忆成分需要保留（Engelhard et al.，2019）。因此，对目前还属于实验室基础研究阶段的提取干预范式，我们既要弄清楚如何提取最有效，又要弄清楚提取针对的是哪些记忆成分，能否通过了解其内在机制进行精确的靶向操作，使特定记忆成分充分去稳定，又不影响其他记忆成分。这也是本论文选择研究提取方式和记忆成分这两个重点的原因。结合前人研究与本论文的研究结果，基于记忆再巩固的提取干预范式具有干预效果特异性，只针对恐惧记忆的非自主回忆成分，对恐惧的自主回忆成分无影响。此外，提取干预范式内在机制是修改原始记忆痕迹，具有干预效果持久性，这两个特性极大地增加了其临床应用价值。然而如前文所述，在基础向临床转化的过程中我们应该关注记忆修改的伦理问题。从伦理学角度来看，每个人经历的事情都会产生相应的记忆被保存下来，这些记忆是每个人特有的，都是有意义的。记忆修改技术的初衷并不是让人们随心所欲地删除那些不愉快的记忆。它的出现是为了帮助那些饱受痛苦记忆折磨的人，比如经历过车祸、战场等重大事件的人，让他们免受PTSD和恐怖症等疾病的折磨。阿尔茨海默病患者存在认知功能减退、记忆力下降等问题，这种技术可能可以帮助他们恢复部分记忆、增强记忆能力。这些才是记忆修改技术的临床应用价值所在。

第14章　研究趋势和应对策略

14.1　记忆的动态性特征

根据过去的经验来预测未来的事件并优化应对它们的策略，这是生物重要的适应能力。先前形成的记忆可以引导动物去重复导致成功结果的行为，同时避免那些导致失败的行为（Dickinson, 2012）。记忆的形成分为三个不同的阶段，这些阶段随着时间的推移而发展（Asok et al., 2019）。第一阶段是编码阶段，指大脑通过改变神经元的兴奋性和神经元之间的连接强度（即突触可塑性）对信息进行处理的过程。第二阶段是储存（巩固）阶段，指新编码信息逐渐稳定并从短时记忆转化为长时记忆的动态过程。第三阶段是提取阶段，指个体访问和重新体验先前获得的信息的过程。

记忆一旦完成编码和储存（巩固），还会出现变化吗？我们生活在一个不断变化的环境中，一个不灵活的记忆系统将无法适应变化并正确指导未来的行为。相反，允许根据需要不断更新的记忆系统在进化上更具优势（Lee et al., 2017）。大量证据证明，记忆提取后会通过两种主要途径来保持与环境的相关性（Haubrich et al., 2020b; Vaverkova et al., 2020）。当记忆提取阶段的环境条件与原始体验相似但不完全相同时，巩固的记忆被重新激活后会变得不稳定，容易受到修改，这一过程称为再巩固。当提取过程中的环境条件与原始体验相比具有不同含义时，则会发生另一个过程——消退，即巩固的记忆被带有相反信息的新记忆所暂时抑制。记忆提取具备了这两类功能后，就能通过提取不断让外界信息与原始记忆相结合，以保持这段记忆的预测价值，如图14–1所示。

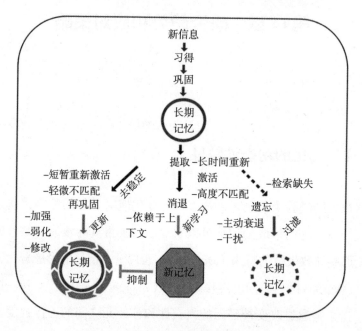

图14-1 记忆形成与发展的重要阶段
（de Oliveira Alvares et al., 2021）

14.2 依赖记忆提取的再巩固过程

关于记忆的形成有这样一个教条，即记忆一旦得到巩固基本就固定下来了，不会进一步的修改（McGaugh, 2000）。然而自20世纪中叶起，这个观点开始受到挑战。研究发现，即使已经巩固的记忆也不是一成不变的，在一定条件下，记忆的重新激活会使原始记忆痕迹去稳定，再次处于不稳定的可塑状态，直到重新稳定，这一过程称为记忆再巩固（Debiec et al., 2004; Misanin et al.,1968; Nader et al.,2000a）。正是由于记忆再巩固过程的存在，记忆包含了变化的可能性。再巩固过程可以将新的信息或知识整合到原有的记忆中，从而改写或更新原有记忆，这也给临床上进行PTSD、恐惧症和药物成瘾的治疗提供了崭新的思路和启示（Brunet et al., 2008;Chen et al., 2019; Kindt et al., 2016; Lancaster et al.,2020; Xue et al., 2017; Xue et al., 2012）。大量研究发现，基于记忆再巩固的干预是消除病理性记忆的一个可行途径，如图14-2所示。通过提取去稳定原始记忆痕迹，在记忆不稳定阶段采用药物或行为干预手段阻断或干扰再巩固过程（Elsey et al., 2018; Kindt et al., 2009; Monfils et al., 2009; Monfils et al., 2018; Quirk et al., 2010; Schiller et al., 2010）。

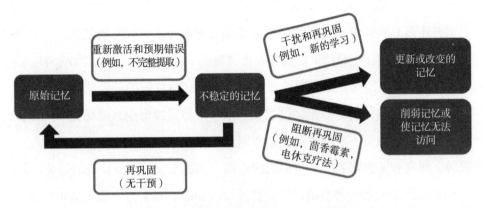

图14-2　基于记忆再巩固的提取干预范式
（Sinclair et al., 2019）

研究者通过条件性恐惧动物模型对记忆再巩固的分子机制进行研究，发现提取后记忆去稳定涉及以下几个过程：钙离子通过NMDA型谷氨酸受体亚单位GluN2B和L型电压门控钙通道（L-type voltage-gated calcium channels, L-VGCC）激活后进入细胞是该过程的关键步骤（Milton et al., 2013; Zhang et al., 2018）。钙离子的流入激活了蛋白激酶CaMKⅡ，触发了负责突触支架蛋白降解的蛋白酶体，这是记忆去稳定的重要步骤（Kida, 2019,2020）。在记忆去稳定的过程中，AMPA型（α-氨基-3-羟基-5-甲基-4-异恶唑丙酸）谷氨酸受体亚单位GluA1被插入突触后密度（postsynaptic density, PSD），而GluA2-AMPA受体则被内吞，然后自噬降解（Clem et al., 2010; Shehata et al., 2018）。此外，多巴胺受体（dopamine receptors）、大麻素受体（cannabinoid receptors）和胆碱能毒蕈碱受体（cholinergic muscarinic receptors）也参与了记忆去稳定过程（Lunardi et al., 2020; Merlo et al., 2015b; Wideman et al., 2020）。一旦记忆达到不稳定状态，它就会在几个小时内容易受到新信息的影响，之后记忆会再次巩固返回稳定状态。

这种重新稳定过程涉及RNA和蛋白质的合成、AMPA受体运输以及细胞骨架重组（Lunardi et al., 2018; Rao-Ruiz et al., 2011）。

14.3 依赖记忆提取的消退学习过程

并不是只要提取记忆就会变得不稳定。如果每次提取原始记忆都会变得不稳定，那么将存在原始记忆受外界无关刺激干扰的危险（Lee, 2009; Schiller et al., 2011）。因此，当提取阶段超过触发记忆再巩固的关键期时，就会触发另外一个被称作消退的记忆过程。在条件性恐惧模型中，记忆提取阶段大量重复条件刺激但不呈现非条件刺激时会触发消退，表现为条件性恐惧反应减弱。研究和实践都表明，与再巩固不同，消退不会抹去或修改原始的CS—US记忆，而是习得一种新的消退记忆（CS without US）与原始记忆相互竞争（Bouton, 2004），如图14-3所示。当面对外部环境变化、回到原来习得环境或者非条件恐惧刺激再次出现等情况时，恐惧反应会复发，具体表现为自发恢复、重建、续新和再习得等恐惧返回行为特征（Myers et al., 2007）。尽管消退效果具有暂时性，但基于消退学习的认知行为疗法（如暴露疗法）仍然被认为是抑制人类情绪记忆表达的黄金标准干预措施（如对PTSD、恐惧症和药物成瘾的治疗）。对记忆消退过程的干预研究主要集中在通过药物或行为增强消退学习从而提升消退记忆抑制原始记忆的持久性（Yabuki et al., 2019）。

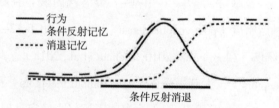

图14-3　恐惧消退效果是两种记忆竞争的结果
（Milad et al., 2006b）

消退实际上是新的消退记忆的巩固，与原始记忆再巩固一样是复杂的心理生物学过程，因此两者涉及部分重叠的分子基础，类似于记忆巩固与再巩固之间的关系（Lee et al., 2004）。例如消退与再巩固的再次稳定阶段一样，均包含蛋白质合成以及相关神经递质和细胞内蛋白激酶在不同大脑区域（杏仁核、海马体和内侧前额叶皮层）的激活（Merlo et al., 2018; Merlo et al., 2014）。然而，消退与再巩固在分子水平上也存在一些明显的差异。研究发现，核因子kappa-B（NF-κB）是恐惧记忆再巩固所必需的，但它在消退训练期间受到抑制，相比之下，激活T细胞的核因子NFAT是恐惧消退所必需的，但不是再巩固所必需的（Fuente et al., 2011）。研究还发现，脑源性神经营养因子和转录因子Zif268存在双重解离作用，在海马中BDNF涉及消退记忆的巩固，不涉及原始记忆再巩固，而Zif268涉及原始记忆再巩固，不涉及消退记忆的巩固（Wideman et al., 2018）。

14.4　影响提取触发再巩固与消退的因素

如前文所述，提取可以触发两个记忆过程：再巩固和消退，前者可以更新原始记忆的强度或内容，后者可以创建一个新的抑制性记忆与原始记忆竞争。从条件性恐惧动物研究中发现，短暂的CS暴露会导致记忆再巩固，较长时间的CS暴露则会触发消退，恐惧记忆会随着提取时间的增加中断再巩固过程并触发消退学习，表明提取后的记忆命运走向取决于暴露时长（Bustos et al., 2009; Suzuki et al., 2004）。关于提取时间影响记忆走向的进一步研究还发现，再巩固和消退是相互排斥的过程，相比1个CS提取（再巩固），采用4个CS提取的小鼠的NMDR受体的活性被抑制以及细胞外信号调节激酶ERK1/2的表达被阻止，但随着提取试次CS增加成10个（消退）时，NMDA受体活性被激活且ERK1/2表达被重新建立（Merlo et al., 2018; Merlo et al., 2014）。

大量条件性恐惧跨物种（螃蟹、老鼠、人类）研究发现，无论是再巩固还是消退均需要提取时具有预期错误，即需要先前认知的信息与现在认知的信息之间出现差异和不匹配（Diaz-Mataix et al., 2013; Gershman et al., 2017; Pedreira et al., 2004）。国外实验室与我们实验室均有研究证据表明，预期错误是记忆去稳定的必要非充分条件（Chen et al., 2018; Li et al., 2019; Sevenster et al., 2013）。国外团队以及我们团队进一步研究发现，不同于消退，再巩固对预期错误的量有苛刻的要求，条件性恐惧记忆去稳定依赖特定区间程度的预期错误（预期与实际不太符合需要更新，但又不至于不同到需要形成新记忆）（Chen et al., 2021a; Sevenster et al., 2014）。当我们考虑记忆更新的生物学作用时，这些实验观察是有意义的，因为当现实情况与原始体验非常相似时，只需要保持不变即可；当现实情况与原始体验有些许不同时，就需要更新原始记忆（整合新旧信息）；当现实情况与原始体验截然不同时，最高效的应对方式就是直接形成新记忆，原始记忆依旧保留。

先前的研究表明，强度和年龄越高的记忆更能抵抗记忆再巩固，因此不容易受到干扰（Phelps et al., 2019; Visser et al., 2018）。研究发现，在高强度条件性恐惧习得后，蓝斑核（locus coeruleus, LC）激活增加杏仁核中去甲肾上腺素（noradrenaline, NOR）的释放，从而增强记忆痕迹。提取时，蓝斑核去甲肾上腺环路（NOR-LC）阻止GluN2B上调并促进GluA2表达，从而防止记忆去稳定（Haubrich et al., 2020b）。然而重要的是，高强度和久远的记忆并不意味着不能触发再巩固，只是它不能与较弱或新近的记忆在相同的提取条件下触发而已，需要更高的条件。例如，一个高强度情境性恐惧记忆需要提取暴露10min才能诱发再巩固，而在一般强度下只需3min（Suzuki et al., 2004）。在临床蜘蛛恐怖症患者的研究中，强烈和旧的记忆都被证明在特定的提取条件下会变得不稳定（Kessler et al., 2018; Kindt et al., 2016）。也就是说，记忆再巩固是跨物种跨记忆类型存在的，不存在完全无法打破的边界条件，只要在提取时满足其去稳定的特定条件就可以触发再巩固过程。

14.5　可行的解决策略

再巩固和消退均是依赖提取的记忆过程，然而目前还不清楚什么样的提取条件下记忆会进入再巩固过程或者消退，即无法得知记忆提取后调节记忆命运（再巩固或消退）的决定性因素。如果我们无法通过提取操作判断记忆是否进入再巩固或已从再巩固过渡到消退，则无法确定随后的行为或药物干预作用的是再巩固过程还是消退过程，也自然无法预估干预效果。这是目前将基于记忆再巩固的提取干预范式转化为临床治疗方法的最大障碍。

尽管在理解记忆去稳定的神经化学和分子基础方面取得了进展，但仍然缺乏直接的实时测量方法来判断记忆是否去稳定。记忆去稳定指标的确定有利于深入了解许多再巩固干预研究的阴性结果（是否因为提取操作没能使记忆去稳定），而且对于该范式的临床转化也至关重要。因此，对提取操作参数化，通过一个独立的、明确的神经标识识别出触发记忆去稳定的正确参数值，这也是基于记忆再巩固的提取干预范式研究中亟待解决的关键科学问题。

针对以上问题，结合前人以及实验室前期研究基础，我们做出如下两点假设：①已经巩固的记忆随着提取时间的增加会依次经历去稳定（随后再次稳定）和消退（生成新记忆），决定记忆进入哪个过程依赖同一套标准，即新异性信息的多少；②新异性信息受提取试次的数量和产生的预期错误影响，根据强化学习理论，重复出现的刺激所产生的预期错误量是逐渐减少的，因此判断记忆命运处于哪个阶段不可能仅仅通过最终的那个试次预期错误量，很可能是所有提取试次的预期错误以某种函数关系进行的叠加效应。

如果该关键性问题能得以解决，将深化一系列以记忆再巩固干预为基础的行为或药物研究，有助于澄清范式背后的原理，解决记忆进入再巩固的边界条件问题，具有重大的理论意义。此外，该关键性问题也是对精神健康领域重大需求的回应，着眼于基于记忆再巩固的提取干预范式从基础研究向临床转化面临的难题，研究结果能够直接提升以恐惧记忆为主要症状的精神障碍的干预效果，促进基础研究成果走向临床治疗应用。

参考文献

[1]曹杨婧文，李俊娇，陈伟，等.条件性恐惧记忆消退的提取干预范式及其作用的神经机制[J].心理科学进展，2019，27（2）：268-277.

[2]曾祥星，杜娟，王凯欣，等.记忆再巩固的时间动态性及其生物学机制[J].心理科学进展，2015，23（4）：582-590.

[3]曾祥星，向燕辉，杜娟，等.条件性恐惧记忆提取消退干预范式[J].心理科学进展，2014，22（3）：431-438.

[4]陈伟，李俊娇，曹杨婧文，等.预期错误在复合恐惧记忆提取消退中的作用[J].心理学报，2018，50（7）：739-749.

[5]陈伟，李俊娇，林小裔，等.行为干预情绪记忆再巩固：从实验室到临床转化[J].心理科学进展，2020，28（2）：240-251.

[6]陈伟，林小裔，李俊娇，等.条件性恐惧提取消退的性别差异[J].心理学报，2021，53（10）：1082-1093.

[7]胡静初，张蔚欣，陈小婷，等.远期恐惧记忆再巩固更新机制的线索选择性特点[J].心理学报，2019，51（3）：316-323.

[8]杨勇，李俊娇，陈伟，等.恐惧记忆习得与消退的性别差异及其神经机制[J].心理科学，2020，43（1）：224-231.

[9]AGREN T, ENGMAN J, FRICK A, et al. Disruption of Reconsolidation Erases a Fear Memory Trace in the Human Amygdala[J]. Science, 2012, 337（6101）：1550-1552.

[10]AGREN T, BJÖRKSTRAND J, FREDRIKSON M. Disruption of human fear reconsolidation using imaginal and in vivo extinction, Behavioural Brain Research[J]. Behavioural Brain Research, 2017（319）：9-15.

[11]AGREN T. Human reconsolidation: A reactivation and update[J]. Brain Research Bulletin, 2014（105）: 70–82.

[12]ALFEI J M, MONTI R I F, MOLINA V A, et al. Prediction error and trace dominance determine the fate of fear memories after post–training manipulations[J]. Learn Mem, 2015, 22（8）: 385–400.

[13]AMADI U, LIM S H, LIU E, et al. Hippocampal Processing of Ambiguity Enhances Fear Memory[J]. Psychological Science,2017, 28（2）: 143–161.

[14]APA. Diagnostic and Statistical Manual of Mental Disorders: DSM–5[M]. Washington, D.C: American Psychiatric Association, 2013.

[15]AN Xianli, YANG Ping, CHEN Siguang, et al. An Additional Prior Retrieval Alters the Effects of a Retrieval–Extinction Procedure on Recent and Remote Fear Memory[J]. Frontiers in Behavioral Neuroscience, 2017（11）: 259.

[16]ASOK A, LEROY F, RAYMAN J B, et al. Molecular Mechanisms of the Memory Trace[J]. Trends in Neurosciences, 2019, 42（1）: 14–22.

[17]AUBER A, TEDESCO V, JONES C E, et al. Post–retrieval extinction as reconsolidation interference: methodological issues or boundary conditions?[J]. Psychopharmacology, 2013（226）: 631–647.

[18]BAKER K D, MCNALLY G P, RICHARDSON R. Memory retrieval before or after extinction reduces recovery of fear in adolescent rats[J]. Learning & Memory, 2013, 20（9）: 467–473.

[19]BANG J W, SHIBATA K, FRANK S M, et al. Consolidation and reconsolidation share behavioural and neurochemical mechanisms[J]. Nature Human Behaviour, 2018, 2（7）: 507–513.

[20]BARAN S E, ARMSTRONG C E, NIREN D C, et al. Chronic stress and sex differences on the recall of fear conditioning and extinction[J]. Neurobiology of learning and memory, 2009, 91（3）: 323–332.

[21]BAVASSI L, FORCATO C, FERNÁNDEZ R S, et al. Retrieval of retrained and

reconsolidated memories are associated with a distinct neural network[J]. Scientific Reports, 2019, 9（1）: 784.

[22]BECK A T, WARD C H, MENDELSON M, et al. An inventory for measuring depression[J]. Archives of general psychiatry, 1961, 4（6）: 561–571.

[23]BECKERS T, KINDT M. Memory reconsolidation interference as an emerging treatment for emotional disorders: strengths, limitations, challenges, and opportunities[J]. Annual review of clinical psychology, 2017（13）: 99–121.

[24]BENTZ D, MICHAEL T, WILHELM F H, et al. Influence of stress on fear memory processes in an aversive differential conditioning paradigm in humans[J]. Psychoneuroendocrinology, 2013, 38（7）: 1186–1197.

[25]BERNTSEN D, RUBIN D C. Emotionally charged autobiographical memories across the life span: The recall of happy, sad, traumatic and involuntary memories[J]. Psychology and aging, 2002, 17（4）: 636.

[26]BISSON J I, EHLERS A, MATTHEWS R, et al. Psychological treatments for chronic post–traumatic stress disorder: Systematic review and meta–analysis[J]. The British journal of psychiatry, 2007, 190（2）: 97–104.

[27]BJÖRKSTRAND J, AGREN T, ÅHS F, et al. Disrupting reconsolidation attenuates long–term fear memory in the human amygdala and facilitates approach behavior[J]. Current Biology, 2016, 26（19）: 2690–2695.

[28]BJÖRKSTRAND J, AGREN T, ÅHS F, et al. Think twice, it's all right: Long lasting effects of disrupted reconsolidation on brain and behavior in human long–term fear[J]. Behavioural Brain Research, 2017（324）: 125–129.

[29]BJÖRKSTRAND J, AGREN T, FRICK A, et al. Disruption of memory reconsolidation erases a fear memory trace in the human amygdala: an 18–month follow–up[J]. PLoS One, 2015, 10（7）: e0129393.

[30]BOLITHO J. Inside the restorative justice black box: The role of memory reconsolidation in transforming the emotional impact of violent crime on victims[J].

International Review of Victimology, 2017, 23（3）: 233–255.

[31]BOLSONI L M, ZUARDI A W. Pharmacological interventions during the process of reconsolidation of aversive memories: A systematic review[J]. Neurobiology of Stress, 2019（11）: 100194.

[32]BOS M G N, SCHUIJER J, LODESTIJN F, et al. Stress enhances reconsolidation of declarative memory[J]. Psychoneuroendocrinology, 2014（46）: 102–113.

[33]BOUTON M E, SWARTZENTRUBER D. Sources of relapse after extinction in Pavlovian and instrumental learning[J]. Clinical Psychology Review, 1991, 11（2）: 123–140.

[34]BOUTON M E. A learning theory perspective on lapse, relapse, and the maintenance of behavior change[J]. Health psychology, 2000, 19（1S）: 57.

[35]BOUTON M E. Context and behavioral processes in extinction[J]. Learning & memory, 2004, 11（5）: 485–494.

[36]BOUTON M E. Context, time, and memory retrieval in the interference paradigms of Pavlovian learning[J]. Psychological bulletin, 1993, 114（1）: 80.

[37]BREWIN C R, GREGORY J D, LIPTON M, et al. Intrusive images in psychological disorders: characteristics, neural mechanisms, and treatment implications[J]. Psychological review, 2010, 117（1）: 210.

[38]BREWIN C R, HOLMES E A. Psychological theories of posttraumatic stress disorder[J]. Clinical psychology review, 2003, 23（3）: 339–376.

[39]BRUCE S E, BUCHHOLZ K R, BROWN W J, et al. Altered emotional interference processing in the amygdala and insula in women with post–traumatic stress disorder[J]. NeuroImage: Clinical, 2013（2）: 43–49.

[40]BRUECKNER A H, LASS–HENNEMANN J, WILHELM F H, et al. Cortisol administration after extinction in a fear–conditioning paradigm with traumatic film clips prevents return of fear[J]. Translational psychiatry, 2019, 9（1）: 128.

[41]BRUNET A, ORR S P, TREMBLAY J, et al. Effect of post–retrieval propranolol

on psychophysiologic responding during subsequent script-driven traumatic imagery in post-traumatic stress disorder[J]. Journal of psychiatric research, 2008, 42（6）: 503-506.

[42]BRYANT N B, NADEL L, GÓMEZ R L. Associations between sleep and episodic memory updating[J]. Hippocampus, 2020, 30（8）: 794-805.

[43]BUSTOS S G, MALDONADO H, MOLINA V A. Disruptive effect of midazolam on fear memory reconsolidation: decisive influence of reactivation time span and memory age[J]. Neuropsychopharmacology, 2009, 34（2）: 446-457.

[44]BYWATERS M, ANDRADE J, TURPIN G. Intrusive and non-intrusive memories in a non-clinical sample: The effects of mood and affect on imagery vividness[J]. Memory, 2004, 12（4）: 467-478.

[45]CAHILL E N, MILTON A L. Neurochemical and molecular mechanisms underlying the retrieval-extinction effect[J]. Psychopharmacology, 2019, 236（1）: 111-132.

[46]CAHILL E N, WOOD M A, EVERITT B J, et al. The role of prediction error and memory destabilization in extinction of cued-fear within the reconsolidation window[J]. Neuropsychopharmacology, 2019, 44（10）: 1762-1768.

[47]CASSINI L F, FLAVELL C R, AMARAL O B, et al. On the transition from reconsolidation to extinction of contextual fear memories[J]. Learning & Memory, 2017, 24（9）: 392-399.

[48]CHALKIA A, VANAKEN L, FONTEYNE R, et al. Interfering with emotional processing resources upon associative threat memory reactivation does not affect memory retention[J]. Scientific reports, 2019, 9（1）: 4175.

[49]CHALKIA A, WEERMEIJER J, VAN OUDENHOVE L, et al. Acute but not permanent effects of propranolol on fear memory expression in humans[J]. Frontiers in Human Neuroscience, 2019（13）: 51.

[50]CHAN J C K, LAPAGLIA J A. Impairing existing declarative memory in humans

by disrupting reconsolidation[J]. Proceedings of the National Academy of Sciences, 2013, 110（23）: 9309-9313.

[51]CHAN W Y M, LEUNG H T, WESTBROOK R F, et al. Effects of recent exposure to a conditioned stimulus on extinction of Pavlovian fear conditioning[J]. Learning & memory, 2010, 17（10）: 512-521.

[52]CHEN Wei, LI Junjiao, CAOYANG Jingwen, et al. Effects of prediction error on post-retrieval extinction of fear to compound stimuli[J]. Acta Psychologica Sinica, 2018, 50（7）: 739.

[53]CHEN Wei, LI Junjiao, LING Xiaoyi, et al. Behavioral intervention of emotional memory reconsolidation: From bench to bedside[J]. Advances in Psychological Science, 2020, 28（2）: 240.

[54]CHEN Wei, LI Junjiao, XU Liang, et al. Destabilizing different strengths of fear memories requires different degrees of prediction error during retrieval[J]. Frontiers in behavioral neuroscience, 2021（14）: 598924.

[55]CHEN Wei, LI Junjiao, ZHANG Xiaoxia, et al. Retrieval-extinction as a reconsolidation-based treatment for emotional disorders: Evidence from an extinction retention test shortly after intervention[J]. Behaviour Research and Therapy, 2021（139）: 103831.

[56]CHEN Wei, LIN Xiaoyi, LI Junjiao, et al. Gender difference in retrieval-extinction of conditioned fear memory[J]. Acta Psychologica Sinica, 2021, 53（10）: 1082.

[57]CHEN Yayun, ZHANG Libo, LI Yue, et al. Post-retrieval extinction prevents reconsolidation of methamphetamine memory traces and subsequent reinstatement of methamphetamine seeking[J]. Frontiers in Molecular Neuroscience, 2019（12）: 157.

[58]CHRISTOPOULOS G I, UY M A, YAP W J. The body and the brain: Measuring skin conductance responses to understand the emotional experience[J]. Organizational Research Methods, 2019, 22（1）: 394-420.

[59]CLARK J W, DRUMMOND S P A, HOYER D, et al. Sex differences in mouse models of fear inhibition: Fear extinction, safety learning, and fear-safety discrimination[J]. British journal of pharmacology, 2019, 176（21）: 4149-4158.

[60]CLEM R L, HUGANIR R L. Calcium-permeable AMPA receptor dynamics mediate fear memory erasure[J]. science, 2010, 330（6007）: 1108-1112.

[61]CLEM R L, SCHILLER D. New learning and unlearning: strangers or accomplices in threat memory attenuation?[J]. Trends in Neurosciences, 2016, 39（5）: 340-351.

[62]COSTANZI M, CANNAS S, SARAULLI D, et al. Extinction after retrieval: effects on the associative and nonassociative components of remote contextual fear memory[J]. Learning & Memory, 2011, 18（8）: 508-518.

[63]COURTIN J, CHAUDUN F, ROZESKE R R, et al. Prefrontal parvalbumin interneurons shape neuronal activity to drive fear expression[J]. Nature, 2014, 505（7481）: 92-96.

[64]CRASKE M G, TREANOR M, CONWAY C C, et al. Maximizing exposure therapy: An inhibitory learning approach[J]. Behaviour research and therapy, 2014（58）: 10-23.

[65]CROSSMAN M, BARTL G, SOERUM R, et al. Effects of transcranial direct current stimulation over the posterior parietal cortex on episodic memory reconsolidation[J]. Cortex, 2019（121）: 78-88.

[66]DAS R K, GALE G, HENNESSY V, et al. A prediction error-driven retrieval procedure for destabilizing and rewriting maladaptive reward memories in hazardous drinkers[J]. JoVE（Journal of Visualized Experiments）, 2018（131）: e56097.

[67]DAS R K, LAWN W, KAMBOJ S K. Rewriting the valuation and salience of alcohol-related stimuli via memory reconsolidation[J]. Translational psychiatry, 2015, 5（9）: e645-e645.

[68]DAVIDSON P, PACE-SCHOTT E. The role of sleep in fear learning and

memory[J]. Current opinion in psychology, 2020（34）: 32–36.

[69]DAVIS M, WALKER D L, MYERS K M. Role of the amygdala in fear extinction measured with potentiated startle[J]. Annals of the New York Academy of Sciences, 2003, 985（1）: 218–232.

[70]DAVIS M, WHALEN P J. The amygdala: vigilance and emotion[J]. Molecular psychiatry, 2001, 6（1）: 13–34.

[71]DAY H L L, REED M M, STEVENSON C W. Sex differences in discriminating between cues predicting threat and safety[J]. Neurobiology of learning and memory, 2016（133）: 196–203.

[72]DE LA FUENTE V, FREUDENTHAL R, ROMANO A. Reconsolidation or extinction: transcription factor switch in the determination of memory course after retrieval[J]. Journal of Neuroscience, 2011, 31（15）: 5562–5573.

[73]DE OLIVEIRA ALVARES L, DO–MONTE F H. Understanding the dynamic and destiny of memories[J]. Neuroscience & Biobehavioral Reviews, 2021（125）: 592–607.

[74]DEBETTENCOURT M T, TURK–BROWNE N B, NORMAN K A. Neurofeedback helps to reveal a relationship between context reinstatement and memory retrieval[J]. NeuroImage, 2019（200）: 292–301.

[75]DĘBIEC J, BUSH D E A, LEDOUX J E. Noradrenergic enhancement of reconsolidation in the amygdala impairs extinction of conditioned fear in rats— a possible mechanism for the persistence of traumatic memories in PTSD[J]. Depression and anxiety, 2011, 28（3）: 186–193.

[76]DĘBIEC J, LEDOUX J E. Disruption of reconsolidation but not consolidation of auditory fear conditioning by noradrenergic blockade in the amygdala[J]. Neuroscience, 2004, 129（2）: 267–272.

[77]DETRE G J, NATARAJAN A, GERSHMAN S J, et al. Moderate levels of activation lead to forgetting in the think/no–think paradigm[J]. Neuropsychologia,

2013, 51（12）: 2371–2388.

[78]DÍAZ–MATAIX L, MARTINEZ R C R, SCHAFE G E, et al. Detection of a temporal error triggers reconsolidation of amygdala–dependent memories[J]. Current Biology, 2013, 23（6）: 467–472.

[79]DICKINSON A. Associative learning and animal cognition[J]. Philosophical Transactions of the Royal Society B: Biological Sciences, 2012, 367（1603）: 2733–2742.

[80]DIEKELMANN S, BÜCHEL C, BORN J, et al. Labile or stable: opposing consequences for memory when reactivated during waking and sleep[J]. Nature neuroscience, 2011, 14（3）: 381–386.

[81]DOLCOS F, CABEZA R. Event–related potentials of emotional memory: encoding pleasant, unpleasant, and neutral pictures[J]. Cognitive, Affective, & Behavioral Neuroscience, 2002, 2（3）: 252–263.

[82]DO–MONTE F H, QUINONES–LARACUENTE K, QUIRK G J. A temporal shift in the circuits mediating retrieval of fear memory[J]. Nature, 2015, 519（7544）: 460–463.

[83]DUDAI Y. The restless engram: consolidations never end[J]. Annual review of neuroscience, 2012（35）: 227–247.

[84]DUNSMOOR J E, KROES M C W, LI J, et al. Role of human ventromedial prefrontal cortex in learning and recall of enhanced extinction[J]. Journal of Neuroscience, 2019, 39（17）: 3264–3276.

[85]EHLERS A, CLARK D M. A cognitive model of posttraumatic stress disorder[J]. Behaviour research and therapy, 2000, 38（4）: 319–345.

[86]EHLERS A, HACKMANN A, MICHAEL T. Intrusive re–experiencing in post–traumatic stress disorder: Phenomenology, theory, and therapy[J]. Memory, 2004, 12（4）: 403–415.

[87]EHLERS A, HACKMANN A, STEIL R, et al. The nature of intrusive memories

after trauma: The warning signal hypothesis[J]. Behaviour research and therapy, 2002, 40（9）: 995-1002.

[88]EHRING T, SZEIMIES A K, SCHAFFRICK C. An experimental analogue study into the role of abstract thinking in trauma-related rumination[J]. Behaviour Research and Therapy, 2009, 47（4）: 285-293.

[89]EISENBERG M, KOBILO T, BERMAN D E, et al. Stability of retrieved memory: inverse correlation with trace dominance[J]. Science, 2003, 301（5636）: 1102-1104.

[90]ELSEY J W B, KINDT M. Tackling maladaptive memories through reconsolidation: From neural to clinical science[J]. Neurobiology of Learning and Memory, 2017（142）: 108-117.

[91]ELSEY J W B, VAN AST V A, KINDT M. Human memory reconsolidation: A guiding framework and critical review of the evidence[J]. Psychological bulletin, 2018, 144（8）: 797.

[92]ENGELHARD I M, MCNALLY R J, VAN SCHIE K. Retrieving and modifying traumatic memories: Recent research relevant to three controversies[J]. Current Directions in Psychological Science, 2019, 28（1）: 91-96.

[93]ERGO K, DE LOOF E, VERGUTS T. Reward prediction error and declarative memory[J]. Trends in Cognitive Sciences, 2020, 24（5）: 388-397.

[94]EXTON-MCGUINNESS M T J, LEE J L C, REICHELT A C. Updating memories—the role of prediction errors in memory reconsolidation[J]. Behavioural brain research, 2015（278）: 375-384.

[95]FALIAGKAS L, RAO-RUIZ P, KINDT M. Emotional memory expression is misleading: delineating transitions between memory processes[J]. Current Opinion in Behavioral Sciences, 2018（19）: 116-122.

[96]FARRELL M R, SENGELAUB D R, WELLMAN C L. Sex differences and chronic stress effects on the neural circuitry underlying fear conditioning and extinction[J].

Physiology & behavior, 2013（122）: 208–215.

[97]FELD G B, BORN J. Neurochemical mechanisms for memory processing during sleep: basic findings in humans and neuropsychiatric implications[J]. Neuropsychopharmacology, 2020, 45（1）: 31–44.

[98]FENG Pan, BECKER B, FENG Tingyong, et al. Alter spontaneous activity in amygdala and vmPFC during fear consolidation following 24 h sleep deprivation[J]. NeuroImage, 2018（172）: 461–469.

[99]FENG Pan, BECKER B, ZHENG Yong, et al. Sleep deprivation affects fear memory consolidation: bi–stable amygdala connectivity with insula and ventromedial prefrontal cortex[J]. Social cognitive and affective neuroscience, 2018, 13（2）: 145–155.

[100]FENTON G E, HALLIDAY D M, MASON R, et al. Sex differences in learned fear expression and extinction involve altered gamma oscillations in medial prefrontal cortex[J]. Neurobiology of learning and memory, 2016（135）: 66–72.

[101]FERBINTEANU J. Memory systems 2018–Towards a new paradigm[J]. Neurobiology of learning and memory, 2019（157）: 61–78.

[102]FERNÁNDEZ R S, BAVASSI L, KACZER L, et al. Interference conditions of the reconsolidation process in humans: The role of valence and different memory systems[J]. Frontiers in human neuroscience, 2016（10）: 641.

[103]FERNÁNDEZ R S, BOCCIA M M, PEDREIRA M E. The fate of memory: Reconsolidation and the case of Prediction Error[J]. Neuroscience & Biobehavioral Reviews, 2016（68）: 423–441.

[104]FERNÁNDEZ R S, PEDREIRA M E, BOCCIA M M. Does reconsolidation occur in natural settings? Memory reconsolidation and anxiety disorders[J]. Clinical Psychology Review, 2017（57）: 45–58.

[105]FERRARA N C, TRASK S, PULLINS S E, et al. The dorsal hippocampus mediates synaptic destabilization and memory lability in the amygdala in the absence

of contextual novelty[J]. Neurobiology of learning and memory, 2019（166）: 107089.

[106]FINNIE P S B, NADER K. Amyloid beta secreted during consolidation prevents memory malleability[J]. Current Biology, 2020, 30（10）: 1934-1940. .

[107]FLAVELL C R, BARBER D J, LEE J L C. Behavioural memory reconsolidation of food and fear memories[J]. Nature communications, 2011, 2（1）: 504.

[108]FLAVELL C R, LEE J L C. Dopaminergic D1 receptor signalling is necessary, but not sufficient for cued fear memory destabilisation[J]. Psychopharmacology, 2019（236）: 3667-3676.

[109]FORCATO C, BURGOS V L, ARGIBAY P F, et al. Reconsolidation of declarative memory in humans[J]. Learning & memory, 2007, 14（4）: 295-303.

[110]FORCATO C, FERNANDEZ R S, PEDREIRA M E. Strengthening a consolidated memory: the key role of the reconsolidation process[J]. Journal of Physiology-Paris, 2014, 108（4-6）: 323-333.

[111]FOX E, RUSSO R, BOWLES R, et al. Do threatening stimuli draw or hold visual attention in subclinical anxiety?[J]. Journal of experimental psychology: General, 2001, 130（4）: 681.

[112]GARRISON J, ERDENIZ B, DONE J. Prediction error in reinforcement learning: a meta-analysis of neuroimaging studies[J]. Neuroscience & Biobehavioral Reviews, 2013, 37（7）: 1297-1310.

[113]GAWRONSKI B, GAST A, DE HOUWER J. Is evaluative conditioning really resistant to extinction? Evidence for changes in evaluative judgements without changes in evaluative representations[J]. Cognition and Emotion, 2015, 29（5）: 816-830.

[114]GERMEROTH L J, CARPENTER M J, BAKER N L, et al. Effect of a brief memory updating intervention on smoking behavior: a randomized clinical trial[J]. JAMA psychiatry, 2017, 74（3）: 214-223.

[115]GERSHMAN S J, JONES C E, NORMAN K A, et al. Gradual extinction prevents the return of fear: implications for the discovery of state[J]. Frontiers in behavioral neuroscience, 2013（7）: 164.

[116]GERSHMAN S J, MONFILS M H, NORMAN K A, et al. The computational nature of memory modification[J]. Elife, 2017（6）: e23763.

[117]GOLKAR A, BELLANDER M, OLSSON A, et al. Are fear memories erasable? - reconsolidation of learned fear with fear-relevant and fear-irrelevant stimuli[J]. Frontiers in behavioral neuroscience, 2012（6）: 80.

[118]GOLKAR A, TJADEN C, KINDT M. Vicarious extinction learning during reconsolidation neutralizes fear memory[J]. Behaviour research and therapy, 2017（92）: 87-93.

[119]GOLTSEKER K, BOLOTIN L, BARAK S. Counterconditioning during reconsolidation prevents relapse of cocaine memories[J]. Neuropsychopharmacology, 2017, 42（3）: 716-726.

[120]GONZALEZ M C, RADISKE A, CAMMAROTA M. On the involvement of BDNF signaling in memory reconsolidation[J]. Frontiers in cellular neuroscience, 2019（13）: 383.

[121]GOTTHARD G H, GURA H. Visuospatial word search task only effective at disrupting declarative memory when prediction error is present during retrieval[J]. Neurobiology of Learning and Memory, 2018（156）: 80-85.

[122]GRÄFF J, JOSEPH N F, HORN M E, et al. Epigenetic priming of memory updating during reconsolidation to attenuate remote fear memories[J]. Cell, 2014, 156（1）: 261-276.

[123]GRAY R, BUDDEN-POTTS D, BOURKE F. Reconsolidation of traumatic memories for PTSD: A randomized controlled trial of 74 male veterans[J]. Psychotherapy Research, 2019, 29（5）: 621-639.

[124]GU Yan, LIU Tianliang, ZHANG Xuemeng, et al. The event-related potentials

responding to outcome valence and expectancy violation during feedback processing[J]. Cerebral Cortex, 2021, 31（2）: 1060-1076.

[125]HAAKER J, GOLKAR A, HERMANS D, et al. A review on human reinstatement studies: an overview and methodological challenges[J]. Learning & Memory, 2014, 21（9）: 424.

[126]HAAKER J, MAREN S, ANDREATTA M, et al. Making translation work: Harmonizing cross–species methodology in the behavioural neuroscience of Pavlovian fear conditioning[J]. Neuroscience & Biobehavioral Reviews, 2019（107）: 329-345.

[127]HAMANN S. Cognitive and neural mechanisms of emotional memory[J]. Trends in cognitive sciences, 2001, 5（9）: 394-400.

[128]HAUBRICH J, BERNABO M, BAKER A G, et al. Impairments to consolidation, reconsolidation, and long–term memory maintenance lead to memory erasure[J]. Annual Review of Neuroscience, 2020（43）: 297-314.

[129]HAUBRICH J, BERNABO M, NADER K. Noradrenergic projections from the locus coeruleus to the amygdala constrain fear memory reconsolidation[J]. Elife, 2020（9）: e57010.

[130]HERZ N, BAR–HAIM Y, HOLMES E A, et al. Intrusive memories: A mechanistic signature for emotional memory persistence[J]. Behaviour Research and Therapy, 2020（135）: 103752.

[131]HOLMES E A, BREWIN C R, HENNESSY R G. Trauma films, information processing, and intrusive memory development[J]. Journal of Experimental Psychology: General, 2004, 133（1）: 3-22.

[132]HOLMES E A, JAMES E L, COODE–BATE T, et al. Can playing the computer game "Tetris" reduce the build–up of flashbacks for trauma? A proposal from cognitive science[J]. PloS one, 2009, 4（1）: e4153.

[133]HOLMES E A, JAMES E L, KILFORD E J, et al. Key steps in developing a

cognitive vaccine against traumatic flashbacks: Visuospatial Tetris versus verbal Pub Quiz[J]. PloS one, 2010, 5（11）: e13706.

[134]HOLMES E A, MATHEWS A. Mental imagery in emotion and emotional disorders[J]. Clinical psychology review, 2010, 30（3）: 349-362.

[135]HON T, DAS R K, KAMBOJ S K. The effects of cognitive reappraisal following retrieval-procedures designed to destabilize alcohol memories in high-risk drinkers[J]. Psychopharmacology, 2016（233）: 851-861.

[136]HOOPER L M, STOCKTON P, KRUPNICK J L, et al. Development, use, and psychometric properties of the Trauma History Questionnaire[J]. Journal of Loss and Trauma, 2011, 16（3）: 258-283.

[137]HU Chuanpeng, KONG Xiangzhen, Wagenmakers E J, et al. The Bayes factor and its implementation in JASP: A practical primer[J]. Advances in Psychological Science, 2018, 26（6）: 951-965.

[138]HU Jingchu, WANG Wenqing, HOMAN P, et al. Reminder duration determines threat memory modification in humans[J]. Scientific reports, 2018, 8（1）: 8848.

[139]HUANG Bing, ZHU Huiwen, ZHOU Yiming, et al. Unconditioned-and conditioned-stimuli induce differential memory reconsolidation and β-AR-dependent CREB activation[J]. Frontiers in Neural Circuits, 2017（11）: 53.

[140]HUPBACH A, GOMEZ R, HARDT O, et al. Reconsolidation of episodic memories: A subtle reminder triggers integration of new information[J]. Learning & memory, 2007, 14（1-2）: 47-53.

[141]HUPBACH A, HARDT O, GOMEZ R, et al. The dynamics of memory: Context-dependent updating[J]. Learning & Memory, 2008, 15（8）: 574-579.

[142]HUTTON-BEDBROOK K, MCNALLY G P. The promises and pitfalls of retrieval-extinction procedures in preventing relapse to drug seeking[J]. Frontiers in psychiatry, 2013（4）: 14.

[143]HYER K, BROWN L M. The Impact of Event Scale‐Revised: A quick measure

of a patient's response to trauma[J]. AJN The American Journal of Nursing, 2008, 108（11）: 60–68.

[144]ISHII D, MATSUZAWA D, MATSUDA S, et al. An isolated retrieval trial before extinction session does not prevent the return of fear[J]. Behavioural brain research, 2015（287）: 139–145.

[145]IYADURAI L, BLACKWELL S E, MEISER–STEDMAN R, et al. Preventing intrusive memories after trauma via a brief intervention involving Tetris computer game play in the emergency department: a proof–of–concept randomized controlled trial[J]. Molecular psychiatry, 2018, 23（3）: 674–682.

[146]JAMES E L, BONSALL M B, HOPPITT L, et al. Computer game play reduces intrusive memories of experimental trauma via reconsolidation–update mechanisms[J]. Psychological science, 2015, 26（8）: 1201–1215.

[147]JAMES E L, LAU–ZHU A, CLARK I A, et al. The trauma film paradigm as an experimental psychopathology model of psychological trauma: Intrusive memories and beyond[J]. Clinical Psychology Review, 2016（47）: 106–142.

[148]KESSLER H, HOLMES E A, BLACKWELL S E, et al. Reducing intrusive memories of trauma using a visuospatial interference intervention with inpatients with posttraumatic stress disorder（PTSD）[J]. Journal of Consulting and Clinical Psychology, 2018, 86（12）: 1076–1090.

[149]KESSLER H, SCHMIDT A C, JAMES E L, et al. Visuospatial computer game play after memory reminder delivered three days after a traumatic film reduces the number of intrusive memories of the experimental trauma[J]. Journal of Behavior Therapy and Experimental Psychiatry, 2020（67）: 101454.

[150]KHALAF O, RESCH S, DIXSAUT L, et al. Reactivation of recall–induced neurons contributes to remote fear memory attenuation[J]. Science, 2018, 360（6394）: 1239–1242.

[151]KIDA S. Function and mechanisms of memory destabilization and reconsolidation

after retrieval[J]. Proceedings of the Japan Academy, Series B, 2020, 96（3）: 95–106.

[152]KIDA S. Reconsolidation/destabilization, extinction and forgetting of fear memory as therapeutic targets for PTSD[J]. Psychopharmacology, 2019, 236（1）: 49–57.

[153]KINDT M, SOETER M, VERVLIET B. Beyond extinction: erasing human fear responses and preventing the return of fear[J]. Nature neuroscience, 2009, 12（3）: 256–258.

[154]KINDT M, SOETER M. Pharmacologically induced amnesia for learned fear is time and sleep dependent[J]. Nature communications, 2018, 9（1）: 1316.

[155]KINDT M, SOETER M. Reconsolidation in a human fear conditioning study: a test of extinction as updating mechanism[J]. Biological psychology, 2013, 92（1）: 43–50.

[156]KINDT M, VAN EMMERIK A. New avenues for treating emotional memory disorders: towards a reconsolidation intervention for posttraumatic stress disorder[J]. Therapeutic advances in psychopharmacology, 2016, 6（4）: 283–295.

[157]KINDT M. The surprising subtleties of changing fear memory: a challenge for translational science[J]. Philosophical Transactions of the Royal Society B: Biological Sciences, 2018b, 373（1742）: 20170033.

[158]KITAMURA T, OGAWA S K, ROY D S, et al. Engrams and circuits crucial for systems consolidation of a memory[J]. Science, 2017, 356（6333）: 73–78.

[159]KLINGMÜLLER A, CAPLAN J B, SOMMER T. Intrusions in episodic memory: reconsolidation or interference?[J]. Learning & Memory, 2017, 24（5）: 216–224.

[160]KLUCKEN T, KRUSE O, SCHWECKENDIEK J, et al. No evidence for blocking the return of fear by disrupting reconsolidation prior to extinction learning[J]. Cortex, 2016（79）: 112–122.

[161]KOSS W A, BELDEN C E, HRISTOV A D, et al. Dendritic remodeling in the adolescent medial prefrontal cortex and the basolateral amygdala of male and

female rats[J]. Synapse, 2014, 68（2）: 61-72.

[162]KREDLOW M A, UNGER L D, Otto M W. Harnessing reconsolidation to weaken fear and appetitive memories: A meta-analysis of post-retrieval extinction effects[J]. Psychological Bulletin, 2016, 142（3）: 314-336.

[163]KROES M C W, DUNSMOOR J E, LIN Q, et al. A reminder before extinction strengthens episodic memory via reconsolidation but fails to disrupt generalized threat responses[J]. Scientific reports, 2017, 7（1）: 10858.

[164]KROES M C W, TENDOLKAR I, VAN WINGEN G A, et al. An electroconvulsive therapy procedure impairs reconsolidation of episodic memories in humans[J]. Nature neuroscience, 2014, 17（2）: 204-206.

[165]KRYPOTOS A M, BLANKEN T F, ARNAUDOVA I, et al. A primer on Bayesian analysis for experimental psychopathologists[J]. Journal of experimental psychopathology, 2017, 8（2）: 140-157.

[166]KUIJER E J, FERRAGUD A, MILTON A L. Retrieval-extinction and relapse prevention: rewriting maladaptive drug memories?[J]. Frontiers in Behavioral Neuroscience, 2020（14）: 23.

[167]KUNZE A E, ARNTZ A, KINDT M. Fear conditioning with film clips: A complex associative learning paradigm[J]. Journal of Behavior Therapy and Experimental Psychiatry, 2015（47）: 42-50.

[168]KUNZE A E, ARNTZ A, KINDT M. Investigating the effects of imagery rescripting on emotional memory: A series of analogue studies[J]. Journal of Experimental Psychopathology, 2019, 10（2）: 1-22.

[169]LABAR K S, GATENBY J C, GORE J C, et al. Human amygdala activation during conditioned fear acquisition and extinction: a mixed-trial fMRI study[J]. Neuron, 1998, 20（5）: 937-945.

[170]LANCASTER C L, MONFILS M H, TELCH M J. Augmenting exposure therapy with preextinction fear memory reactivation and deepened extinction: a

randomized controlled trial[J]. Behaviour Research and Therapy, 2020（135）: 103730.

[171]LANDKROON E, MERTENS G, SEVENSTER D, et al. Renewal of conditioned fear responses using a film clip as the aversive unconditioned stimulus[J]. Journal of behavior therapy and experimental psychiatry, 2019（65）: 101493.

[172]LANG P J, BRADLEY M M, CUTHBERT B N. Emotion, attention, and the startle reflex[J]. Psychological review, 1990, 97（3）: 377.

[173]LEDOUX J E. Coming to terms with fear[J]. Proceedings of the National Academy of Sciences, 2014, 111（8）: 2871–2878.

[174]LEDOUX J E. Rethinking the emotional brain[J]. Neuron, 2012, 73（4）: 653–676.

[175]LEE J L C, EVERITT B J, THOMAS K L. Independent cellular processes for hippocampal memory consolidation and reconsolidation[J]. Science, 2004, 304（5672）: 839–843.

[176]LEE J L C, MILTON A L, EVERITT B J. Reconsolidation and extinction of conditioned fear: inhibition and potentiation[J]. Journal of Neuroscience, 2006, 26（39）: 10051–10056.

[177]LEE J L C, NADER K, SCHILLER D. An update on memory reconsolidation updating[J]. Trends in cognitive sciences, 2017, 21（7）: 531–545.

[178]LEE J L C. Reconsolidation: maintaining memory relevance[J]. Trends in neurosciences, 2009, 32（8）: 413–420.

[179]LEE S H, CHOI J H, LEE N, et al. Synaptic protein degradation underlies destabilization of retrieved fear memory[J]. Science, 2008, 319（5867）: 1253–1256.

[180]LEUCHS L, SCHNEIDER M, SPOORMAKER V I. Measuring the conditioned response: A comparison of pupillometry, skin conductance, and startle electromyography[J]. Psychophysiology, 2019, 56（1）: e13283.

[181]LEVY D A, MIKA R, RADZYMINSKI C, et al. Behavioral reconsolidation

interference with episodic memory within–subjects is elusive[J]. Neurobiology of Learning and Memory, 2018（150）: 75–83.

[182]LI Junjiao, CHEN Wei, CAOYANG Jingwen, et al. Moderate partially reduplicated conditioned stimuli as retrieval cue can increase effect on preventing relapse of fear to compound stimuli[J]. Frontiers in human neuroscience, 2017 （11）: 575.

[183]LI Junjiao, CHEN Wei, CAOYANG Jingwen, et al. Role of prediction error in destabilizing fear memories in retrieval extinction and its neural mechanisms[J]. Cortex, 2019（121）: 292–307.

[184]LIBERZON I, MARTIS B. Neuroimaging studies of emotional responses in PTSD[J]. Annals of the New York Academy of Sciences, 2006, 1071（1）: 87–109.

[185]LIM C S, KIM J I, KWAK C, et al. β –Adrenergic signaling is required for the induction of a labile state during memory reconsolidation[J]. Brain Research Bulletin, 2018（141）: 50–57.

[186]LIPP O V, WATERS A M, LUCK C C, et al. Novel approaches for strengthening human fear extinction: The roles of novelty, additional USs, and additional GSs[J]. Behaviour research and therapy, 2020（124）: 103529.

[187]LIU Jianfeng, ZHAO Liyan, XUE Yanxue, et al. An unconditioned stimulus retrieval extinction procedure to prevent the return of fear memory[J]. Biological psychiatry, 2014, 76（11）: 895–901.

[188]LONSDORF T B, MENZ M M, ANDREATTA M, et al. Don't fear "fear conditioning": Methodological considerations for the design and analysis of studies on human fear acquisition, extinction, and return of fear[J]. Neuroscience & Biobehavioral Reviews, 2017（77）: 247–285.

[189]LOVE J, SELKER R, MARSMAN M, et al. JASP: Graphical statistical software for common statistical designs[J]. Journal of Statistical Software, 2019（88）: 1–17.

[190]LUNARDI P, DE SOUZA L W, DOS SANTOS B, et al. Effect of the endocannabinoid system in memory updating and forgetting[J]. Neuroscience, 2020（444）: 33-42.

[191]LUNARDI P, SACHSER R M, SIERRA R O, et al. Effects of hippocampal LIMK inhibition on memory acquisition, consolidation, retrieval, reconsolidation, and extinction[J]. Molecular neurobiology, 2018（55）: 958-967.

[192]LUO Yixiao, XUE Yanxue, LIU Jianfeng, et al. A novel UCS memory retrieval-extinction procedure to inhibit relapse to drug seeking[J]. Nature communications, 2015, 6（1）: 7675.

[193]LYKKEN D T. Range correction applied to heart rate and to GSR data[J]. Psychophysiology, 1972, 9（3）: 373-379.

[194]MAPLES-KELLER J L, PRICE M, JOVANOVIC T, et al. Targeting memory reconsolidation to prevent the return of fear in patients with fear of flying[J]. Depression and Anxiety, 2017, 34（7）: 610-620.

[195]MARCO A, MEHARENA H S, DILEEP V, et al. Mapping the epigenomic and transcriptomic interplay during memory formation and recall in the hippocampal engram ensemble[J]. Nature neuroscience, 2020, 23（12）: 1606-1617.

[196]MATSUDA S, MATSUZAWA D, ISHII D, et al. Sex differences in fear extinction and involvements of extracellular signal-regulated kinase （ERK）[J]. Neurobiology of learning and memory, 2015,（123）: 117-124.

[197]MCGAUGH J L. Making lasting memories: Remembering the significant[J]. Proceedings of the National Academy of Sciences, 2013, 110（2）: 10402-10407.

[198]MCGAUGH J L. Memory—a century of consolidation[J]. Science, 2000, 287（5451）: 248-251.

[199]MEIR DREXLER S, WOLF O T. Behavioral disruption of memory reconsolidation: From bench to bedside and back again[J]. Behavioral neuroscience, 2018, 132（1）: 13.

[200]MERLO E, MILTON A L, EVERITT B J. A novel retrieval-dependent memory process revealed by the arrest of ERK1/2 activation in the basolateral amygdala[J]. Journal of Neuroscience, 2018, 38（13）: 3199-3207.

[201]MERLO E, MILTON A L, EVERITT B J. Enhancing cognition by affecting memory reconsolidation[J]. Current Opinion in Behavioral Sciences, 2015（4）: 41-47.

[202]MERLO E, MILTON A L, GOOZÉE Z Y, et al. Reconsolidation and extinction are dissociable and mutually exclusive processes: behavioral and molecular evidence[J]. Journal of Neuroscience, 2014, 34（7）: 2422-2431.

[203]MERLO E, RATANO P, ILIOI E C, et al. Amygdala dopamine receptors are required for the destabilization of a reconsolidating appetitive memory[J]. eneuro, 2015, 2（1）1-14.

[204]MILAD M R, GOLDSTEIN J M, ORR S P, et al. Fear conditioning and extinction: influence of sex and menstrual cycle in healthy humans[J]. Behavioral neuroscience, 2006, 120（6）: 1196.

[205]MILAD M R, ORR S P, PITMAN R K, et al. Context modulation of memory for fear extinction in humans[J]. Psychophysiology, 2005, 42（4）: 456-464.

[206]MILAD M R, RAUCH S L, PITMAN R K, et al. Fear extinction in rats: implications for human brain imaging and anxiety disorders[J]. Biological psychology, 2006, 73（1）: 61-71.

[207]MILAD M R, ZEIDAN M A, CONTERO A, et al. The influence of gonadal hormones on conditioned fear extinction in healthy humans[J]. Neuroscience, 2010, 168（3）: 652-658.

[208]MILLAN E Z, MILLIGAN-SAVILLE J, MCNALLY G P. Memory retrieval, extinction, and reinstatement of alcohol seeking[J]. Neurobiology of learning and memory, 2013（101）: 26-32.

[209]MILTON A L, MERLO E, RATANO P, et al. Double dissociation of the

requirement for GluN2B-and GluN2A-containing NMDA receptors in the destabilization and restabilization of a reconsolidating memory[J]. Journal of Neuroscience, 2013, 33（3）: 1109-1115.

[210]MISANIN J R, MILLER R R, LEWIS D J. Retrograde amnesia produced by electroconvulsive shock after reactivation of a consolidated memory trace[J]. Science, 1968, 160（3827）: 554-555.

[211]MIZUNO K, DEMPSTER E, MILL J, et al. Long-lasting regulation of hippocampal Bdnf gene transcription after contextual fear conditioning[J]. Genes, Brain and Behavior, 2012, 11（6）: 651-659.

[212]MOBBS D, ADOLPHS R, FANSELOW M S, et al. Viewpoints: Approaches to defining and investigating fear[J]. Nature neuroscience, 2019, 22（8）: 1205-1216.

[213]MONFILS M H, COWANSAGE K K, KLANN E, et al. Extinction-reconsolidation boundaries: key to persistent attenuation of fear memories[J]. science, 2009, 324（5929）: 951-955.

[214]MONFILS M H, HOLMES E A. Memory boundaries: opening a window inspired by reconsolidation to treat anxiety, trauma-related, and addiction disorders[J]. The Lancet Psychiatry, 2018, 5（12）: 1032-1042.

[215]MORINA N, LEIBOLD E, EHRING T. Vividness of general mental imagery is associated with the occurrence of intrusive memories[J]. Journal of Behavior Therapy and Experimental Psychiatry, 2013, 44（2）: 221-226.

[216]MOYANO M D, DIEKELMANN S, PEDREIRA M E, et al. Sleep accelerates re-stabilization of human declarative memories[J]. Neurobiology of learning and memory, 2019（162）: 1-8.

[217]MÜHLBERGER A, HERRMANN M J, WIEDEMANN G, et al. Repeated exposure of flight phobics to flights in virtual reality[J]. Behaviour research and therapy, 2001, 39（9）: 1033-1050.

[218]MYERS K M, DAVIS M. Mechanisms of fear extinction[J]. Molecular psychiatry,

2007, 12（2）: 120-150.

[219]NADER K, SCHAFE G E, LEDOUX J E. Fear memories require protein synthesis in the amygdala for reconsolidation after retrieval[J]. Nature, 2000, 406（6797）: 722-726.

[220]NADER K, SCHAFE G E, LEDOUX J E. The labile nature of consolidation theory[J]. Nature reviews neuroscience, 2000, 1（3）: 216-219.

[221]NADER K. Reconsolidation and the dynamic nature of memory[J]. Cold Spring Harbor Perspectives in Biology, 2015, 7（10）: 1-16.

[222]NEWMAN E L, NORMAN K A. Moderate excitation leads to weakening of perceptual representations[J]. Cerebral Cortex, 2010, 20（11）: 2760-2770.

[223]ORR S P, METZGER L J, LASKO N B, et al. De novo conditioning in trauma-exposed individuals with and without posttraumatic stress disorder[J]. Journal of abnormal psychology, 2000, 109（2）: 290.

[224]PEDREIRA M E, MALDONADO H. Protein synthesis subserves reconsolidation or extinction depending on reminder duration[J]. Neuron, 2003, 38（6）: 863-869.

[225]PEDREIRA M E, PÉREZ-CUESTA L M, MALDONADO H. Mismatch between what is expected and what actually occurs triggers memory reconsolidation or extinction[J]. Learning & memory, 2004, 11（5）: 579.

[226]PEYROT C, BROUILLARD A, MORAND-BEAULIEU S, et al. A review on how stress modulates fear conditioning: Let's not forget the role of sex and sex hormones[J]. Behaviour Research and Therapy, 2020,（129）: 103615.

[227]PHELPS E A, HOFMANN S G. Memory editing from science fiction to clinical practice[J]. Nature, 2019, 572（7767）: 43-50.

[228]PHELPS E A. Human emotion and memory: interactions of the amygdala and hippocampal complex[J]. Current opinion in neurobiology, 2004, 14（2）: 198-202.

[229]PINE A, SADEH N, BEN-YAKOV A, et al. Knowledge acquisition is governed

by striatal prediction errors[J]. Nature communications, 2018, 9（1）: 1673.

[230]PINELES S L, ORR M R, ORR S P. An alternative scoring method for skin conductance responding in a differential fear conditioning paradigm with a long - duration conditioned stimulus[J]. Psychophysiology, 2009, 46（5）: 984–995.

[231]PONNUSAMY R, ZHURAVKA I, POULOS A M, et al. Retrieval and reconsolidation accounts of fear extinction[J]. Frontiers in behavioral neuroscience, 2016（10）: 89.

[232]PRZYBYSLAWSKI J, ROULLET P, SARA S J. Attenuation of emotional and nonemotional memories after their reactivation: Role of β adrenergic receptors[J]. Journal of Neuroscience, 1999, 19（15）: 6623–6628.

[233]QUIRK G J, MILAD M R. Editing out fear[J]. Nature, 2010, 463（7277）: 36–37.

[234]RAO–RUIZ P, ROTARU D C, VAN DER LOO R J, et al. Retrieval–specific endocytosis of GluA2–AMPARs underlies adaptive reconsolidation of contextual fear[J]. Nature neuroscience, 2011, 14（10）: 1302–1308.

[235]REYNOLDS M, BREWIN C R. Intrusive cognitions, coping strategies and emotional responses in depression, post–traumatic stress disorder and a non–clinical population[J]. Behaviour research and therapy, 1998, 36（2）: 135–147.

[236]RITVO V J H, TURK–BROWNE N B, NORMAN K A. Nonmonotonic plasticity: how memory retrieval drives learning[J]. Trends in cognitive sciences, 2019, 23（9）: 726–742.

[237]ROBERTSON E M. New insights in human memory interference and consolidation[J]. Current Biology, 2012, 22（2）: R66–R71.

[238]ROEDIGER H L, KARPICKE J D. Reflections on the resurgence of interest in the testing effect[J]. Perspectives on Psychological Science, 2018, 13（2）: 236–241.

[239]SAPER C B, SCAMMELL T E, LU J. Hypothalamic regulation of sleep and

circadian rhythms[J]. Nature, 2005, 437 (7063) : 1257–1263.

[240]SARA S J. Retrieval and reconsolidation: toward a neurobiology of remembering[J]. Learning & memory, 2000, 7 (2) : 73–84.

[241]SCHILLER D, KANEN J W, LEDOUX J E, et al. Extinction during reconsolidation of threat memory diminishes prefrontal cortex involvement[J]. Proceedings of the National Academy of Sciences, 2013, 110 (50) : 20040–20045.

[242]SCHILLER D, MONFILS M H, RAIO C M, et al. Preventing the return of fear in humans using reconsolidation update mechanisms[J]. Nature, 2010, 463 (7277) : 49–53.

[243]SCHILLER D, PHELPS E A. Does reconsolidation occur in humans?[J]. Frontiers in behavioral neuroscience, 2011 (5) : 24.

[244]SCHWABE L, NADER K, PRUESSNER J C. Reconsolidation of human memory: brain mechanisms and clinical relevance[J]. Biological psychiatry, 2014, 76 (4) : 274–280.

[245]SCHWABE L, NADER K, WOLF O T, et al. Neural signature of reconsolidation impairments by propranolol in humans[J]. Biological psychiatry, 2012, 71 (4) : 380–386.

[246]SCULLY I D, NAPPER L E, HUPBACH A. Does reactivation trigger episodic memory change? A meta–analysis[J]. Neurobiology of learning and memory, 2017 (142) : 99–107.

[247]SEVENSTER D, BECKERS T, KINDT M. Prediction error demarcates the transition from retrieval, to reconsolidation, to new learning[J]. Learning & memory, 2014, 21 (11) : 580.

[248]SEVENSTER D, BECKERS T, KINDT M. Prediction error governs pharmacologically induced amnesia for learned fear[J]. Science, 2013, 339 (6121) : 830–833.

[249]SEVENSTER D, BECKERS T, KINDT M. Retrieval per se is not sufficient to

trigger reconsolidation of human fear memory[J]. Neurobiology of learning and memory, 2012, 97（3）: 338–345.

[250]SEVENSTER D, VISSER R M, D'HOOGE R. A translational perspective on neural circuits of fear extinction: current promises and challenges[J]. Neurobiology of Learning and Memory, 2018（155）: 113–126.

[251]SHAPIRO F. Emdr and the role of the clinician in psychotherapy evaluation: Towards a more comprehensive integration of science and practice[J]. Journal of Clinical Psychology, 2002, 58（12）: 1453–1463.

[252]SHARMA R, SAHOTA P, THAKKAR M M. Sleep loss immediately after fear memory reactivation attenuates fear memory reconsolidation[J]. Neuroscience, 2020（428）: 70–75.

[253]SHEHATA M, ABDOU K, CHOKO K, et al. Autophagy enhances memory erasure through synaptic destabilization[J]. Journal of Neuroscience, 2018, 38（15）: 3809–3822.

[254]SHIBAN Y, BRÜTTING J, PAULI P, et al. Fear reactivation prior to exposure therapy: does it facilitate the effects of VR exposure in a randomized clinical sample?[J]. Journal of behavior therapy and experimental psychiatry, 2015（46）: 133–140.

[255]SHORT S E, YANG Y C, JENKINS T M. Sex, gender, genetics, and health[J]. American journal of public health, 2013, 103（S1）: S93–S101.

[256]SIEGESLEITNER M, STROHM M, WITTEKIND C E, et al. Effects of imagery rescripting on consolidated memories of an aversive film[J]. Journal of Behavior Therapy and Experimental Psychiatry, 2019（62）: 22–29.

[257]SILVA M B, SOARES A B. Reconsolidation of human motor memory: From boundary conditions to behavioral interventions—How far are we from clinical applications?[J]. Behavioural Brain Research, 2018（353）: 83–90.

[258]SINCLAIR A H, BARENSE M D. Prediction error and memory reactivation: how

incomplete reminders drive reconsolidation[J]. Trends in neurosciences, 2019, 42 （10）: 727–739.

[259]SINCLAIR A H, BARENSE M D. Surprise and destabilize: prediction error influences episodic memory reconsolidation[J]. Learning & memory, 2018, 25 （8）: 369.

[260]Society for Psychophysiological Research Ad Hoc Committee on Electrodermal Measures, BOUCSEIN W, FOWLES D C, et al. Publication recommendations for electrodermal measurements[J]. Psychophysiology, 2012, 49 （8）: 1017– 1034.

[261]SOETER M, KINDT M. Disrupting reconsolidation: pharmacological and behavioral manipulations[J]. Learning & Memory, 2011, 18 （6）: 357–366.

[262]SOETER M, KINDT M. Dissociating response systems: erasing fear from memory[J]. Neurobiology of learning and memory, 2010, 94 （1）: 30–41.

[263]SOETER M, KINDT M. Retrieval cues that trigger reconsolidation of associative fear memory are not necessarily an exact replica of the original learning experience[J]. Frontiers in behavioral neuroscience, 2015 （9）: 122.

[264]SPOORMAKER V I, ANDRADE K C, SCHRÖTER M S, et al. The neural correlates of negative prediction error signaling in human fear conditioning[J]. Neuroimage, 2011, 54 （3）: 2250–2256.

[265]SQUIRE L R, STARK C E L, CLARK R E. The medial temporal lobe[J]. Annu. Rev. Neurosci. , 2004a （27）: 279–306.

[266]SQUIRE L R. Memory systems of the brain: a brief history and current perspective[J]. Neurobiology of learning and memory, 2004, 82 （3）: 171–177.

[267]STEIL R, EHLERS A. Dysfunctional meaning of posttraumatic intrusions in chronic PTSD[J]. Behaviour research and therapy, 2000, 38 （6）: 537–558.

[268]STREB M, CONWAY M A, MICHAEL T. Conditioned responses to trauma reminders: How durable are they over time and does memory integration reduce

them?[J]. Journal of Behavior Therapy and Experimental Psychiatry, 2017（57）: 88–95.

[269]SUZUKI A, JOSSELYN S A, FRANKLAND P W, et al. Memory reconsolidation and extinction have distinct temporal and biochemical signatures[J]. Journal of Neuroscience, 2004, 24（20）: 4787–4795.

[270]TAY K R, FLAVELL C R, CASSINI L, et al. Postretrieval relearning strengthens hippocampal memories via destabilization and reconsolidation[J]. Journal of Neuroscience, 2019, 39（6）: 1109–1118.

[271]TELCH M J, YORK J, LANCASTER C L, et al. Use of a brief fear memory reactivation procedure for enhancing exposure therapy[J]. Clinical Psychological Science, 2017, 5（2）: 367–378.

[272]THOMAS É, SAUMIER D, PITMAN R K, et al. Consolidation and reconsolidation are impaired by oral propranolol administered before but not after memory（re）activation in humans[J]. Neurobiology of learning and memory, 2017（142）: 118–125.

[273]THOMPSON A, LIPP O V. Extinction during reconsolidation eliminates recovery of fear conditioned to fear–irrelevant and fear–relevant stimuli[J]. Behaviour research and therapy, 2017（92）: 1–10.

[274]TREANOR M, BROWN L A, RISSMAN J, et al. Can memories of traumatic experiences or addiction be erased or modified? A critical review of research on the disruption of memory reconsolidation and its applications[J]. Perspectives on Psychological Science, 2017, 12（2）: 290–305.

[275]TRONSON N C, KEISER A A. A dynamic memory systems framework for sex differences in fear memory[J]. Trends in neurosciences, 2019, 42（10）: 680–692.

[276]VALLEJO A G, KROES M C W, REY E, et al. Propofol–induced deep sedation reduces emotional episodic memory reconsolidation in humans[J]. Science advances, 2019, 5（3）: eaav3801.

[277]VAN DEN HOUT M A, ENGELHARD I M, MCNALLY R J. Thoughts on experimental psychopathology[J]. Psychopathology Review, 2017, 4（2）: 141-154.

[278]VAN DOORN J, VAN DEN BERGH D, BÖHM U, et al. The JASP guidelines for conducting and reporting a Bayesian analysis[J]. Psychonomic Bulletin & Review, 2021（28）: 813-826.

[279]VAVERKOVÁ Z, MILTON A L, MERLO E. Retrieval-dependent mechanisms affecting emotional memory persistence: Reconsolidation, extinction, and the space in between[J]. Frontiers in behavioral neuroscience, 2020（14）: 574358.

[280]VELASCO E R, FLORIDO A, MILAD M R, et al. Sex differences in fear extinction[J]. Neuroscience & Biobehavioral Reviews, 2019（103）: 81-108.

[281]VISSER R M, LAU-ZHU A, HENSON R N, et al. Multiple memory systems, multiple time points: how science can inform treatment to control the expression of unwanted emotional memories[J]. Philosophical Transactions of the Royal Society B: Biological Sciences, 2018, 373（1742）: 20170209.

[282]VISSER R M. Why do certain moments haunt us? Conceptualizing intrusive memories as conditioned responses[J]. Biological Psychiatry: Cognitive Neuroscience and Neuroimaging, 2020, 5（4）: 375-376.

[283]VOULO M E, PARSONS R G. Response-specific sex difference in the retention of fear extinction[J]. Learning & Memory, 2017, 24（6）: 245-251.

[284]VYAZOVSKIY V V, CIRELLI C, PFISTER-GENSKOW M, et al. Molecular and electrophysiological evidence for net synaptic potentiation in wake and depression in sleep[J]. Nature neuroscience, 2008, 11（2）: 200-208.

[285]WADDELL J, BANGASSER D A, SHORS T J. The basolateral nucleus of the amygdala is necessary to induce the opposing effects of stressful experience on learning in males and females[J]. Journal of Neuroscience, 2008, 28（20）: 5290-5294.

[286]WANG Szu-Han，LUCAS D O A，KARIM N. Cellular and systems mechanisms of memory strength as a constraint on auditory fear reconsolidation [J]. Nature neuroscience, 2009, 12（7）: 905-912.

[287]WATSON D, CLARK L A, TELLEGEN A. Development and validation of brief measures of positive and negative affect: the PANAS scales[J]. Journal of personality and social psychology, 1988, 54（6）: 1063.

[288]WEEMS C F, RUSSELL J D, BANKS D M, et al. Memories of traumatic events in childhood fade after experiencing similar less stressful events: results from two natural experiments[J]. Journal of Experimental Psychology: General, 2014, 143（5）: 2046.

[289]WEGERER M, BLECHERT J, KERSCHBAUM H, et al. Relationship between fear conditionability and aversive memories: evidence from a novel conditioned-intrusion paradigm[J]. PLoS one, 2013, 8（11）: e79025.

[290]WEIKE A I, SCHUPP H T, HAMM A O. Fear acquisition requires awareness in trace but not delay conditioning[J]. Psychophysiology, 2007, 44（1）: 170-180.

[291]WICHERT S, WOLF O T, SCHWABE L. Reactivation, interference, and reconsolidation: Are recent and remote memories likewise susceptible?[J]. Behavioral Neuroscience, 2011, 125（5）: 699-704.

[292]WIDEMAN C E, JARDINE K H, WINTERS B D. Involvement of classical neurotransmitter systems in memory reconsolidation: Focus on destabilization[J]. Neurobiology of Learning and Memory, 2018（156）: 68-79.

[293]WIDEMAN C E, NGUYEN J, JEFFRIES S D, et al. Fluctuating NMDA receptor subunit levels in perirhinal cortex relate to their dynamic roles in object memory destabilization and reconsolidation[J]. International Journal of Molecular Sciences, 2020, 22（1）: 67.

[294]XU Liang, SU Hongyu, XIE Xiaoyuan, et al. The topological properties of stimuli influence fear generalization and extinction in humans[J]. Frontiers in

Psychology, 2018（9）: 409.

[295]XUE Yanxue, CHEN Yayun, ZHANG Libo, et al. Selective inhibition of amygdala neuronal ensembles encoding nicotine-associated memories inhibits nicotine preference and relapse[J]. Biological psychiatry, 2017, 82（11）: 781-793.

[296]XUE Yanxue, LUO Yixiao, WU Ping, et al. A memory retrieval-extinction procedure to prevent drug craving and relapse[J]. science, 2012, 336（6078）: 241-245.

[297]YABUKI Y, FUKUNAGA K. Clinical therapeutic strategy and neuronal mechanism underlying post-traumatic stress disorder（PTSD）[J]. International journal of molecular sciences, 2019, 20（15）: 3614.

[298]ZETSCHE U, EHRING T, EHLERS A. The effects of rumination on mood and intrusive memories after exposure to traumatic material: An experimental study[J]. Journal of behavior therapy and experimental psychiatry, 2009, 40（4）: 499-514.

[299]ZHANG J J, HAUBRICH J, BERNABO M, et al. Limits on lability: Boundaries of reconsolidation and the relationship to metaplasticity[J]. Neurobiology of Learning and Memory, 2018（154）: 78-86.

[300]ZHU Huiwen, ZHOU Yiming, LIU Zhiyuan, et al. β1-adrenoceptor in the central amygdala is required for unconditioned stimulus-induced drug memory reconsolidation[J]. International Journal of Neuropsychopharmacology, 2018, 21（3）: 267-280.

[301]ZHU Zijian, WANG Yingying, JIA Jianrong, et al. Beta and alpha desynchronizations underlie reconsolidation-mediated episodic memory updating[J]. Neuropsychologia, 2019（132）: 107135.

[302]ZIMMERMANN J, BACH D R. Impact of a reminder/extinction procedure on threat-conditioned pupil size and skin conductance responses[J]. Learning & Memory, 2020, 27（4）: 164-172.

[303]ZUCCOLO P F, HUNZIKER M H L. A review of boundary conditions and variables involved in the prevention of return of fear after post—retrieval extinction[J]. Behavioural Processes, 2019（162）: 39–54.

附录1 视频材料评定描述性统计

主题	人数	原始视频愉悦度	原始视频唤醒度	提取视频1惊异度	提取视频2惊异度	干扰视频愉悦度	干扰视频唤醒度	干扰视频相似度
餐厅	64	3.05（0.193）	5.97（0.258）	5.30（0.284）	4.92（0.274）	6.34（0.213）	4.33（0.253）	2.06（0.178）
飞机	64	3.02（0.173）	5.78（0.246）	5.50（0.315）	4.08（0.280）	5.19（0.186）	3.05（0.260）	2.80（0.250）
风筝	66	2.11（0.156）	6.68（0.219）	5.15（0.295）	4.58（0.286）	6.85（0.196）	3.74（0.258）	2.39（0.222）
老街区	64	2.97（0.181）	5.89（0.259）	5.19（0.360）	3.70（0.292）	4.91（0.190）	3.16（0.239）	2.78（0.229）
图书馆	66	3.09（0.209）	5.82（0.270）	5.41（0.330）	4.47（0.284）	5.36（0.220）	4.38（0.223）	2.71（0.217）
万圣节	66	3.73（0.190）	5.27（0.257）	5.20（0.286）	3.92（0.258）	5.33（0.166）	4.27（0.211）	3.76（0.263）
香港闹市	66	3.15（0.201）	6.00（0.255）	6.17（0.290）	4.76（0.257）	5.00（0.135）	3.12（0.236）	3.55（0.249）
新闻直播	64	2.64（0.188）	6.69（0.219）	5.75（0.379）	4.28（0.306）	4.97（0.186）	4.16（0.257）	3.09（0.248）
自行车	64	2.17（0.155）	6.45（0.256）	4.97（0.335）	4.41（0.286）	6.02（0.187）	3.95（0.249）	2.31（0.221）
鲨鱼	66	4.50（0.185）	5.09（0.249）	5.47（0.301）	3.48（0.253）	5.79（0.181）	3.38（0.215）	3.67（0.273）
刹车	66	2.11（0.151）	6.21（0.245）	5.05（0.308）	4.68（0.265）	7.56（0.177）	5.03（0.261）	1.86（0.183）
超市	64	2.92（0.180）	5.28（0.252）	5.06（0.297）	4.34（0.274）	6.89（0.188）	4.02（0.239）	1.83（0.135）

注：平均值（标准误）。

253

附录2 知情同意书

联名知情同意书

您好！感谢您对我们研究的支持，您的参加能够为心理学提供科学实证。在做实验之前，请您首先了解以下事项并签署知情同意书：

1.测试内容：问卷填写/按键反应/收集皮肤电

2.皮肤电实验的本质：在情绪状态时皮肤内血管的舒张和收缩，以及汗腺的分泌等变化，会引起皮肤电阻的变化，当外界加有电动势时，两点之间就存在电位的变化，通过放大电位的变化可进而得知情绪的变化。皮肤电技术经过几十年的开发应用已经相当成熟，不会对人体造成伤害，因此您在实验中会很安全而且完全不会感觉到不舒服。

3.厌恶视频：实验过程中出现的厌恶视频是经过科学评定的，已在相关研究中使用多年，会（让您）产生一定的厌恶情绪，但不会对身心健康造成伤害。在实验过程中如果感觉不适应，可以随时调低音量或者终止实验。

4.实验时长：实验为连续三天，平均每天20 min。

5.参与者的要求：本实验要求您必须年满18周岁（以身份证上记录的年龄为准），如果未满18周岁则需退出实验。

6.参加者的权利和义务：实验过程中被试若出现因实验导致的身体不适或其他因实验产生的不良感受，均可以随时通知研究人员要求退出研究。实验开始前，须向主试提供真实可靠的个人身心状况信息，不得欺瞒，如果被发现，研究人员有权终止本次实验；正式实验期间，须按照研究人员指示认真完成各项实验任务，务必根据研究人员的安排进行实验，不得擅自进行与实验无关的行为和活动。

7.对参加者的益处：您的参与能贡献心理学及社会对有关情绪记忆方面的认识；获得补贴；增进对行为实验的了解等。

8.待遇和补贴：如您能完成全部实验，您将获得70元左右的报酬；如果中途因您自身的原因不能参加实验，则视为放弃报酬；如果因为参与实验使您的心理状态出现问题，可以在实验结束后与主试联系，获得一定的心理援助支持。

9.资源保密：所有与您有关的数据和信息会被严格保密，我们亦不会披露任何可能揭露您身份的数据。同时，也请您对我们的实验内容保密。

对上述内容如有疑问可向您的实验主试提出。本项目的负责人为_____，主持者是_____。参加者可将问题直接提交给研究主持者，联系电话_____。

如果您已清楚理解并同意上述内容，自愿参加该实验，并愿意按照要求完成实验，请在下方签字，谢谢。

日期：　年　月　日—　年　月　日

附录3 贝克抑郁量表

姓名：　　　**年龄：**　　　　**性别：**　　　　**编号：**

说明：这份问卷有21组陈述。仔细阅读每一组陈述，然后根据您近一周（包括今天）的感觉，从每一组选一条最适合您情况的项目，将旁边的数字圈起来。先把每组陈述全部看完，再选择圈哪个项目。

序号	陈述
1	0.我不感到悲伤 1.我感到悲伤 2.我始终悲伤，不能自制 3.我太悲伤或不愉快，不堪忍受
2	0.我对将来并不失望 1.对未来我感到心灰意冷 2.我感到前景暗淡 3.我觉得将来毫无希望，无法改善
3	0.我没有感到失败 1.我觉得比一般人失败要多一些 2.回首往事，我能看到的是很多次失败 3.我觉得我是一个完全失败的人
4	0.我和以前一样，从各种事件中得到乐趣 1.我不像往常一样从各种事件中得到乐趣 2.我不再能从各种事件中得到真正的乐趣 3.我对一切事情都不满意或感到枯燥无味
5	0.我没有感到特别内疚 1.我对自己做过或者该做但没做的许多事感到内疚 2.我在大部分时间里觉得内疚 3.我在任何时候都觉得内疚

256

续表

序号	陈述
6	0.我没有觉得受到惩罚 1.我觉得可能受到惩罚 2.我预料将受到惩罚 3.我觉得正受到惩罚
7	0.我对自己并不失望 1.我对自己感到失望 2.我对自己感到讨厌 3.我恨我自己
8	0.与过去相比，我没有更多地责备或批判自己 1.我比过去责备自己更多 2.只要我有过失，我就责备自己 3.只要发生不好的事情，我就责备自己
9	0.我没有任何自杀的想法 1.我有自杀的想法，但我不会去做 2.我想自杀 3.如果有机会我就自杀
10	0.与过去相比，我哭的次数没有增加 1.我比过去哭的次数多 2.现在任何小事都会让我哭 3.我过去能哭，但现在要哭也哭不出来
11	0.和过去相比，我没有更加容易烦躁 1.我现在比往常更容易烦躁 2.我常常烦躁不安，难以保持安静 3.我非常烦躁不安，必须不停走动或做事情
12	0.我对其他人或活动没有失去兴趣 1.和过去相比，我对别的人或事情兴趣减少了 2.我失去了对其他人或事的大部分兴趣 3.任何事情都很难引起我的兴趣
13	0.我作决定和过去一样好 1.我现在作决定比以前困难 2.我作决定比以前困难了很多 3.我作任何决定都很困难

续表

序号	陈述
14	0.我不觉得自己没有价值 1.我认为自己不如过去有价值或有用 2.我觉得自己不如别人有价值 3.我觉得自己毫无价值
15	0.我和过去一样有精力 1.我不如从前有精力 2.我没有精力做很多事情 3.我做任何事情都没有足够的精力
16	0.我睡觉与往常一样好 1.我睡觉比以前略少，或者略多 2.我的睡眠比以前少了很多，或者多了很多 3.我根本无法睡觉，或我一直想睡觉
17	0.我并不比过去容易发火 1.与过去相比，我比较容易发火 2.与过去相比，我非常容易发火 3.我现在随时都很容易发火
18	0.我没觉得食欲有什么变化 1.我的食欲比过去略差，或略好 2.我的食欲比过去差了很多，或好很多 3.我完全没有食欲，或总是非常渴望吃东西
19	0.我和过去一样可以集中精神 1.我无法像过去一样集中精神 2.任何事情都很难让我长时间集中精神 3.任何事情都无法让我集中精神
20	0.我没觉得比过去累或乏力 1.我比过去更容易累或乏力 2.因为太累或者太乏力，许多过去常做的事情不能做了 3.因为太累或者太乏力，大多数过去常做的事情都不能做了
21	0.我没有发现我对性的兴趣最近有什么变化 1.我对性的兴趣比过去降低了 2.现在我对性的兴趣少多了 3.我对性的兴趣已经完全丧失

总分10分：你很健康、无抑郁；

总分10~15分，你有轻度情绪不良，要注意调节；

总分大于15分，表明已有抑郁，要去看心理医生了；

当大于25分，说明抑郁已经比较严重，必须看心理医生。

附录4　状态特质焦虑量表

首先很感谢你参加本次实验！
请根据以下题目及指导语认真填写这份问卷
谢谢配合！

你的姓名_____你的性别____年龄____日期_____编号_____

[Part1]指导语： 下面列出的是人们常常用来描述自己的一些陈述，请阅读每一个陈述，然后根据自己**此时此刻最恰当的感觉**进行选择。其中，"完全没有"选①，"有些"选②，"中等程度"选③，"非常明显"选④。没有对或错的回答，不要对任何一个陈述花太多的时间去考虑，但所给的回答应该是你现在最恰当的感觉。

陈述	完全没有	有些	中等程度	非常明显
1.我感到心情平静	①	②	③	④
2.我感到安全	①	②	③	④
3.我是紧张的	①	②	③	④
4.我感到紧张束缚	①	②	③	④
5.我感到安逸	①	②	③	④
6.我感到烦乱	①	②	③	④
7.我现在正烦恼，感到这种烦恼超过了可能的不幸	①	②	③	④
8.我感到满意	①	②	③	④
9.我感到害怕	①	②	③	④
10.我感到舒适	①	②	③	④
11.我有自信心	①	②	③	④
12.我觉得神经过敏	①	②	③	④

续表

陈述	完全没有	有些	中等程度	非常明显
13.我极度紧张不安	①	②	③	④
14.我优柔寡断	①	②	③	④
15.我是轻松的	①	②	③	④
16.我感到心满意足	①	②	③	④
17.我是烦恼的	①	②	③	④
18.我感到慌乱	①	②	③	④
19.我感觉镇定	①	②	③	④
20.我感到愉快	①	②	③	④

[Part2]**指导语:** 下面列出的是人们常常用来描述自己的一些陈述,请阅读每一个陈述,然后根据自己**经常的感觉**进行选择。"几乎没有"选①,"有些"选②,"经常"选③,"总是如此"选④。没有对或错的回答,不要对任何一个陈述花太多的时间去考虑,但所给的回答应该是你平时所感觉到的。

陈述	几乎没有	有些	经常	总是如此
21.我感到愉快	①	②	③	④
22.我感到神经过敏和不安	①	②	③	④
23.我感到自我满足	①	②	③	④
24.我希望能像别人那样高兴	①	②	③	④
25.我感到我像衰竭一样	①	②	③	④
26.我感到很宁静	①	②	③	④
27.我是平静的、冷静的和泰然自若的	①	②	③	④
28.我感到困难一一堆集起来,因此无法克服	①	②	③	④
29.我过分忧虑一些事,实际上这些事无关紧要	①	②	③	④
30.我是高兴的	①	②	③	④

续表

陈述	几乎没有	有些	经常	总是如此
31.我的思想处于混乱状态	①	②	③	④
32.我缺乏自信心	①	②	③	④
33.我感到安全	①	②	③	④
34.我容易做出决断	①	②	③	④
35.我感到不合适	①	②	③	④
36.我是满足的	①	②	③	④
37.一些不重要的思想总缠绕着我,并打扰我	①	②	③	④
38.我产生的沮丧是如此强烈,以致我不能从思想中排除它们	①	②	③	④
39.我是一个镇定的人	①	②	③	④
40.当我考虑我目前的事情和利益时,我就陷入紧张状态	①	②	③	④

十分感谢你的填写,祝一切顺利!

附录5　积极消极情感量表

性别____姓名_____编号_____日期_____

指导语：请根据你此刻的心情在相应的答案上打钩或画圈。

心情	几乎没有	比较少	中等程度	比较多	极其多
1.感兴趣的	1	2	3	4	5
2.心烦的	1	2	3	4	5
3.精神活力高的	1	2	3	4	5
4.心神不宁的	1	2	3	4	5
5.劲头足的	1	2	3	4	5
6.内疚的	1	2	3	4	5
7.恐惧的	1	2	3	4	5
8.敌意的	1	2	3	4	5
9.热情的	1	2	3	4	5
10.自豪的	1	2	3	4	5
11.易怒的	1	2	3	4	5
12.警觉性高的	1	2	3	4	5
13.害羞的	1	2	3	4	5
14.备受鼓舞的	1	2	3	4	5
15.紧张的	1	2	3	4	5
16.意志坚定的	1	2	3	4	5
17.注意力集中的	1	2	3	4	5
18.坐立不安的	1	2	3	4	5
19.有活力的	1	2	3	4	5
20.害怕的	1	2	3	4	5

附录6 创伤历史问卷

指导语：以下是关于严重或创伤性生活事件的一系列问题。分为犯罪经历问题、一般灾难和创伤问题。对于每一个事件，请选择它是否发生，如果发生，请注明发生的次数和发生这件事时您的大致年龄（如果您不确定，请给出最佳猜测）。举例：题干所描述事件发生过两次，第一次发生在19岁，第二次22岁，格式为2（19，22）。

题目	有	无
1.有没有人曾试图使用武力或武力威胁，如棍棒或抢劫直接从你身上拿走东西		
2.有没有人试图抢劫你或者实际上抢劫过你？（如偷了你的私人物品）		
3.是否有人在你不在的时候试图或成功闯入你家		
4.你在家的时候是否有人试图或成功闯入你家		
5.你有没有在学校、车里或其他地方发生过严重的事故？（如果有，请在后面注明，并写明次数和发生事件时的年龄）		
6.你曾经历过龙卷风、飓风、洪水或大地震等自然灾害吗？（你是否感觉到你的亲人有死亡或受伤的危险？）（如果有，请在后面注明）		
7.你有没有经历过火车撞车、建筑物倒塌、银行抢劫、火灾这样的"人为"灾难？（当时你或你的亲人有死亡或受伤的危险吗？）（如果有，请注明）		
8.你是否曾被暴露在可能威胁你健康的危险化学品或放射性物质中？（如果有，请在后面注明）		
9.你是否在其他情境下受过重伤？（如果有，请具体说明）		

续表

题目	有	无
10.你曾经有在其他情境下害怕自己被杀或者受伤？（如果有，请具体说明）		
11.你曾经看到过某些人受重伤或被杀吗？（如果有，请在选项后具体说明）		
12.你曾经因为某些原因看过或处理过死尸（除葬礼外）吗？（如果有，请在选项后具体说明）		
13.你曾经是否有亲近的朋友或家人被谋杀或者被酒驾司机撞死？		
14.你曾经有过配偶、浪漫伴侣或孩子死去吗？（如果有，请在后面指定关系）		
15.你有过严重的或危及生命的疾病吗？（如果有，请在后面注明）		
16.你曾经收到过亲近关系的人严重受伤、患危及生命的疾病或意外死亡的消息吗？（如果有，请在后面注明）		
17.你曾经在兵役期间参与过在官方或非官方战争区域中的战争吗？（如果有，请具体说明）		
18.有没有人，包括家人或朋友，用枪、刀或其他武器攻击过你		
19.有没有人，包括家人或朋友，在没有武器的情况下攻击并严重伤害过你		
20.你家里有没有人打过你，或是用力推你导致你受伤		
21.您是否经历过上述未涵盖的任何其他异常紧张的情况或事件？（如果有，请在后面注明）		

附录7　事件冲击量表修订版

下面是人们在经历过有压力的生活事件刺激之后所体验到的一些困扰，请您仔细阅读每个题目，选择最能够形容每一种困扰对您影响的程度。

以下提到的那件事是：＿＿＿＿＿＿＿＿＿＿＿＿＿＿＿＿＿＿＿＿＿＿。

请按照自己在最近3天之内的体验，说明这件事情对您有多大影响，影响分为5级。

0.一点没有。1.很少出现。2.有时出现。3.常常出现。4.总是出现。

困扰	从没	很少	有时	常常	总是
1.任何与那件事相关的事物都会引发当时的感受					
2.我很难安稳地一觉睡到天亮					
3.别的东西也会让我想起那件事					
4.我感觉我易受刺激，易发怒					
5.每当想起那件事或其他事情使我记起它的时候，我会尽量避免使自己心烦意乱					
6.即使我不愿意去想那件事时，也会想起它					
7.我感觉，那件事好像不是真的，或者从未发生过					
8.我设法远离一切能使我记起那件事的事物					
9.有关那件事的画面会在我的脑海中突然出现					
10.我感觉自己神经过敏，易被惊吓					
11.我努力不去想那件事					
12.我觉察到我对那件事仍有很多感受，但我没有去处理它们					

困扰	从没	很少	有时	常常	总是
13.我对那件事的感觉有点麻木					
14.我发现我的行为和感觉，好像又回到了那个事件发生的时候那样					
15.我难以入睡					
16.我因那件事而有强烈的情感波动					
17.我想要忘掉那件事情					
18.我感觉自己难以集中注意力					
19.令我想起那件事的事物会引起我身体上的反应，如出汗、呼吸困难、眩晕和心跳					
20.我曾经梦到过那件事					
21.我感觉自己很警觉或很戒备					
22.我尽量不提那件事					

附录8 闯入记忆问卷

请根据实际情况填写如下问题，0~10评分标准与闯入日记一致。

请你仔细计算一下，今天从进入实验室到现在你有多少次闯入

总体而言，这些（或这个）闯入性表象的持续时间为（）（0~100%）

总体而言，这些（或这个）闯入性表象给你造成的情绪痛苦度为（）

（0~10）

附录9　闯入日记

编号：

闯入日记

你需要记录_____号的闯入内容，_____参与第三天实验时交回。

记录内容：闯入性表象，闯入内容的数量、生动性（0~10，0=完全模糊不清，10=非常生动逼真）和痛苦度评分（0~10，0=完全不痛苦，10=极其痛苦）。闯入性表象指与实验中播放的视频（画面或声音）有关，具有明确的感知觉特征，一般在脑海中自然浮现或闯入，可能是被外界事物或情境触发而立即出现在脑海中，或是被某刻您自身的情绪、感觉或观念等触发而立即出现在脑海中。主试会在每天实验结束后的24h内选择3个时段通过微信或短信提醒您记录闯入情况。

注：闯入表象不是您对视频内容的主观想法或评论，也不是您有意回想视频时出现在脑海中的内容。

第一天实验结束—第二天实验前

时间1：	时间2：
描述闯入内容（并加上具体时间）： 1. 2. ……	闯入内容描述： 1. 2. ……
数量（　）　生动性（　）　痛苦度（　）	数量（　）　生动性（　）　痛苦度（　）

时间3：			时间5：		
闯入内容描述：			闯入内容描述：		
1.			1.		
2.			2.		
……			……		
数量（　）	生动性（　）	痛苦度（　）	数量（　）	生动性（　）	痛苦度（　）
时间4：			时间6：		
闯入内容描述：			闯入内容描述：		
1.			1.		
2.			2.		
……			……		
数量（　）	生动性（　）	痛苦度（　）	数量（　）	生动性（　）	痛苦度（　）

第二天实验结束—第三天实验前

时间1：			时间4：		
描述闯入内容（并加上具体时间）：			闯入内容描述：		
1.			1.		
2.			2.		
……			……		
数量（　）	生动性（　）	痛苦度（　）	数量（　）	生动性（　）	痛苦度（　）
时间2：			时间5：		
闯入内容描述：			闯入内容描述：		
1.			1.		
2.			2.		
……			……		
数量（　）.	生动性（　）	痛苦度（　）	数量（　）	生动性（　）	痛苦度（　）
时间3：			时间6：		
闯入内容描述：			闯入内容描述：		
1.			1.		
2.			2.		
……			……		
数量（　）	生动性（　）	痛苦度（　）	数量（　）	生动性（　）	痛苦度（　）

附录10 自由回忆和再认测试题目及评分标准

要求被试口头回忆视频内容，主试从被试口述的内容中根据关键点给分（括号里的数字代表分值，答对关键点可以得到相应分数）。

视频一：餐厅

两个（1）白人（1）男孩（1）在餐厅（1）里枪击同学，其中一人拿着手枪（1），另外一人拿着长枪（1）。第一个开枪的人穿着棕色+橙色棉服（1），第二个人穿着蓝色棉服（1）。

第二个开枪的人打死了一个穿绿衣服（1）的白人男孩（1）和一个穿红衣服（1）的白人男孩（1）。绿色衣服的男孩倒在红衣服男孩怀里（1）。一个穿白衬衣的金色齐肩卷发的白人女孩（1）被第一个开枪的人打中了（1）。

问题：

请描述开枪者的特征（人种/性别/所使用的枪支/衣着/外貌特征）。

请描述受害者的特征（衣着/外貌特征/人种）。

句子：

1. "餐厅"主题视频中，在人群中有一位黑人男孩。（错误）

2. "餐厅"主题视频中，金色卷发女孩穿着白色衬衣。（正确）

视频二：飞机

可以推测出是一部俄罗斯电影（1）。一架飞机（1）在飞离危险区（周围有很多火和烧着的物品）（1）时，因为跑道不够长（1），起飞失败（1）并发生爆炸。另外一架飞机的机长、一些工作人员和一些乘客目睹了这件事的发生。其中机长穿着黑色制服（1），空姐穿着蓝色制服（1），还有一位卷发的地勤工作人员叮嘱大家看好孩子（1），一位穿紫色衣服的中老年女性在尖叫（1），乘客中还有一对中国情侣（1）。飞机的颜色有蓝、绿、白色（1）。彼得（1）在飞机上，估计已经去世了。跑道应该是一座桥，中间发生了断裂，导致跑道过短，起飞失败。"跑道不够长"这句话是机长说的（1）。

问题：

请推测视频片段发生的位置。

请描述飞机的特征。

请描述目击者的特征（有哪些人/身份/穿着/人种等）。

请说出事故发生的原因。这句话是谁说的？

彼得在哪里？

句子：

1. "飞机"主题视频中，飞机的飞行朝向屏幕左侧。（正确）

2. "飞机"主题视频中，飞机的尾翼印有国旗和国徽。（错误）

视频三：风筝

两个小男孩（1）在野外（1）放风筝（1），被两个（1）蒙着脸部（1）的男子试图用黑色袋子（1）套头抓走。安仔首先挣脱（1），但是为了拯救自己的小伙伴阿DEE，又折返回来抓起木棍（1）反击，但不幸被推（1）到地上，被尖锐的石头扎伤（1）腰腹部（1），之后被两位蒙面男子拖走（1）。而他的小伙伴失足滚落山崖（1）。

风筝一个是红、白、绿条纹（1），一个是蓝、黄、红、白的方格（1）。

安仔穿着格纹衬衣+黑色短裤，头发稍长（1）。

阿DEE穿着蓝色T恤+浅色短裤，头发较短（1）。

两位蒙面人分别用蓝色和灰色的布蒙住脸（1）。

问题：

请描述两位男孩的特征（衣着/发型/名字）。

请描述蒙面人的特征（衣着/手里拿着什么）。

请描述风筝的特征。

请描述安仔受伤的原因和部位。

安仔用什么帮助同伴。

请描述两位小男孩的结局。

句子：

1. "风筝"视频中，风筝是彩色的。（正确）

2. "风筝"视频中，小男孩的背心是黄色的。（错误）

备选：风筝高高地飘在天空中。

视频四：老街区

一位穿着灰色西装（1），戴着黑色领带（1），头发有些花白（1）的中老年男性（1），驾驶着一辆银白色（1）老式汽车（1）。深绿色的横幅（1）飘落在车上，他跟穿着棕色毛衣坎肩（1）的路人说拿开（1），但被路人拒绝（1）。他走下车揪落横幅，却打碎了二楼（1）青年书馆（1）的玻璃（1），碎落的玻璃掉在他头上砸死了他（1）。

问题：

请描述视频主人公的特征（年龄/衣着/外貌特征）。

请描述汽车的特征。

请描述对话路人的特征。

请描述玻璃掉落前的位置（楼层/所属店铺）。

请对环境做简要描述。

句子：

1. "老街区"视频中，有一名女子跪在地上。（正确）

2. "老街区"视频中，一楼是便利店。（错误）

视频五：图书馆

两名（1）白人（1）男生（1）进入学校阅览室（1），开枪打死一名（1）穿红色衣服（1）的卷发（1）白人（1）女生（1）。还有一位金棕发色（1）穿着黑色夹克（1）的白人（1）男生（1），在开枪前（1）为凶手拍下了照片（1）。

问题：

请描述受害者的特征（人种/性别/衣着/外貌特征）。

请描述凶手的特征（人种/性别/所使用的枪支/衣着/外貌特征）。

请描述目击者的特征。

句子：

1. "图书馆"视频中，墙上贴着宇宙、星球的图片。（正确）

2. "图书馆"视频中，墙上贴着名人画像。（错误）

视频六：万圣节

一名爆炸头（1）黑人（1）女性（1），和一位卷发有胡子（1）的白人（1）男性（1），两人为情侣（1）。在万圣节逛露天（1）鬼屋（1）时，头顶的电线（1）烧死了一群蝙蝠（1），导致二人被蝙蝠袭击。后来消防员（1）过来救治伤者、控制局面。那位穿燕尾服（1）打领结，脸上有妆扮成恶魔（1）的人应该是鬼屋的负责人（1）。

问题：

请描述主人公的特征（人种/性别/衣着/外貌特征）。

请描述恶魔的特征。

请描述鬼屋的特征。

句子：

1. "万圣节"视频中，出现了很多南瓜。（正确）

2. "万圣节"视频中，出现了很多蜡烛。（错误）

视频七：香港闹市

停在路边（1）的银白色（1）的汽车（1）里，一名穿着灰色西装（1）的中年（1）男子（1），突然发动汽车，在行人繁多的十字路口（1）冲向人群（1）。先是撞飞了几位正在过马路的路人（1），后来又碾压了一对小夫妻（1）。妻子摔了一跤，丈夫将孩子推出去（1）护在了妻子身边，最终都被汽车碾压。这辆车最终撞上一辆白蓝棕色的（1）小型巴士（1），司机也被撞得头破血流（1）。

问题：

请描述司机的特征。

请描述受害者的特征。

请描述小巴车的特征。

句子：

1."香港闹市"视频中，出现了双层巴士。（正确）

2."香港闹市"视频中，出现了银行。（错误）

视频八：新闻直播

韩国（1）SNC电视台新闻（1），一名穿着军绿色军服的（1）军官（1）正在通过新闻直播向犯罪分子发出警告（1），但是激怒了犯罪分子（1）。犯罪分子一直在威胁说要杀了这名军官（1）。这时，旁边穿着灰色西装（1）、戴着黑框眼镜的（1）新闻主播（1）告诉军官耳机里有炸弹（1），但是下一秒罪犯就远程控制耳机炸弹爆炸（1），军官死亡。安保人员迅速跑进来进行救助（1）。直播间外面有一位穿着浅灰棕色高领毛衣的短发女士（1）。

问题：

请描述主播的特征。

请描述军官的特征。

句子：

1. "新闻直播"视频中，背景是蓝色幕布。（正确）

2. "新闻直播"视频中，节目在九点钟播出。（错误）

视频九：自行车

一名留着金棕色短发（1）的白人（1）小女孩（1），穿着白色的连衣裙（1），带着金色的吊坠（1），骑着一辆绿色的（1）自行车，车把上系着一些小流苏（1），走在山间的小路上（1）。在快走到铁桥时（1）遇到一位穿着黄蓝色条纹（1）的胖胖的（1）白人（1）小男孩（1），拿着木棍（1）插进自行车前轮（1）里，小女孩躲闪不及翻车。跌在了桥面上（1），血肉模糊。

问题：

请描述小女孩的特征。

请描述小男孩的特征。

请描述自行车的特征。

句子：

1. "自行车"视频中，阳光洒落在女孩的头发上。（正确）

2. "自行车"视频中，女孩穿着运动鞋。（错误）

视频十：鲨鱼

一只背侧呈黑褐色（1），腹部呈白色的虎鲨（1），吻是短圆状的（1），眼睛圆圆的（1），正在海豹群中（1）寻找猎物（1），而后冲出水面咬死了一只刚出生的海豹（1）。海豹挣扎了几番（1），血液涌出（1），没能逃走。

问题：

请描述鲨鱼的特征。

句子：

1. "鲨鱼"视频中，<u>鲨鱼</u>是单独行动的。（正确）

2. "鲨鱼"视频中，小鱼从<u>鲨鱼</u>身边游过。（错误）

视频十一：刹车

冬天（1），一个穿着黑色大衣（1），戴着蓝色围巾，黑色短发（1）的中年妇女（1），驾驶着一辆黑色的汽车（1），汽车失控（1）冲向正在过马路的（1）孩子和家长（1），撞飞了一位穿着银白（1）羽绒服（1）的中老年女子（1）及其穿粉红色外套的（1）怀抱绿色玩偶的（1）孙女（1）。随后车子又冲向路边的人行道（1），撞飞了人行道上的摊位（1）和一些行人。

问题：

请描述肇事者的特征及车辆特征。

请描述受害者的特征。

请描述事件发生的季节。

句子：

1. "刹车"视频中，受害者小女孩的书包是黑色的。（正确）

2. "刹车"视频中，车后排有一个蓝色的挎包。（错误）

视频十二：超市

疫情期间，超市发生暴乱（1），戴着发带（1）的韩国（1）长发（1）小女孩（1）和妈妈走失（1），一直在呼喊妈妈（1）。人们为了争抢生活物资（1）大打出手，一名灰白头发（1），穿着白色西装外套（1）的中年大叔（1）被撞吐血。安保人员穿着一身黑色（1），戴着头盔（1），拿着电棍和盾牌（1），阻止群众离开（1）。

问题：

请描述女孩的特征。

请描述安保人员的特征。

请描述发生打斗的两人的特征。

句子：

1. "超市"视频中，手推车是黄色的。（正确）

2. "超市"视频中，女孩穿着毛衣外套。（错误）

附录11 影片内容测试题目及答案

请您回答以下12个问题，将答案写在相应的空格中。

事故	问题	答案
赛车场事故	1.赛车跑道上翻车的车辆是什么颜色	黄色
	2.赛车上的什么配件脱落砸中女生	轮胎
	3.赛车起火后落地砸死几个人	2个
	4.赛车最终起火砸向看台上的几个人	2个
高速公路事故	1.轿车司机被从火车上掉下来的几根木头穿过胸膛	1根
	2.高速公路上骑摩托车的人为什么摔倒	木棍
	3.高速公路上有几辆车翻车	2辆
	4.高速公路上被木头横穿胸膛的司机开的是什么车	警车
服务站事故	1.街道上失控的车辆是什么颜色	白蓝
	2.引发事故的货车有几块前挡风玻璃	1块
	3.事故发生后掉到地上的项链是什么图案	女人
	4.街道上失控的货车的挡风玻璃撞碎几块	1块

附录12 主试反馈表

打分	完整CS+反馈组		部分CS+反馈组	
	反馈为： 回答正确	反馈为： 回答错误	反馈为： 回答正确	反馈为： 回答错误
自信心 打分为 1~33				
自信心 打分为 34~67				

续表

打分	完整CS+反馈组		部分CS+反馈组	
	反馈为: 回答正确	反馈为: 回答错误	反馈为: 回答正确	反馈为: 回答错误
自信心 打分为 67~100				

附录13　术语对照表

A	
AMPA	α-氨基-3-羟基-5-甲基-4-异恶唑丙酸
amygdala	杏仁核
amyloid beta	淀粉样蛋白
anisomycin	茴香霉素
anterior cingulate cortex（ACC）	前扣带回
anxiety disorders	焦虑障碍
associative learning	联结学习
attentional bias	注意力偏向
aversive and appetitive memory	厌恶和成瘾记忆
aversive conditioning paradigm	厌恶性条件反射范式
B	
Bayesian factor（BF）	贝叶斯因子
Bayesian statistics	贝叶斯统计分析
block	组块
boundary conditions	边界条件
brain-derived neurotrophic factor（BDNF）	脑源性神经营养因子
C	
cAMP-response element binding protein（CREB）	环磷腺苷效应元件结合蛋白
cannabinoid receptors	大麻素受体

C	
caudate nucleus	尾状核
cholinergic muscarinic receptors	胆碱能毒蕈碱受体
cocaine	可卡因
cognitive behavioural therapy（CBT）	认知行为疗法
conditioned defensive response（CR）	条件性防御反应
conditioned stimulus（CS）	条件刺激
conditioned-intrusion paradigm	条件性—闯入实验范式
counterconditioning	反条件作用
craving	渴求
cyclic adenosine monophosphate（cAMP）	环腺苷酸
D	
destabilization	去稳定
dopamine（DA）	多巴胺
dorsal amygdala	背侧杏仁核
dorsal hippocampus	背侧海马
dorsolateral prefrontal cortex（dlFPC）	背外侧前额叶
E	
Electromyography（EMG）	肌电图
engram cells	记忆痕迹细胞
episodic memory	情景记忆
erased	擦除
expectancy violation	期望违背
explicit	外显
exposure therapy	暴露疗法

E	
extinction learning	消退学习
extracellular signal-regulated kinase（ERK）	细胞外信号调节激酶
eye movement desensitization and reprocessing（EMDR）	眼动脱敏与再加工疗法
F	
fear conditioning	条件性恐惧
fear potentiated startle（FPS）	惊跳反射
feedback-related negativity（FRN）	反馈相关负波
functional magnetic resonance imaging（fMRI）	功能性磁共振成像
G	
glutamate	谷氨酸
H	
hippocampus	海马
histone deacetylase（HDAC）	组蛋白去乙酰化酶
I	
imagery rescripting	想象重构
imaginal extinction	想象消退
implicit	内隐
inferior temporal gyrus（IT）	颞下回
intertrial intervals（ITI）	试次间隔
intrusion diary	闯入日记
intrusion provocation task（IPT）	闯入触发任务
intrusive memories	侵入性记忆
intrusive re-experiencing	侵入性的再体验
involuntary declarative aspects	非自主性的陈述性成分

I	
involuntary non-declarative aspects	非自主性的非陈述性成分
involuntary retrieval	非自主回忆
L	
latent cause theory	潜在原因理论
locus coeruleus（LC）	蓝斑核
long-term memory	长时记忆
L-type voltage-gated calcium channels（L-VGCC）	L型电压门控钙通道
M	
maladaptive memories	适应不良记忆
mean differential skin conductance response（mdSCR）	差别皮肤电反应
memory consolidation theory	记忆固化理论
memory trace/engram	记忆痕迹
memory-related factors	记忆相关因素
meta-network	元网络
multiple memory systems theory（MMS）	多重记忆系统理论
multivoxel pattern analysis（MVPA）	多体素模式分析
N	
neocortical circuits	皮层环路
N-methyl-D-aspartate（NMDA）	N-甲基-D-天冬氨酸
noise alone（NA）	白噪音
nonmonotonic plasticity hypothesis（NMPH）	非单调记忆可塑性理论假设
noradrenaline（NOR）	去甲肾上腺素
novelty	新异性
null hypothesis significance test（NHST）	零假设显著性检验

O	
orbicularis oculi muscle	眼轮匝肌
P	
paraventricular（PVT）	丘脑室旁核
polyubiquitination	多聚泛素化
postsynaptic density（PSD）	突触后密度
posttraumatic stress disorder（PTSD）	创伤后应激障碍
prediction error（PE）	预期错误
prefrontal cortex	前额叶
propranolol	心得安
protein kinase A（PKA）	蛋白激酶 A
protein synthesis inhibitors（PSIs）	蛋白质合成抑制剂
R	
reacquisition	再习得
reactivation-related factors	再激活相关因素
read-out	读数、指标
recognition memory tests	记忆再认测试
reconsolidation	再巩固
reinstatement	重建
renewal	续新
restabilization	重新稳定
restorative justice	恢复性司法
retrieval-extinction	提取消退
rewrite	改写

S	
short-term memory	短时记忆
skin conductance response（SCR）	皮肤电反应
specific phobia	特定恐怖症
spontaneous recovery	自发恢复
startle probe	惊恐探测
structure learning	结构学习
subcortical circuits	皮层下环路
substance-related and addictive disorders	物质相关及成瘾障碍
surprise	意外、惊异性
synaptic plasticity	突触可塑性
T	
temporal error	时程性错误
testing effect	测试效应
the trauma film paradigm	创伤电影范式
trauma- and stressor-related disorders	创伤及应激相关障碍
U	
ubiquitin proteasome system（UPS）	泛素蛋白酶体系统
unconditioned stimulus（US）	非条件刺激
update	更新
V	
ventromedial prefrontal cortex（vmPFC）	腹内侧前额叶
vicarious extinction	替代消退
visual-analogue scales（VAS）	视觉模拟评分
visuospatial task	视觉空间任务

续表

V	
voluntary aspects	自主性成分
Z	
zine finger protein	锌指蛋白